Experimentelle Medizin, Pathologie und Klinik

Band 22

Herausgegeben von

R. Hegglin · F. Leuthardt · R. Schoen · H. Schwiegk
A. Studer · H. U. Zollinger

Rudolf Ammann

Fortschritte in der Pankreasfunktionsdiagnostik

Beitrag zum Problem der Diagnose von subakut-chronischen Pankreasaffektionen unter spezieller Berücksichtigung der Stuhlenzymmethode und des Pankreozymin-Secretintests

Mit 27 Abbildungen

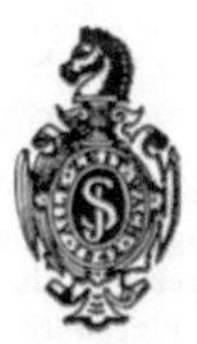

Springer-Verlag Berlin · Heidelberg · New York 1967

Privatdozent Dr. R. AMMANN, Oberarzt an der Medizinischen Universitäts-Poliklinik Zürich (Direktor: Prof. Dr. R. HEGGLIN)

Habilitationsschrift

der Medizinischen Fakultät der Universität Zürich
zur Erlangung der Venia Legendi
für Innere Medizin
mit besonderer Berücksichtigung der Gastroenterologie

ISBN 978-3-642-86744-6 **ISBN 978-3-642-86743-9** (eBook)
DOI 10.1007/978-3-642-86743-9

Softcover reprint of the hardcover 1st edition 1967
Library of Congress Catalog Card Number 67-29183

Titel Nr. 6545

Geleitwort

Die Diagnostik der Pankreasfunktion und damit der Pankreaskrankheiten war bisher sehr unbefriedigend, weil die entsprechenden Untersuchungsmöglichkeiten fehlten. Es sind zwar immer wieder verschiedene Tests ausgearbeitet worden, die auch eine gewisse Treffsicherheit haben. Bei genauerem Studium zeigte sich aber doch, daß sie in praktischer Hinsicht nur bei massiven Funktionsausfällen etwas aussagen können und keineswegs geeignet sind, die Erwartungen, die wir in einen Funktionstest setzen, zu erfüllen.

Bereits vor mehreren Dezennien wurde der Secretintest von Ågren und Lagerlöf erarbeitet. 1958 wurde er von englischen Forschern (Marks u. Mitarb., Burton u. Mitarb.) durch gleichzeitige Stimulation mit Pankreozymin erweitert. Der kombinierte Test ist aber sehr aufwendig und hat sich trotz guter Resultate nicht allgemein einbürgern können.

1963 haben Haverback u. Mitarb. die klinische Bedeutung der Bestimmung der im Stuhl ausgeschiedenen Pankreasenzyme untersucht. Dr. Ammann hat nun die beiden Methoden miteinander verglichen. Die Wertigkeit der Enzymbestimmung im Stuhl als Screening-test wurde untersucht und in Beziehung gebracht zu den Resultaten des Pankreozymin-Secretintests. Da die Enzymbestimmungen sehr viel einfacher sind und unter entsprechenden Voraussetzungen in jedem größeren Laboratorium ausgeführt werden können, leisten sie als Auswahltest ausgezeichnete Dienste und ermöglichen es, den „großen Pankreasfunktionstest“ nur bei besonderen Fällen einzusetzen.

Die Arbeit von Dr. Ammann zeigt sehr klar die Bedeutung und den Wert der einzelnen Funktionsprüfungen und damit ist die Technik des Pankreasfunktionstests um einen bedeutenden Schritt vorwärts gekommen. Das von Dr. Ammann untersuchte Beobachtungsgut ist umfangreich, die Untersuchungen sind sehr genau durchgeführt, so daß diese Monographie als ein bedeutender Schritt in der Geschichte der Anwendung der Pankreasdiagnostik gewertet werden darf. Wenn auch die Methoden noch so sind, daß sie nicht im Laboratorium jedes Arztes durchgeführt werden können, so gehören sie doch in jedes größere Laboratorium einer Klinik, und der Arzt, besonders der Spezialist, wird sich an Hand dieser Monographie über den Aussagewert der Funktionstests ein klares Bild machen können.

Es ist also zu hoffen, daß diese Monographie die Pankreasfunktionsprüfung, welche bisher sehr unbefriedigend war, auf einen festen Grund stellt. Sie wird bei der Abklärung von Pankreaskrankheiten in Zukunft nicht übersehen werden dürfen.

Zürich, Juli 1967 R. HEGGLIN

Vorwort

Die Vielzahl von praktischen Problemen, die die moderne Pankreasdiagnostik stellt, konnte bisher nur von wenigen, wissenschaftlichen Zentren bewältigt werden und verhinderte ihre Einführung in die Klinik. 1963 stellten wir uns die Aufgabe, in Zürich eine adäquate Pankreasdiagnostik aufzubauen. Mit der Prüfung des diagnostischen Werts der 1963 von Haverback u. Mitarb. in die Klinik eingeführten, modernen Stuhlenzymmethode, verfolgten wir das Ziel, eine Möglichkeit zur Vereinfachung der Pankreasdiagnostik zu untersuchen, die geeignet erschien, uns und weiteren Kreisen der klinischen Medizin die direkte, spezifische Funktionsdiagnostik ohne Verlust an Spezifität zugänglich zu machen.

Die vorliegende Arbeit erfüllt eine Doppelfunktion, indem sie einerseits die physiologischen Grundlagen sowie die praktischen Möglichkeiten und Grenzen der modernen Stuhlenzymdiagnostik erstmals umfassend zur Darstellung bringt und andererseits eine Übersicht liefert der aktuellen, direkten Funktionsdiagnostik der subakut-chronischen Pankreasaffektionen unter Berücksichtigung der einschlägigen Literatur und der eigenen mehrjährigen Erfahrung. Um eine eindeutige Information vermitteln zu können, schien es uns wegen des Fehlens standardisierter Pankreasfunktionstests unumgänglich, Art und Technik der durchgeführten Untersuchungen und die an einem größeren, kritisch gesichteten Krankengut gesammelten Resultate im Detail wiederzugeben. Im weiteren bemühten wir uns, den vieldiskutierten und widersprüchlich verwendeten Begriff der chronischen Pankreatitis auf Grund des heutigen Wissens und nach praktisch brauchbaren Gesichtspunkten zu definieren. Die engen Beziehungen zwischen Pankreas und Nachbarorganen, die bei zahlreichen Erkrankungen wechselseitige Auswirkungen zur Folge haben können, ließen es wünschenswert erscheinen, die Untersuchungen auch auf diesen umfassenderen Problemenkreis auszudehnen. Dagegen wurde bewußt darauf verzichtet, auf die Gesamtheit der Pankreasfunktionstests näher einzutreten, gestützt auf die Tatsache, daß nur die fraktionierte Duodenalsaftuntersuchung (Secretin- resp. Pankreozymin-Secretintest) genügend empfindlich ist, Pankreasfunktionsausfälle frühzeitig und praktisch quantitativ zu erfassen. Im übrigen wurde dieses Thema, das seit mehreren Jahren keine wesentlichen Erweiterungen erfahren hat, in neuester Zeit in verschiedenen Übersichten umfassend dargestellt.

Falls die in diesem Buch erarbeiteten Grundlagen und die eigenen Erfahrungen mit der kombinierten Anwendung von Stuhlenzymmethode und Pankreozymin-Secretin-Test dazu beitragen werden, der modernen Pankreasfunktionsdiagnostik den Weg in die Klinik zu bahnen und das allgemeine Interesse am Pankreas und dessen Erkrankungen nachhaltig zu stimulieren, ist das wichtigste Ziel des Autors erreicht.

Meine Arbeit verdankt entscheidende Impulse der hochgeschätzten Unterstützung meines verehrten Lehrers, Prof. R. HEGGLIN, Direktor der Medizinischen Universitäts-Poliklinik Zürich. Für die großzügige Hilfe bei der Durchführung der Untersuchungen bin ich PD Dr. H. ROSENMUND, Leiter des Chemischen Zentrallabors des Kantonsspitals Zürich, zu großem Dank verpflichtet. Der größte Teil der duodenalen Sekretionsstudien wurde von meinen Mitarbeitern Dr. W. DYCK, Dr. E. TAGWERCHER, Dr. H. KASHIWAGI und Dr. L. FILIPPINI ausgeführt, denen an dieser Stelle für ihren großen Einsatz und die wertvolle Hilfe gedankt sei. Den Laborantinnen R. BEN AVRAHAM, S. JANKE, M. MÜLLER, C. SPALTENSTEIN und V. LOCHER, die mit unermüdlichem Fleiß die chemischen Analysen durchführten und Frau Dr. G. KEISER für die sorgfältige Abschrift des Manuskriptes gebührt besonderer Dank.

Aufrichtigen Dank schulde ich im speziellen den Herren Chefärzten Prof. A. PRADER (Direktor der Universitäts-Kinderklinik Zürich), Prof. P. H. ROSSIER (Direktor der Medizinischen Universitätsklinik Zürich), Prof. Å. SENNING (Direktor der Chirurgischen Universitätsklinik A), Prof. E. UEHLINGER (Direktor des Pathologischen Universitätsinstitutes Zürich), und Dr. E. KAISER (Direktor der Chirurgischen Abteilung des Stadtspital Waid, Zürich) für die Zuweisung von Patienten und die freundliche Überlassung von Krankenakten. Prof. E. JORPES und Dr. V. MUTT (Stockholm) lieferten mir größere Mengen Pankreozymin, nachdem die Firma Vitrum die Produktion von Cecekin eingestellt hat. Ihnen sei für Ihr Entgegenkommen an dieser Stelle bestens gedankt.

Die Untersuchungen wurden ermöglicht durch die Unterstützung des Schweizerischen Nationalfonds (No. 3148/64 + 3794/65) und durch großzügige finanzielle Beiträge der folgenden pharmazeutischen Firmen: Dr. A. Wander AG., Bern, Hoechst-Pharma Zürich und Frankfurt a. M., Saphal Vevey, Pharmacolor Basel, Sandoz AG., Basel und Unichemie Zürich.

Mein Dank gilt vor allem auch den Herausgebern für ihr großzügiges Entgegenkommen und dem Springer-Verlag für die erfreuliche Zusammenarbeit und die schöne Ausstattung des Buches.

Zürich, August 1967 R. AMMANN

Inhalt

Einleitung

Aktuelle Probleme der klinischen Pankreasdiagnostik und Ziel der Untersuchung

Wegen der Seltenheit der chronischen Pankreatitis und der meistens infausten Prognose des Pankreascarcinoms fehlten in der Klinik bisher entscheidende Impulse zum Ausbau und zur Verbesserung der Pankreasdiagnostik. Einige kürzlich entdeckte, neue Aspekte, wie z. B. die gegenseitigen Beziehungen zwischen Magen- und Pankreassekretion (z. B. Zollinger-Ellison-Syndrom, Gastrin-Pankreassekretion), die Zusammenhänge zwischen Hyperlipämie und Pankreas, der Einfluß der exokrinen Pankreassekretion auf die Eisen- und Vitamin B 12-Resorption, die insulinaktivierende Wirkung des Secretins und damit der gesamte Fragenkomplex der Beziehungen zwischen exokriner und endokriner Pankreasfunktion, werfen jedoch zahlreiche hochinteressante Probleme auf, die das klinische Interesse am Pankreas nachhaltig beeinflussen dürften.

Für die Abklärung dieser aktuellen Fragen und zahlreicher weiterer mit der Pathogenese und Therapie der Pankreasaffektionen im Zusammenhang stehenden Probleme sollte sich die klinische Medizin auf zuverlässige, unkomplizierte diagnostische Methoden stützen können. Die heutige Situation in der Klinik bei der Abklärung von Pankreaserkrankungen ist jedoch aus folgenden zwei Gründen unbefriedigend:

1. fehlen einfache Methoden zur Erfassung struktureller Veränderungen des Pankreas. Diese Tatsache blockiert vorläufig weitere entscheidende Fortschritte und bedingt, daß die Diagnose der Pankreasaffektionen praktisch ausschließlich auf Funktionsprüfungsmethoden basiert;

2. ist die diagnostische Ausbeute der bekannten *direkten* (Fermententgleisung resp. Untersuchung des Pankreassekretes) und *indirekten Funktionstests* (Nachweis latenter und manifester Ausfallserscheinungen wie Diabetes, Maldigestion von Fett, Stärke, Eiweiß) im Verhältnis zum großen technischen Aufwand relativ gering, vor allem, weil keine Möglichkeit besteht, die aufwendige Pankreasdiagnostik gezielt einzusetzen. Weder die klinische Symptomatologie noch die physikalische, biochemische oder radiologische Abklärung mit den einfachen Routinemethoden gestatten bekanntlich eine zuverlässige Selektion der wahrscheinlich pankreaskranken Patienten aus einem größeren Krankenkollektiv mit ähnlichen, auf Pankreatopathie verdächtigen, Beschwerden und Erscheinungen.

Die moderne Klinik hat bisher dieses Doppelproblem, a) der *Quantität der Fälle*, bei denen klinisch eine Pankreasaffektion vermutet und nur durch eingehendere Pankreasabklärung ausgeschlossen werden kann und b) der *Qualität der Pankreasfunktionstests*, deren zeitlich-technischer Aufwand eine Anwendung in großem Rahmen verbietet, nicht zu bewältigen vermocht. Eine adäquate Pankreasdiagnostik blieb aus diesen Gründen bisher auf einige wenige klinische Zentren beschränkt.

Zahlreicher Versuche, die Pankreasdiagnostik durch die Kombination verschiedener bestehender indirekter Funktionstests (z. B. Fett-, Stärke-, Gelatinetoleranztest, Serumenzym-Provokationstest usw.) zu vereinfachen, sind bisher an der fehlenden Spezifität oder der Unempfindlichkeit der vorgeschlagenen Methoden gescheitert. Vielversprechend scheint hingegen in dieser Hinsicht die 1963 von HAVERBACK et al. in die Klinik eingeführte Methode der Bestimmung von Chymotrypsin und Trypsin im Stuhl. Das Prinzip der Stuhlenzymdiagnostik, das über 50 Jahre alt ist, hat durch die kürzlich erfolgte Entwicklung von synthetischen Substraten für den spezifischen Nachweis von Chymotrypsin und Trypsin einen völlig neuen Aspekt erhalten. Diese neue Stuhlenzym-Methode scheint dem großen Bedürfnis der Klinik nach einem einfachen, zuverlässigen "Screening"-test der exokrinen Pankreasfunktion mindestens theoretisch zu entsprechen. Die zwei wesentlichen Voraussetzungen für die klinische Brauchbarkeit sind die Spezifität und die Empfindlichkeit dieses Funktionstests. Durch die tierexperimentellen Studien von GROSSMAN et al. ist die pankreatogene Herkunft der mit dieser Methode bestimmten Enzyme im Stuhl überzeugend belegt worden.

Ungeklärt blieb bisher das Problem der Empfindlichkeit dieses Funktionstests, da entsprechende klinische Untersuchungen nur in beschränktem Rahmen von HAVERBACK et al. und von unserer Gruppe an einem kleinen Krankenmaterial ausgeführt wurden. Das Ziel unserer Arbeit besteht daher in der Erarbeitung der Grundlagen der Stuhlenzymdiagnostik, um Möglichkeiten und Grenzen dieses für die Klinik potentiell wichtigen Hilfsmittels richtig beurteilen zu können. Zur Bestimmung der Empfindlichkeit muß in erster Linie die Korrelation zwischen der quantitativ gemessenen exokrinen Pankreasfunktion (mittels des Pankreozymin-Secretintests) und der Stuhlenzymaktivität bei Kontrollpersonen und Patienten mit verschiedenen Pankreasaffektionen analysiert werden (Kapitel V). Ferner gilt es die physiologischen Faktoren, die die Stuhlenzymaktivität beeinflussen, zu untersuchen (Kapitel III) und den diagnostischen und differentialdiagnostischen Wert der Enzymdiagnostik bei Pankreasaffektionen und diversen Magen-Darm-Leiden abzuklären (Kapitel VI und VII).

Wenn man die Vielzahl der möglichen Faktoren, die die Enzymkonzentration im Verlauf der Darmpassage modifizieren können, in Betracht zieht, ist es undenkbar, daß die Stuhlenzymaktivität sichere quantitative Rückschlüsse auf die exokrine Pankreasfunktion erlaubt. Soll dieser neue Funktionstest jedoch den Anforderungen eines guten "Screening"-tests genügen, müssen damit praktisch alle Fälle mit funktionell manifesten Pankreasleiden erfaßt werden können und eine möglichst kleine Zahl von Fällen mit falschpositivem Resultat.

Hauptziel unserer Untersuchungen muß es daher sein, festzustellen, ob 1. die Stuhlenzymmethode die Mehrzahl der Fälle mit exokriner Pankreasinsuffizienz zu erfassen vermag resp. als Kriterium zum Ausschluß einer funktionell manifesten Pankreaserkrankung genügt und *2. durch die kombinierte Anwendung der Stuhlenzymmethode, in Ergänzung zum Pankreozymin-Secretintest, eine Verbesserung und Vereinfachung der Pankreasdiagnostik resultiert.*

Wir haben in den letzten $3^1/_2$ Jahren diese Probleme an über 600 Fällen mit diversen Pankreasaffektionen, zahlreichen verschiedenen Magen-Darm-Leiden und an einer größeren Zahl von pankreasgesunden Kontrollpersonen untersucht*. In über $^1/_3$ dieser Fälle wurde die Korrelation zwischen Pankreozymin-Secretintest und Stuhlenzymaktivität überprüft und in den restlichen Fällen versuchten wir die Beziehungen zwischen der klinisch-morphologisch gesicherten Diagnose und der Stuhlenzymaktivität zu analysieren.

Die Diagnose der Pankreaserkrankungen wirft eine Vielzahl von Fragen auf, die im folgenden mitberücksichtigt werden, wie z. B. das Problem der Frühdiagnose und Verlaufskontrolle von subakut-chronischen Pankreaserkrankungen (Kapitel IV/3 + V/4), die Beziehungen zwischen Klinik, Funktion und Morphologie (Kapitel VI/1) und die Klassifizierung der entzündlichen Pankreasaffektionen (Kapitel VI/3a), der Einfluß von chronischem Äthylismus und diversen Magen-Darm-Leiden (Hepatopathien, Erkrankungen der extrahepatischen Gallenwege, entzündliche Dünn- und Dickdarmleiden) auf Pankreasfunktion und Stuhlenzymaktivität (Kapitel VII), die Pankreasinsuffizienz bei Status nach Magenresektion (Kapitel VII/5) sowie die Rolle intestinaler Faktoren auf die Stuhlenzymaktivität (Kapitel III, VII/4). Viele dieser Probleme können auf Grund der heutigen Kenntnisse nicht abschließend beurteilt und zum Teil nur an Hand einer relativ kleinen Zahl von Fällen dokumentiert werden. Die relativ kurze Verlaufskontrolle unserer Fälle ist ein zusätzlicher Faktor, der teilweise einer endgültigen Beurteilung entgegen steht. Nachdem die Grundlagen der Stuhlenzymdiagnostik in dieser Arbeit im wesentlichen erarbeitet wurden, mögen jedoch die zahlreichen aufgeworfenen Fragen als Anregung dienen, die begonnenen Untersuchungen an einem größeren Krankenmaterial über längere Zeit fortzusetzen.

---

* Für die Zuweisung von Patienten bzw. die freundliche Überlassung von Krankenakten sind wir den Herren Prof. A. Prader, Prof. P. H. Rossier, Prof. A. Senning, Prof. E. Uehlinger, Dr. E. Kaiser und Dr. E. Hafter zu großem Dank verpflichtet.

Möglichkeiten und Grenzen der zahlreichen, bekannten Pankreasfunktionstests sind in neuester Zeit von verschiedener Seite eingehend diskutiert worden [*5*a, *29*, *51*, *73*, *127*, *133*, *169*, *187–191*, *219*]. Es erübrigt sich aus diesem Grunde auf die verschiedenen anderen Methoden einzeln einzutreten.

I. Die Pankreasfunktionsprüfung in historischer Sicht unter spezieller Berücksichtigung der Stuhlenzymdiagnostik

Die Erkenntnis über das Bestehen der exokrinen Pankreasfunktion geht zurück auf tierexperimentelle Untersuchungen von Claude Bernard im Jahre 1856, der nach Ölinjektionen ins Pankreasausführungsgangsystem eine Störung der Fettverdauung nachweisen konnte [*26*]. Über 50 Jahre lang blieb jedoch diese Beobachtung stark umstritten, da es zahlreichen andern Autoren nicht gelang, die Bernardschen Experimente zu wiederholen und zu bestätigen. Die entscheidende Entdeckung der endokrinen Funktion des Pankreas durch Mering-Minkowski 1889 [*178*] und das Unvermögen dieser Zeitepoche, eine exokrine Pankreassekretion mit Sicherheit nachzuweisen, verleitete in der Folge zahlreiche Forscher dazu, die digestive Wirkung des Pankreas gleichfalls auf die endokrine Sekretion zurückzuführen. Erst 1909 gelang es Pratt et al. [*206*] das Vorliegen einer exokrinen Pankreasfunktion zu bestätigen und zu zeigen, daß die Mißerfolge früherer Forscher auf dem unvollständigen Ausschluß der exokrinen Pankreassekretion beruhten (Literatur s. v. Handelsman [*110*]).

1. Die fraktionierte Duodenalsaftuntersuchung

Ende des letzten Jahrhunderts begann sich die Klinik für die Prüfung der exokrinen Pankreasfunktion zu interessieren. Zu den ersten Pankreasfunktionstests gehört u. a. die von Sahli 1897 empfohlene Glutoidreaktion [*216*]. Durch Verabreichung von speziell gehärteten Gelatinekapseln, die Jodoform enthielten, wurde versucht, die tryptische Wirkung des Pankreassaftes zu erfassen. Das Zeitintervall zwischen der Applikation dieser Kapseln und dem Erscheinen des Jodoforms im Urin wurde als Parameter der Pankreasfunktion verwendet. 1907 setzte die Ära der Stuhlenzymdiagnostik ein, auf die wir zurückkommen werden. Die ersten Versuche, das 1902 von Bayliss-Starling [*20*] entdeckte Secretin in Verbindung mit der fraktionierten Duodenalsaftanalyse zur Prüfung der exokrinen Pankreasfunktion diagnostisch zu verwenden, wurden von der französischen Forschergruppe von Chiary et al. [*43*, *44*] im Jahre 1926 ausgeführt und 1934 von Ivy et al. [*263*] in Amerika übernommen. Der Secretintest gewann aber erst auf Grund der Modifikation der Methode, durch die Anwendung von gereinigtem Secretin und dank der grundlegenden klinischen Untersuchungen durch die schwedische Forschergruppe von Ågren-Lagerlöf in den Jahren 1936–1942 seine Bedeutung als unentbehrliches diagnostisches Hilfsmittel in der Pankreasdiagnostik. Eine weitere Verbreitung des Secretintests in Europa in den folgenden Jahren blieb jedoch aus, obschon bereits 1938 namhafte europäische Kliniker den Wert dieser Methode für die Pankreasdiagnostik richtig einschätzten. „Es wäre irrtümlich", schrieb damals ein bekannter Kliniker, „wollte man sich wegen gewisser Schwierigkeiten in der Technik und der etwas mühevollen Laboratoriumsaufgabe von derselben abschrekken lassen". „Es ist zu erwarten", fährt dieser Autor weiter unten fort, „daß diese schöne und grundsätzlich physiologische Methode die Klinik der Pankreaserkrankungen bereichern wird. Es sind ja in der Regel nicht die Krankheitsbilder maximaler Ausbildung, die die Kenntnis der Pathogenese am meisten fördern, sondern gerade die leichten Formen, die «formes frustes», die oft tieferen Einblick in das Krankheitsgeschehen vermitteln. Es ist daher zu hoffen, daß durch diese Methode, die neben ihrer Spezifität eine Vereinfachung bedeutet, auch die Therapie und Prophylaxe wesentlich gefördert wird." Diese von großem klinischen Weitblick zeugenden Worte, die die Schwierigkeiten und Möglichkeiten des Secretintests treffend charakterisieren, verdanken wir W. Löffler et al. [*161*].

Wahrscheinlich zum Teil bedingt durch die Kriegsgeschehnisse und der dadurch bedingten Schwierigkeiten in der Beschaffung von Secretin, verlagerte sich das Schwergewicht in der Pankreasfunktionsdiagnostik von 1939 bis in die neueste Zeit nach Amerika. Anfangs der 40er Jahre wurde der Secretintest von zahlreichen amerikanischen Untersuchern aufgegriffen [*46*, *60–62*, *66–73*, *87*, *90*, *154*, *165*, *202*, *207*], eingehend weiter überprüft und durch die Propagierung namhafter Forscher in Amerika bald zum „klassischen" Test der exokrinen Pankreasfunktion. Nach diesem Umweg über Amerika findet der Secretintest in den letzten Jahren auch in Europa langsam zunehmende Verbreitung und vermag die von europäischen Autoren in der Zwischenzeit empfohlenen Methoden, die zur Stimulation der Pankreassekretion die Verabreichung von verschiedenen Substanzen intraduodenal (Äther, Öl, Magnesiumsulfat), zum Teil in Kombination mit parenteraler Applikation von Parasympathicomimetica verwendeten, langsam zu verdrängen [*14*, *50*, *105*, *142*, *213*].

Als aktuelle Neuerungen sind der von einer Forschergruppe in Manchester entwickelte kombinierte Pankerozymin-Secretintest zu erwähnen [*36*, *76*, *113*], der in den letzten Jahren zunehmend Verbreitung findet [*11*, *42a*, *51*, *72*, *73*, *168*, *211*, *247–249*, *275*], die intraduodenale Lipasebestimmung ohne Stimulation [*219*] und die technisch einfache, fraktionierte Duodenalsaftuntersuchung nach Testmahlzeit, die eine schwedische Forschergruppe erst kürzlich beschrieb [*162–164*] und die inzwischen von verschiedenen Untersuchern aufgegriffen wurde [*104*, *116*, *252*, *262*, *276*].

Die Geschichte der Pankreashormone (Secretin, Pankreozymin-Chol-. cystokinin) ist in neuster Zeit wiederholt gewürdigt worden [*8*, *136*–*138*].

2. Die Stuhlenzymdiagnostik

a) Früher gebräuchliche Methoden

Die ersten Versuche, die Bestimmung der „tryptischen" Aktivität im Stuhl als Hilfsmittel in der Pankreasdiagnostik zu verwenden, gehen zurück auf Arbeiten unter der Leitung von Ed. Müller [*180*] im Jahre 1907/1908. Diese Forscher stellten Stuhlsuspensionen mit Glycerin her, die normalerweise dank des „tryptischen" Enzymgehaltes auf Serumplatten eine Dellenbildung erzeugten. Die Ausführung der Bestimmung mit verschiedenen Verdünnungen der Stuhlsuspension erlaubte eine grobe quantitative Schätzung der „tryptischen" Aktivität. Bei 200 Kontrollfällen konnten Müller-Kaufmann [*143*] regelmäßig eine geringe „Trypsin"-Aktivität im Stuhl nachweisen. Eine gesteigerte Enzymwirkung war im diarrhoischen Stuhl festzustellen. Schlecht [*221*], ein Mitarbeiter von Müller, und Staniek [*242*], bestätigten die Untersuchungsergebnisse. Ferner untersuchten sie eine Reihe von Fällen mit morphologisch gesicherten, fortgeschrittenen Pankreasaffektionen und fanden übereinstimmend keine „Trypsin"-Aktivität im Stuhl.

Die Mitarbeiter unter Leitung von E. Müller führten zusätzlich eingehende Untersuchungen über die Spezifität der Methode durch [*221*]. Sie stellten u. a. fest, daß bei Hunden die postoperativen Stuhlentleerungen nach Ausschluß der Pankreassekretion vom Darmlumen fermentfrei waren, und daß postmortal keine proteolytische Aktivität im Dünndarminhalt mehr nachzuweisen war. Pepsin, Galle und Leukocyten zeigten mit der angewandten Methode keine „tryptische" Aktivität. Darmsaft aus einer isolierten Darmschlinge war fermentfrei [*222*], und eine bakterielle Herkunft der nachgewiesenen enzymatischen Wirkung schien sehr unwahrscheinlich, da in bakterienreichen Darmabschnitten die „Trypsin"-Aktivität am geringsten war. Zudem zeigte diese auch nach einer 6tägigen Bebrütung der Stuhlproben bei 37° praktisch keine Veränderung. Auf Grund dieser Beobachtungen zogen die Autoren den Schluß, daß die im Stuhl bestimmte proteolytische Aktivität den Pankreasproteinasen zuzuschreiben sei.

Die gleiche Forschergruppe untersuchte ferner die Verteilung der „Enzymaktivität" in verschiedenen Darmabschnitten bei Tieren und bei menschlichen Leichen und fanden den höchsten „tryptischen" Enzymgehalt im Ileum, während im Dickdarm nur geringe Enzymkonzentrationen festzustellen waren. Diese grundlegenden Untersuchungen und erstaunlich exakten Beobachtungen, die trotz großer methodischer Schwierigkeiten erzielt wurden, verdienen im Licht unseres heutigen Wissens höchste

Anerkennung. Die Mehrzahl der Untersuchungsergebnisse ist in neuster Zeit mit modernen Enzymbestimmungsmethoden bestätigt worden [*33*, *102*, *194*].

Um die Stuhlenzymdiagnostik entbrannte in den folgenden Jahren eine heftige Diskussion zwischen Befürwortern und Gegnern. Verschiedene Modifikationen zur Messung der proteolytischen Enzymaktivität wurden in die Klinik eingeführt und zusätzlich die Bestimmung der Amylase- und Lipaseaktivität im Stuhl empfohlen (Lit. s. Simon [*236*], Gross-Guleke [*100*]). Alle diese Verfahren besitzen heute nur noch historischen Wert vor allem wegen der geringen Empfindlichkeit und der Unspezifität der Methoden. Seit etwa 1925, d. h. der Zeit, in der die ersten Versuche mit dem Secretintest begannen (Chiary et al.), bis in die neueste Zeit ist die Stuhlenzymbestimmung praktisch allgemein als untaugliches Hilfsmittel für die Pankreasdiagnostik abgelehnt worden [*73*, *127*, *152*, *236*]. Einzig in der Pädiatrie hat sich der „Trypsin"-Nachweis im Stuhl mit Hilfe des Gelatinefilmtests oder ähnlicher Methoden [*6*, *31*, *81*, *135*, *233*, *234*] bis heute zu behaupten vermocht. Für die Früherfassung der im Kindesalter wichtigen Mucoviscidosis, die in den meisten Fällen mit einer schwer eingeschränkten exokrinen Pankreasfunktion einhergeht, genügten die bisher üblichen, relativ groben Nachweisverfahren.

In neuerer Zeit erschienen nur vereinzelte Beiträge zum Thema der proteolytischen Stuhlenzyme beim Erwachsenen. 1950 griffen Warren-Sommers das Problem auf mit der speziellen Frage, ob evtl. eine erhöhte proteolytische Aktivität des Darminhaltes in der Pathogenese der Colitis ulcerosa mitspielt. Sie untersuchten 50 Fälle, darunter 11 Patienten mit Colitis ulcerosa und 4 Patienten mit Ileostomie auf den proteolytischen Enzymgehalt der Darmentleerungen. Als Substrat verwendeten sie coaguliertes Eialbumin und Fragmente von Muskelgewebe und bestimmten den Rest-Stickstoffgehalt von Testlösungen, die einerseits mit nativem, anderseits mit vorgängig durch Kochen inaktiviertem Darminhalt beschickt und für 24 Std bei 37° inkubiert worden waren. Im Dünndarminhalt von Ileostomie-Patienten wiesen die Autoren regelmäßig eine hohe proteolytische Aktivität nach. Hingegen lag diese im Stuhl von Kontrollpersonen um etwa 90% niedriger. Von den 11 Patienten mit Colitis ulcerosa zeigten 4 eine erhöhte proteolytische Stuhlenzymaktivität, die praktisch derjenigen von Ileostomieentleerungen entsprach. Bei den restlichen Patienten mit Colitis ulcerosa ergab die Stuhlenzymbestimmung wechselnd hohe Werte, je nach klinischer Aktivität der Krankheit. Eine erhöhte „tryptische" Aktivität fand sich gleichfalls bei einzelnen Patienten mit Colon irritabile, Ulcus duodeni und Enteritis, während 3 Fälle mit Spruesyndrom eher tiefe Werte aufwiesen. Die Autoren folgerten aus diesen Beobachtungen, daß die erhöhte proteolytische Stuhlenzymaktivität für die Colitis ulcerosa nicht spezifisch ist und als Ursache der Ulcerationen der Colonschleimhaut nicht in Frage kommt.

Vielmehr schien die nachgewiesene gesteigerte Stuhlenzymaktivität bei den verschiedenen Krankheitsbildern vorwiegend die Folge einer beschleunigten Darmpassage.

Sammons et al. berichteten 1955 über Versuche, die proteolytische Stuhlenzymaktivität quantitativ genauer zu erfassen durch entsprechende Messungen in der 24 Std-Stuhlmenge. Sie bedienten sich dabei der Methode von Tomarelli et al., bei der als Substrat eine Azoalbuminlösung Verwendung findet. Nach 30minütiger Inkubation des Substrats mit einer homogenisierten Stuhlemulsion erfolgt die Ausfällung des unverdauten Eiweiß und der durch die Proteolyse freigesetzte Farbstoff kann spektrophotometrisch gemessen werden. Die Untersucher fanden starke tägliche Schwankungen der proteolytischen Stuhlenzymaktivität im Einzelfall. Bei erwachsenen Kontrollpersonen war der Stuhl praktisch fermentfrei, wogegen bei Patienten mit Durchfall fäkale Enzymaktivitäten unterschiedlicher Stärke vorlagen (5 Fälle mit unspezifischer Diarrhoe, 5 Fälle von Colitis ulcerosa, 6 Ileostomiepatienten). Demgegenüber wiesen 9 als Kontrollen verwendete Kinder und 7 Cöliakie-Patienten hohe durchschnittliche proteolytische Enzymaktivitäten auf, während 8/9 Fällen mit Mucoviscidosis stark erniedrigte Stuhlwerte zeigten.

Die reichhaltigste Studie der neueren Zeit, in der eine leicht modifizierte Technik nach Tomarelli et al. zur Anwendung kam und die über Resultate der Stuhlenzymuntersuchung bei über 200 Kindern und 45 Erwachsenen berichtet, verdanken wir McGowan und Wills (1962). Bei 29/40 Fällen von Mucoviscidosis, 20/30 Fällen mit Cöliakie und 41/172 Kindern mit diversen andern Leiden wurde gleichzeitig die „Trypsin"-Aktivität im duodenalen Nüchternsekret und in willkürlich entnommenen Stuhlproben bestimmt. 39/40 Kindern mit cystischer Pankreasfibrose zeigten konstant stark erniedrigte fäkale „Trypsin"-Werte und nur ein Patient dieser Gruppe wies einen fraglichen falschnegativen Stuhlenzymwert auf. In allen 29 entsprechend untersuchten Kindern mit Mucoviscidosis war auch die „Trypsin"-Konzentration im nüchternen Duodenalsekret stark erniedrigt. Tief pathologische Stuhlenzymwerte fanden sich ferner bei 12 von 202 Kindern ohne Mucoviscidosis, 7 davon litten an Cöliakie und wiesen normale „Trypsin"-Konzentrationen im unstimulierten Duodenalsaft auf, 2 weitere zeigten bei nachfolgenden Kontrollen normale Stuhlenzymaktivitäten, und bei den restlichen 3 Kindern konnte nur eine Stuhluntersuchung durchgeführt werden. Das duodenale Nüchternsekret bei 41 der 167 Kinder (exkl. Mucoviscidosis und Cöliakie) mit normalen Stuhl-„Trypsin"-Werten enthielt in allen Fällen „Trypsin"-Konzentrationen, die deutlich über denjenigen bei Mucoviscidosis lagen. Diese sorgfältige, umfassende Studie ließ somit eine gute Korrelation zwischen duodenaler und fäkaler „Trypsin"-Aktivität bei der Mehrzahl der normalen und pathologischen Fälle im Kindesalter erkennen.

Die bei 45 Erwachsenen ausschließlich im Stuhl bestimmte „Trypsin"-Aktivität zeigte, daß diese Methode gleichermaßen in dieser Altersgruppe wertvolle Hinweise liefert. So fanden die Autoren u. a. tiefpathologische Stuhlenzymwerte bei 6 von 7 Fällen mit chronischer Pankreatitis und bei allen 6 Fällen von Pankreaskopfcarcinom. Erniedrigte Stuhl-„Trypsin"-Werte wiesen ferner 4 von 10 Patienten mit idiopathischer Sprue und 2 von 3 Fällen mit Diabetes und Steatorrhoe auf. Bei 17 Patienten mit diversen andern Leiden lagen dagegen die Stuhlenzymwerte im Normbereich.

b) Moderne Stuhlenzymmethoden

Die grundlegenden Untersuchungen von NEURATH und SCHWERT [*182*, *226*], die 1948–1950 die spezifische Aktivität von Trypsin und Chymotrypsin gegenüber gewissen Polypeptidverbindungen entdeckten, schafften die Voraussetzungen für die Anwendung spezifischer, synthetischer Substrate zur quantitativen Bestimmung von Chymotrypsin und Trypsin. Dank dieses entscheidenden Fortschritts schien es angezeigt, das Problem der Stuhlenzymdiagnostik erneut zu überprüfen. 1962 führten GROSSMAN et al. [*102*, *194*] erste Untersuchungen bei Hunden und Ratten durch und bedienten sich dabei der synthetischen Substrate TAME (für Trypsin) und ATEE (für Chymotrypsin). Bei normalen Tieren konnten sie regelmäßig hohe entsprechende Enzymaktivitäten im Stuhl nachweisen. Nach experimentell erzeugtem Unterbruch des Pankreassaftzuflusses ins Duodenum sanken die fäkalen Enzymaktivitäten auf sehr tiefe Werte ab. Sie konnten auf diese Weise zum erstenmal den sicheren Beweis erbringen, daß es sich bei den im Stuhl festgestellten proteolytischen Enzymen um pankreatogenes Chymotrypsin und Trypsin handelt, daß also mit andern Worten, trotz teilweiser Zerstörung der Pankreasenzyme im Verlauf der Darmpassage, meßbare Mengen mit dem Stuhl ausgeschieden werden.

HAVERBACK et al. übertrugen die Erfahrungen von GROSSMAN et al. in die Klinik und berichteten 1963 über ihre mit der gleichen Methode bei Menschen erzielten Ergebnisse. Sie fanden bei 23 normalen, erwachsenen Kontrollpersonen durchschnittliche Stuhlenzymaktivitäten für Trypsin von 104 µg/g (10-815) und für Chymotrypsin von 340 µg/g (74–1200). Die Enzymaktivitäten bei 16 Patienten mit chronischer Pankreatitis waren deutlich erniedrigt mit durchschnittlichen Trypsinwerten von 8 µg/g (0–32) und Chymotrypsinwerten von 9 µg/g (0–50). Entsprechend tiefpathologische Werte wurden auch bei 5 Kindern mit cystischer Pankreasfibrose beobachtet. Unter Pankreasfermentsubstitution zeigten die Stuhlenzyme Tendenz zur Normalisierung. 12 Patienten mit Malabsorptionssyndrom ohne exokrine Pankreasinsuffizienz wiesen mit 2 Ausnahmen normale fäkale Chymotrypsinaktivitäten auf [Durchschnittswert 220 µg/g (20–350)].

Über einen Teil der mit der gleichen Technik erzielten eigenen Resultate, die weitgehend mit denjenigen von HAVERBACK et al. übereinstimmen, ist 1964/1967 berichtet worden [*3*, *4*, *5b*, *79*, *80*, *81b*, *141a*]. Die Mehrzahl verschiedener anderer Untersucher konnte den diagnostischen Wert dieses Tests bestätigen [*12a*, *80a*, *104*, *180a*, *237*]. Teilweise weniger überzeugende Ergebnisse wurden von einer Forschergruppe in England erzielt [*12*, *272a*]. Die Resultate dieser Gruppe sind jedoch teilweise widersprüchlich [*5*, *12*] [s. S. 3) oder schwer beurteilbar wegen der kleinen Zahl von Kontrollfällen (4 Fälle!) [*272a*] und weil entsprechende Unterlagen über die Korrelation zwischen exokriner Pankreasfunktion und Stuhlenzymaktivität fehlen. Kürzlich wurde eine mit anderen Substraten arbeitende Methode der Stuhlenzymbestimmung beschrieben [*272b*], doch sind Resultate über entsprechende klinische Studien noch ausstehend.

Vorläufig fehlen vor allem vergleichende Untersuchungen zwischen Stuhlenzymaktivität und quantitativ bestimmter exokriner Pankreasfunktion, die für die Beurteilung der Empfindlichkeit der Stuhlenzymmethode von ausschlaggebender Bedeutung sind.

II. Die Bestimmungsmethode für Chymotrypsin und Trypsin im Stuhl

1. Technik der Bestimmung

Die von uns angewandte Technik, die in früheren Arbeiten eingehend beschrieben wurde [*3*, *80*], ist im Prinzip identisch mit derjenigen von HAVERBACK et al. und GROSSMAN et al. Wir verwenden in Abänderung der Angaben dieser Autoren ungefähr die halben Mengen an Stuhlemulsion und Substrat. Durch vergleichende Untersuchungen wurde nachgewiesen, daß die Enzymresultate der modifizierten Technik keine signifikanten Abweichungen gegenüber der Originaltechnik von HAVERBACK et al. aufweisen.

Die Bestimmung der Trypsin- und Chymotrypsinaktivität erfolgt mit Hilfe der spezifischen, synthetischen Substrate p-Toluol-sulfonyl-L-Arginin-methylester (TAME)* für Trypsin resp. N-Äthyl-L-Tyrosin-äthylester (ATEE)* für Chymotrypsin.

Aus einer willkürlich entnommenen Stuhlprobe von 3–5 g wird eine Emulsion hergestellt mit der zehnfachen Menge von isotonischer Kochsalzlösung, unter Zuhilfenahme eines Glasstabes sorgfältig angerührt und durch eine doppelte Lage von Gaze filtriert.

Für die *Chymotrypsinbestimmung* werden 0,05–1,0 ml dieser Stuhlemulsion mit Trispuffer für Chymotrypsin (0,005 mol Tris-(hydroxymethyl)-aminomethan enthaltend 0,5 mol NaCl und 0,005 mol $CaCl_2$) auf ein Gesamtvolumen von 4 ml verdünnt. Dann gibt man 2,5 ml ATEE-Lösung hinzu

* Mann Research Laboratories, New York, N. Y.

und stellt das pH mit 0,1 n HCl auf 7,8 ein. Alle Untersuchungen werden bei 25° C ausgeführt. Die Bestimmung der Fermentaktivität erfolgt bei konstantem pH von 7,8 durch automatische Titration der freigesetzten Säure mit 0,01–0,0025 n NaOH unter Verwendung einer registrierenden Titrationseinrichtung (Titrigraph-„Radiometer"-Kopenhagen). Die pro Zeiteinheit verbrauchte Menge Titrierflüssigkeit zur Erhaltung eines konstanten pH wird als schräge Gerade aufgezeichnet, deren Winkel zur Horizontalen der Chymotrypsinaktivität entspricht. Die Chymotrypsinaktivität läßt sich mit Hilfe einer Eichgeraden in μg kristallisiertes Chymotrypsin umrechnen und wird ausgedrückt in μg/g Stuhl.

Zur *Trypsinbestimmung* wird gleichermaßen vorgegangen, wobei der Trispuffer für Trypsin verwendet wird (enthaltend 0,04 mol NaCl und 0,02 mol $CaCl_2$). 0,05–1,0 ml Stuhlemulsion werden dabei mit Trispuffer auf ein Gesamtvolumen von 5,26 ml verdünnt. Nach Zugabe von 1,24 ml TAME-Lösung erfolgt die Einstellung des pH auf 8,2 mittels 0,1 n HCl und anschließend die Titration. Die Auswertung geschieht analog wie bei der Chymotrypsinbestimmung unter Verwendung einer mit kristallisiertem Trypsin erstellten Eichgeraden.

Um technisch bedingte Fehler möglichst auf ein Minimum zu reduzieren, werden bei jeder Stuhlprobe 2–4 separate Untersuchungen ausgeführt und der Mittelwert der zwei technisch besten Kurven ermittelt.

Folgende *technische Schwierigkeiten* sind zu beachten: In gewissen Fällen verläuft die *vom Titrigraph aufgezeichnete Kurve ungleichmäßig* und erschwert eine genaue Ablesung der Resultate. Dies ist vor allem bei tiefen Stuhlenzymaktivitäten unter 40 μg/g zu beobachten (etwa in 10% dieser Fälle). Resultate, die auf solchen technisch nicht idealen Kurven basieren, sind entsprechend zu vermerken und mit Vorsicht zu interpretieren.

In Spezialfällen ist es indiziert, eine *Bestimmung der Enzymaktivität* in einem *Aliquot der homogenisierten 24 Std-Stuhlmenge* durchzuführen (z. B. bei Steatorrhoe, massivem Durchfall). Die innerhalb von 0–15 min nach Homogenisierung durchgeführten Bestimmungen zeigen z. T. beträchtliche Schwankungen der Enzymaktivität, die unter Umständen bis 50% höher liegt (z. T. aber auch tiefer) als diejenige einer 30 min nach abgeschlossener Homogenisierung durchgeführten Bestimmung.

Tiefgekühlte Stuhlproben weisen unmittelbar nach Auftauen häufig größere Schwankungen der Enzymaktivität auf, die nach Stehenlassen bei Zimmertemperatur innerhalb von 20–30 min verschwinden.

2. Temperatureinflüsse auf Enzymaktivität von Stuhlproben in vitro

Die Auswirkungen von Temperatureinflüssen auf die fäkale Enzymaktivität sind selbst bei längerer Lagerung der Stuhlproben relativ geringfügig (Tab. 1, Abb. 1).

Im allgemeinen zeigt die Enzymaktivität eine konstante, leichtgradige Abnahme mit zunehmender Dauer der Aufbewahrung, die ungefähr gleich große Abweichungen erkennen läßt für gefrorene Stuhlproben resp. solche,

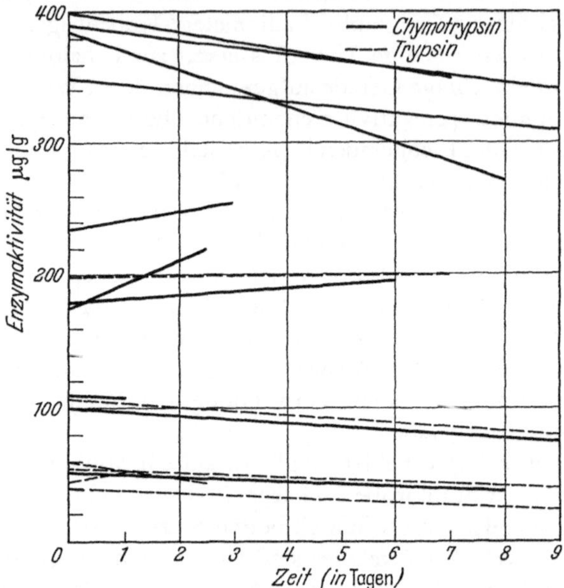

Abb. 1. Stabilität von Chymotrypsin und Trypsin in Stuhlproben während Inkubation bei Zimmertemperatur über mehrere Tage

die bei Zimmertemperatur gelagert wurden. Die größten Verluste an Enzymaktivität weisen die über 10 Tage bei 37° bebrüteten Stuhlproben auf (Tab. 1). Die relativ geringen Enzymaktivitätsschwankungen bei Inkubation

Tabelle 1. *Enzymaktivität in Stuhlproben bei 10tägiger Inkubation unter verschiedenen Temperaturen*

	Nr. der Stuhlprobe		Enzymaktivität (in µg/g) Ausgangswert	Nach 10 Tagen Lagerung bei —20°	bei +25°	bei +37°
1.	638/66	CT	390	370	360	100
		T	885	850	840	540
2.	644/66	CT	100	70	76	47
		T	107	114	80	31
3.	653/66	CT	605	510	550	240
		T	50	24	24	20
4.	656/66	CT	350	350	310	260
		T	55	37	39	43

CT = Chymotrypsin. T = Trypsin.

unter verschiedenen Temperaturen sind theoretisch interessant und ungeklärt. Sie scheinen mit unseren theoretischen Kenntnissen über die Enzymstabilität im Widerspruch zu stehen. Es bestehen gewisse Hinweise, daß die Stabilität der proteolytischen Enzyme im Stuhl teilweise bedingt ist durch Bindung der Enzyme an Eiweiß [*80a*, *117*].Vom praktisch-technischen Standpunkt aus sind vor allem die Beobachtungen über die relativ große Enzymstabilität bei Aufbewahrung der Stuhlproben unter Zimmertemperaturen von Bedeutung. Trotz dieser Beobachtungen ist es empfehlenswert, die Enzymuntersuchung möglichst bald nach Gewinnung der Stuhlprobe auszuführen oder die Stuhlprobe tiefgekühlt aufzubewahren. Die Feststellung einer fehlenden Zunahme der Enzymaktivität bei längerer Bebrütung (37°) ist ferner ein Hinweis gegen eine wesentliche Produktion entsprechender proteolytischer Enzyme durch die Darmflora und steht in Übereinstimmung mit den Befunden von Schlecht [*221*].

3. Normalwerte der fäkalen Chymotrypsin- und Trypsinaktivität

Etwa 50% der 100 als Kontrollpersonen verwendeten Fälle konsultierten die Medizinische Poliklinik für eine Durchuntersuchung resp. zur Abklärung und Behandlung von banalen extraabdominalen Leiden (v. a. pulmonale, kardiovasculäre und hämatologische Affektionen, total 48 Fälle). Bei 7 Fällen bestand ein Status nach Ulcus duodeni sive ventriculi, bei 40 Fällen lautete die Schlußinterpretation auf funktionelle Magen-Darmbeschwerden, und 5 Fälle wiesen diverse andere banale Magen-Darmleiden auf. 35/100 Kontrollpersonen wurden mittels des Pankreozymin-Secretintests abgeklärt, der durchwegs ein unauffälliges Resultat ergab. In allen Kontrollfällen war die Stuhlchymotrypsinbestimmung in mindestens 2 verschiedenen Stuhlproben durchgeführt worden. Die Auswahl der Kontrollfälle erfolgte aus einem Kollektiv von total über 600 untersuchten Patienten nach Ausschluß möglichst aller Zustände, die die Pankreasfunktion zu beeinflussen in der Lage sind (v. a. chron. Äthylismus, Gallenwegsleiden, Hepatopathien, Diabetes mellitus, akut- oder chronisch-entzündliche Magen-Darmleiden, Tumoren, Systemerkrankungen und Status nach Abdominaloperationen).

Abb. 2 zeigt die Verteilung der Chymotrypsinaktivitäten (Mittelwert von 2 Chymotrypsinbestimmungen pro Fall) bei den 100 Kontrollfällen. Bei Patienten mit mehr als 2 Stuhluntersuchungen wurden die zwei erstbestimmten Werte eingesetzt. Die *durchschnittliche Chymotrypsinaktivität* beträgt *290 μg/g (39–1265)*. Bei einem Fall liegt der Mittelwert von 2 Bestimmungen unter 75 μg/g, d. h. der von Haverback et al. [*117*] empirisch festgesetzten unteren Normgrenze und total *10/100 Fällen weisen Mittelwerte unter 120 μg/g* auf (von uns empirisch festgesetzter unterer Normbereich).

Die Verteilung der Trypsinkonzentrationen bei den 100 Kontrollpersonen (1 Wert/Fall) ist in Abb. 3 dargestellt. Die *durchschnittliche Trypsinaktivität* im Stuhl liegt bei *124 μg/g (6–850)*. 14 Fälle weisen eine Trypsinkonzentration unter 20 μg/g auf (untere Normgrenze von HAVERBACK et al.) und

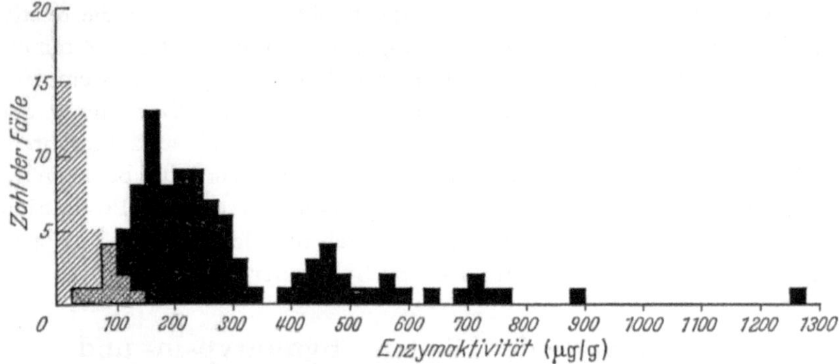

Abb. 2. Verteilung der fäkalen Chymotrypsinwerte von 100 pankreasgesunden Kontrollfällen (Mittelwert von 2 Bestimmungen pro Fall). Geschlecht: 57 ♂, 43 ♀. Alter: durchschnittlich 44,5 J. (20—76 J.) Zahl der Fälle mit falschpositiv erniedrigter Enzymaktivität (unter 120 μg/g): 10%. Durchschnittliche Chymotrypsinkonzentration: 290 μg/g (39—1265)

\# der Werte < 75 μg/g : 1 = 1% } 10% (pathologisch)
\# der Werte zw. 75—120 μg/g : 9 = 9% }
\# der Werte > 120 μg/g : 90 = 90% (normal)

Als Vergleich Verteilung der Stuhlchymotrypsinwerte bei 40 Fällen mit exokriner Pankreasinsuffizienz (schraffiertes Feld).

■ = 1 Fall

bei total *21/100 Fällen* liegt diese *unter 30 μg/g* (von uns empirisch festgesetzter unterer Normbereich). Die durchschnittlichen Stuhlenzymaktivitäten unserer Kontrollserie stehen in guter Übereinstimmung mit den von HAVERBACK et al. bei 23 Kontrollpersonen gefundenen Werte. Diese fanden eine durchschnittliche Chymotrypsinaktivität von 340 μg/g (74–1200) resp. eine durchschnittliche Trypsinaktivität von 104 μg/g (10–815).

Die Schwankung der Stuhlenzymwerte bei wiederholten Bestimmungen beim gleichen gesunden Individuum, wie auch der Werte verschiedener Kontrollpersonen, ist relativ groß, wobei vor allem die Streuung im hochnormalen Bereich beträchtlich ist (Abb. 17). Von diagnostischer Bedeutung sind jedoch vorwiegend die tiefen Enzymaktivitäten, die auf eine evtl. Störung der exokrinen Pankreasfunktion hinweisen, und die wichtig sind zur Abgrenzung gegenüber den pathologischen Fällen. Vergleichshalber sind in Abb. 2 und 3 die Konturen der Verteilung der Werte von 40 pankreaskranken Fällen mit exokriner Pankreasinsuffizienz eingetragen.

Die Verteilung der Chymotrypsinwerte bei gesunden resp. pankreaskranken Fällen erlaubt keine scharfe Grenze zu ziehen zwischen eindeutig normalen, resp. pathologischen Werten. Nach unserer Erfahrung werden

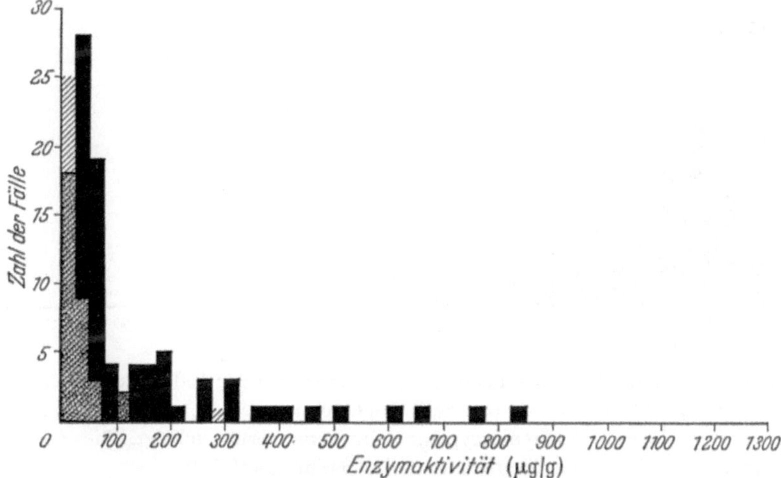

Abb. 3. Verteilung der fäkalen Trypsinwerte von 100 pankreasgesunden Kontrollfällen (1 Bestimmung pro Fall). Geschlecht: 57 ♂, 43 ♀. Alter: durchschnittlich 44,5 J. (20—76 J.). Zahl der Fälle mit falschpositiv erniedrigter Enzymaktivität (unter 30 μg/g): 21%. Durchschnittliche Trypsinkonzentration: 124 μg/g (6—850)
\# der Werte < 20 μg/g : 14 = 14% } 21% (pathologisch)
\# der Werte zw. 20—30 μg/g : 7 = 7% }
\# der Werte > 30 μg/g : 79 = 79% (normal)
Als Vergleich Verteilung der Stuhltrypsinaktivität bei 40 Fällen mit exokriner Pankreasinsuffizienz (schraffiertes Feld).
■ = 1 Fall

mit der von HAVERBACK et al. festgesetzten unteren Normgrenze zwar praktisch alle Fälle mit schwerer exokriner Pankreasinsuffizienz erfaßt. Fälle mit mittelschwerer bis leichtgradiger Pankreasinsuffizienz gehen dagegen nicht selten mit Stuhlchymotrypsinwerten von über 75 μg/g einher. Unser unterer Normbereich zwischen 75—120 μg/g trägt diesem Umstand Rechnung und gestattet eine größere Zahl von weniger schwer pathologischen Fällen zu erfassen. Die Heraufsetzung des Normbereichs ist anderseits mit dem unvermeidlichen Nachteil einer Zunahme der falschpositiven Resultate verbunden, d. h. der Fälle, die bei normaler exokriner Pankreasfunktion tiefe Stuhlchymotrypsinwerte aufweisen. Der Prozentsatz der falschpositiven Resultate kann aber durch die Chymotrypsinbestimmung in 2 verschiedenen Stuhlproben deutlich vermindert werden. Verwerten wir z. B. bei den 100 Kontrollpersonen nur den erstbestimmten Stuhlchymotrypsinwert, dann liegen 20% der Werte unter 120 μg/g (Abb. 4). Bei Verwendung des Mittelwerts aus zwei Stuhlbestimmungen pro Kontrollperson reduziert sich die Zahl der falschpositiven Resultate auf 10% (Abb. 2). Nach unserer Erfahrung kann die Doppelbestimmung auf diejenigen Fälle beschränkt bleiben,

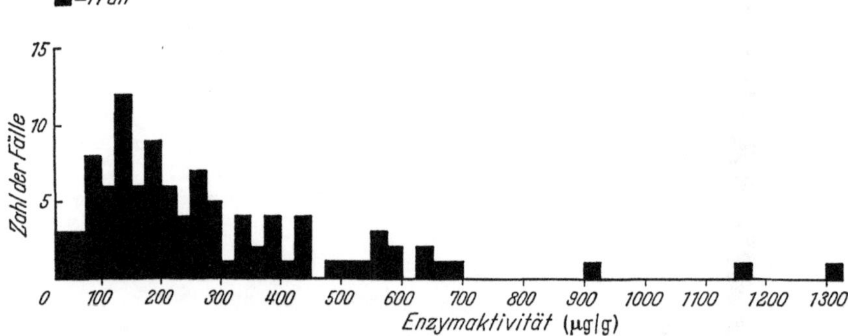

Abb. 4. Verteilung der fäkalen Chymotrypsinwerte bei den 100 pankreasgesunden Kontrollfällen (1 Bestimmung pro Fall). Im Gegensatz zu Abb. 2 ist in jedem Fall nur der erste Wert der Chymotrypsinbestimmung berücksichtigt. Die Zahl der falschpositiv erniedrigten Werte erhöht sich dadurch auf 20%.

\# der Werte < 75 μg/g : 4 = 4% } 20% (pathologisch)
\# der Werte zw. 75—120 μg/g : 16 = 16% }
\# der Werte > 120 μg/g : 80 = 80% (normal)

die bei der 1. Untersuchung niedrige Stuhlenzymaktivitäten aufweisen. Konstant erniedrigte Stuhlchymotrypsinwerte unter 120 μg/g sind für uns eine Indikation zur Weiterabklärung mit Hilfe des Pankreozymin-Secretintests.

Die Zahl der falschpositiven Trypsinwerte bei Kontrollpersonen liegt etwa um 20% (Abb. 3). Im Gegensatz zur Chymotrypsinmethode läßt sich die hohe Quote von falschpositiven Resultaten nicht wesentlich verringern, wenn pro Fall 2 Stuhltrypsinbestimmungen ausgeführt werden. Bei 34 unserer Kontrollfälle mit 2 Trypsinwerten liegen weiterhin 15% (5/34 F.) der Mittelwerte unter 20 μg/g resp. 18% (6/34 F.) unter 30 μg/g. Die hohe Zahl von falschpositiven Ergebnissen bei Kontrollpersonen, resp. von falschnegativen bei pankreaskranken Patienten schränkt nach unserer Erfahrung den diagnostischen Wert der Stuhltrypsinbestimmung wesentlich ein.

III. Physiologische Grundlagen der Stuhlenzymaktivität

Die im Stuhl ausgeschiedenen Mengen von Chymotrypsin und Trypsin sind von 2 Faktoren abhängig:

1. der Pankreasenzymsekretion und
2. der im Verlauf der Darmpassage abgebauten Enzymmengen.

1. Zur Synthese und Sekretion der Pankreasenzyme

Eine Kombination verschiedener Faktoren ist für die ins Duodenum ausgeschiedenen Mengen an Pankreasenzymen und deren optimale Wirksamkeit entscheidend (neuere zusammenfassende Darstellung [*29*, *73*, *118*, *167*, *187*, *253*]):

Masse des intakten Pankreasparenchyms.

Intaktes Ausführungsgangsystem (*Ductus pancreaticus major Wirsungi*, *Ductus accessorius Santorini* (offen in etwa 40–75% der Fälle) [*56*, *118*, *144*, *148*], *Papilla Vateri* und *Sphincter Oddikomplex*).

Menge des für die Enzymsynthese zur Verfügung stehenden Eiweiß.

Intakte neurohormonale Regulation.

Adäquate Stimulation der Pankreashormone (Ausschüttung von *Secretin*, *Pankreozymin-Cholecystokinin* im Antrum und oberem Dünndarmabschnitt, *Gastrin* im Antrum).

Optimales pH-Milieu im Duodenum (HCO_3^--Sekretion).

Erhaltenes Aktivierungssystem für Trypsinogen, Chymotrypsinogen usw. (Enterokinase, Trypsin).

Optimale Elektrolytkonzentration im Duodenum (Cl^- für Amylase, Ca^{++} für Lipase, Proteinasen).

Freier Gallenzufluß (für Lipasewirkung, evtl. für Pankreasenzymsekretion im allgemeinen: FORELL [*84*, *84*a]).

a) Eiweißstoffwechsel und Enzymsekretion

Mit dem Pankreassaft werden täglich 25–50 g Eiweiß ins Duodenum ausgeschieden (1000–2000 ml Pankreassaft/24 Std, Eiweißgehalt 1–3%) [*104*, *180b*], der größte Teil davon in Form von Enzymeiweiß. Würde nicht das meiste Enzymeiweiß im Darm wie gewöhnliches Eiweiß abgebaut und resorbiert, käme es in kürzester Zeit zu einem schweren Eiweißmangelsyndrom. Wenn wir uns hier kurz fragen wollen, wie groß der Anteil der im Stuhl ausgeschiedenen, an der duodenal sezernierten, Enzymmenge ist, sind die uns zur Verfügung stehenden Unterlagen nicht genügend zur Aufstellung einer Bilanz. Immerhin dürften grobe Schätzungen gewisse Hinweise liefern, um die zur Diskussion stehenden Größenordnungen richtig einzuschätzen. Der Stuhl enthält normalerweise bis maximal 2,5 g Stickstoff pro 24 Std oder in Eiweiß umgerechnet, etwa 15 g Eiweiß. Der größte Teil der stickstoffhaltigen Substanzen im Stuhl stammt jedoch von Nahrungsresten, Bakterien und abgeschilferten Epithelien, und nur kleinste Mengen sind dem im Stuhl enthaltenen Enzymeiweiß zuzurechnen. Eigene Untersuchungen der totalen Chymotrypsinausscheidung ergaben Durchschnittswerte von 30–40 mg/24 Std, in seltenen Ausnahmefällen bis maximal 200 mg/24 Std (Abb. 9, Tab. 4). Schätzen wir den Anteil von Chymotrypsin und Trypsin auf etwa $^1/_3$ des im Pankreassaft vorhandenen Eiweißgehaltes, d. h. etwa 12 g/24 Std, wobei ungefähr je 50%

davon auf Chymotrypsin und Trypsin entfällt, dann beträgt die tägliche fäkale Chymotrypsinausscheidung (30 mg) nur etwa 5‰ der täglichen duodenal-sezernierten Chymotrypsinmenge (6 g/24 Std).

Die gewaltige Stoffwechselleistung des Pankreas zeigt sich am eindrücklichsten aus der Relation zwischen dem Organgewicht von ungefähr 80–90 g und der täglichen Enzymproduktion von etwa 20–45 g Eiweiß. Das Pankreas besitzt den höchsten Eiweißumsatz aller Organe, der ungefähr 50mal höher liegt als derjenige des totalen Serumeiweiß. Dieser Umstand macht die hohe Empfindlichkeit des Pankreas für Malnutrition, vor allem Eiweißmangelzustände, verständlich [*34a*, *53*, *119*, *188*, *228*, *231*, *259–261*]. Zur Dokumentation dieses Problems haben wir bei einer 54jährigen Patientin während der terminalen 3 Wochen einer Tumorkachexie wiederholte Stuhlenzymbestimmungen ausgeführt (Primärtumor nicht sicher bekannt, autoptisch Adeno-Ca mit diffuser Leber- und Lungenmetastasierung und Anasarka, Pankreas autoptisch frei). Der sukzessive Abfall der fäkalen Chymotrypsin- und Trypsinaktivität (Abb. 5) dürfte in diesem Fall die

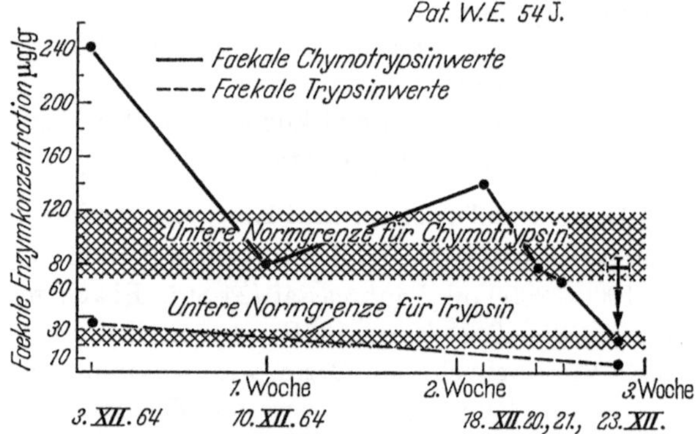

Abb. 5. Progredienter, paralleler Abfall der Stuhlenzymaktivität von Chymotrypsin und Trypsin in den terminalen 3 Wochen einer Tumorkachexie (Eiweißmangel) (Fall W. E., 54 J.). (Autopsie: Adeno-Ca mit unbekanntem Primärtumor, diffuse Leber- und Lungenmetastasierung, Anasarka)

direkte Folge der infolge der zunehmenden Kachexie langsam versiegenden Pankreasenzymsekretion bilden. Als weiterer Faktor muß bei dieser Patientin die Mangelernährung berücksichtigt werden, indem kürzlich nachgewiesen wurde, daß der Eiweißgehalt der zugeführten Nahrug nicht nur für die Enzymsekretion entscheidend ist, sondern auch die Stabilität der Enzyme im Darmtrakt beeinflußt [*214a*, *238a*].

b) Synthese der Enzyme

Die Pankreasenzyme werden in den Azinizellen synthetisiert. Außer Amylase, Lipase, Chymotrypsin und Trypsin sind im Pankreassaft eine

Reihe weiterer, vorwiegend proteolytischer Enzyme nachgewiesen worden [*183*, *269*, *272*]. Durch grundlegende experimentelle Untersuchungen sind in neuester Zeit intracelluläre Bildung, Transport und Ausscheidung der Enzyme teilweise aufgeklärt worden [*123*, *124*, *186*]. Der Vorgang der intracellulären Enzymsynthese benötigt, gemessen vom Zeitpunkt der Injektion von radioaktiv markierten Aminosäuren bis zur Speicherung derselben in den Zymogengranula, nur etwa 45 min [*186*].

Bei adäquatem Sekretionsreiz werden die Zymogengranula in die Pankreasausführungsgänge ausgestoßen und die Enzyme freigesetzt. Ein kleiner Bruchteil der intracellulären Pankreasenzyme diffundiert nach dem Prinzip der exokrin-endokrinen Partition ins Serum [*132*]. Die Sekretion der proteolytischen Enzyme erfolgt in Form inaktiver Vorstufen (Trypsinogen usw.). Sie werden im Duodenum durch Enterokinase und Trypsin in die aktive Form überführt.

Im Gegensatz zur Amylase, die in verschiedenen anderen Organen nachzuweisen ist (z. B. Leber, Speicheldrüsen, Muskulatur: Janowitz et al. [*133*]), ist eine extrapankreatische Bildungsstätte für Trypsin und Chymotrypsin nicht bekannt.

c) Dissoziation der Enzymsekretion

Die Frage, ob die Sekretion aller Pankreasenzyme unter normalen und pathologischen Bedingungen parallel verläuft, ist nicht eindeutig geklärt. Beim Menschen wird eine parallele Sekretion der einzelnen Pankreasenzyme unter normalen Verhältnissen angeommen [*2*, *8*, *19*, *36*, *51*, *65*, *73*]. Dagegen ist eine Dissoziation der Enzymsekretion unter pathologischen Bedingungen von verschiedenen Autoren postuliert worden [*14*, *62*, *87*, *106*, *211*, *219*, *260*]. Andere Autoren lehnen diese Ansicht ab [*19*, *65*, *73*]. In diesem Zusammenhang sind die vereinzelten Berichte über isolierte Pankreasenzymdefekte (wahrscheinlich hereditären Ursprungs) bei Kindern von Interesse (Lipasemangel: Sheldon [*232*], Trypsinogenmangel: Townes [*256*]). Tierexperimentelle Untersuchungen verschiedener Forscher ergaben ferner unter speziellen, langfristigen diätetischen Maßnahmen eine gewisse Anpassung der Pankreasenzymbildung an die entsprechende Diätformel, z. B. Vermehrung der Amylase resp. der proteolytischen Enzyme bei einseitiger kohlenhydrat- resp. eiweißreicher Ernährung [*58*, *126*, *166*, *214a*, *238a*]. Diese Anpassung soll bereits 2 Tage nach Diätänderung einsetzen und nach 7 Tagen ihr Maximum erreichen [*59*]. Als Regulationsfaktor der duodenalen Amylasesekretion bei kohlenhydratreicher Diät kommt nach Grossman [*101*] und Desnuelles [*59*] der erhöhte Blutzuckerspiegel und die dadurch bedingte vermehrte Aktivierung von Insulin in Frage. Bei Alloxandiabetes der Ratten beobachteten Forell et al. [*83*] und Desnuelle [*59*] eine Abnahme der Amylasemengen im Pankreashomogenat resp. Pankreassaft, die sich auf exogene Insulinzufuhr normalisierten (s. auch S. 55).

Eventuell sind in diesem Zusammenhang auch die Untersuchungen von DREILING et al. [*133*] von Bedeutung, in denen die Beziehungen zwischen Insulinaktivität und Serumamylasespiegel abgeklärt wurden (Abnahme der Serumamylase bei vermehrtem Glucoseverbrauch unter Insulin und viceversa). Es wäre denkbar, daß das Insulin indirekt über den Serumamylasespiegel regulativ auf die duodenale Amylaseausscheidung einwirkt. Ein weiteres interessantes Fragment in diesem Fragenkomplex ist die wahrscheinlich direkte oder indirekte Freisetzung von Insulin durch Secretin nach intraduodenaler Glucoseapplikation [*33a*, *78*, *175*, *200*, *228a*, *256a*]. Diese hochinteressanten Probleme, die vorläufig nur bruchstückhaft skizziert werden können, zeigen Anhaltspunkte für evtl. engere Beziehungen zwischen inkretorischer und exkretorischer Pankreasfunktion.

Im Gegensatz zum proteolytischen Ferment des Magens (Pepsin) benötigen Trypsin, Chymotrypsin und die andern Pankreasenzyme zur optimalen Wirksamkeit ein alkalisches Milieu. Der hohe Gehalt des Pankreassaftes an Bicarbonat (Totalausscheidung von 12—48 maeq pro Std [*134*]) schafft die Voraussetzung für ein optimales pH-Milieu im Duodenum. Die Steatorrhoe beim Zollinger-Ellison-Syndrom wird u. a. auf die Inaktivierung der Pankreasenzyme infolge Übersäuerung des Duodenums durch den anhaltend reichlichen Zufluß von Magensaft zurückgeführt [*29*, *170*, *172*, *198*, *246*].

2. Zur Regulation der Pankreassekretion

Die Regulation der Pankreassekretion, die in Abb. 6 schematisch dargestellt ist, erfolgt im Prinzip neurohormonal durch die beiden Hormone Secretin (Stimulation von Saftvolumen und Bicarbonat) und Pankreozymin (Stimulation der Enzymsekretion) sowie durch vagale (cholinergische) Mechanismen (Stimulation von enzymreichem Pankreassaft). Der genaue Mechanismus dieser Regulation ist jedoch ein komplexer Vorgang, der seit den grundlegenden Arbeiten von PAVLOV 1897 [*193*] über die neurale Kontrolle und denjenigen von BAYLISS-STARLING 1902 [*20*] über die hormonalen Einflüsse bis zum heutigen Tag weiterhin zur Diskussion steht [*29*, *73*, *103*, *114*, *167*, *253*]. Erst ganz kürzlich konnte von verschiedenen Autoren gezeigt werden, daß als drittes Hormon das Gastrin, das im Antrum gebildet wird (und im Pankreas: Zollinger-Ellison [*21*]) und bei der Regulation der Säure- und Pepsin-Sekretion entscheidend mitwirkt, auch einen direkten Einfluß auf die Pankreassekretion (Volumen, Bicarbonat und Enzyme) ausübt [*94*, *208*].

a) Hormonale Regulation

Unbestritten ist heute die hormonale Regulation des Pankreas. Secretin und Pankreozymin lassen sich aus der Schleimhaut des oberen Darmtrakts und des Antrums extrahieren. Secretin, dessen Freisetzung im Duodenum vor allem durch Säure (bei pH unter 4,5), Eiweiß- und Fett-Abbauprodukte erfolgt, bewirkt eine ergiebige Pankreassekretion reich an Flüssigkeit und Bicarbonat (sog. hydrokinetische Wirkung). Pankreozymin, das gleichzeitig die Wirkung von Cholecystokinin aufweist (wahrscheinlich damit identisch ist) und eine kräftige Gallenblasenkontraktion auslöst, wird vor allem

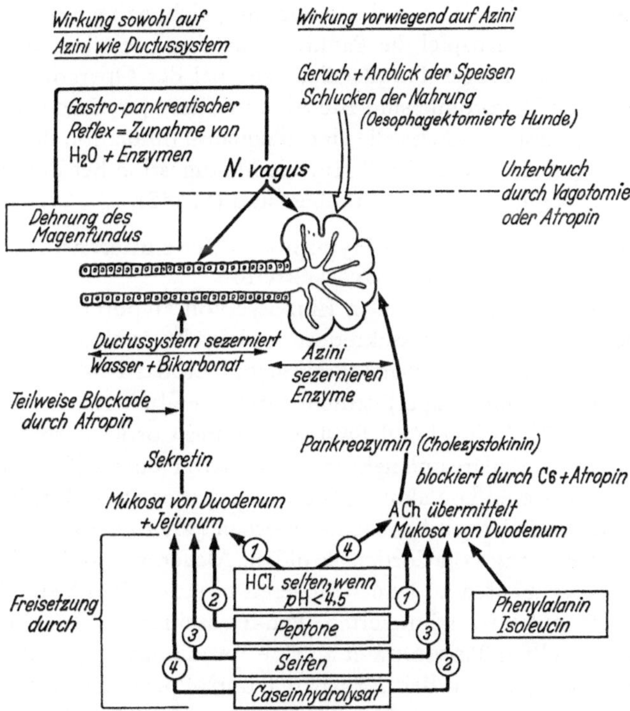

Abb. 6. Schema der neuro-hormonalen Regulation der exokrinen Pankreassekretion. In der unteren Bildhälfte ist die Wirkung der beiden Pankreashormone (Secretin und Pankreozymin) eingezeichnet. Ferner sind die Faktoren angeführt (geordnet nach Wirksamkeit 1—4), die im Darmlumen die Freisetzung der beiden Hormone hervorrufen. HCl ist z. B. sehr aktiv in der Freisetzung von Secretin, vermag jedoch Pankreozymin nur geringgradig zu mobilisieren. In der oberen Bildhälfte sind die Wirkung des N. vagus und die den N. vagus stimulierenden Reize dargestellt. (ACh = Acetylcholin, C 6 = Ganglienblocker). (Aus: MAGEE, D. F.: Gastrointestinal Physiology. Springfield, Ill.: Ch. C. Thomas, 1962)

unter Einwirkung von Fett- und Eiweißabbauprodukten im Duodenum freigesetzt und bedingt eine flüssigkeitsarme Pankreassekretion mit hohem Enzymgehalt (sog. ekbolische Wirkung). Kohlenhydrate und deren Abbauprodukte haben den geringsten Stimulationseffekt auf die Pankreashormonsekretion [*264*].

b) Neurale Regulation

Bedeutung und Angriffspunkte der nervösen Regulation in der Pankreassekretion sind dagegen weitgehend ungeklärt [*103*]. Die depressorische Wirkung von Anticholinergica sowohl auf das Volumen wie den Enzymgehalt des Pankreassaftes sprechen dafür, daß außer hormonalen auch cholinergische Mechanismen in einem vorläufig nicht näher geklärten neurohormonalen Zusammenspiel die Pankreassekretion beeinflussen [*103*]. Die Unterbrechung der Magen-Duodenalpassage bei der Operation nach Billroth II sowie die Vagotomie sind Eingriffe in dieses physiologische neurohormonale Regulationssystem, die eine adäquate Stimulation der Pankreassekretion beeinträchtigen und z. T. für die Maldigestion bei Postgastrektomie-Patienten verantwortlich zu machen sind (S. 148).

c) Beziehungen zwischen Hypophyse-Nebennierenrinde und Pankreassekretion

Die Bedeutung der hormonalen Einflüsse von Hypophyse und Nebennierenrinde auf die Pankreassekretion sind nicht restlos geklärt. Nach Hypophysektomie resp. Adrenalektomie atrophiert das Pankreasparenchym [*73*]. Anderseits können experimentell durch Verabreichung von Wachstumshormon [*157*], ACTH [*230*], DOCA [*25*] und Corticosteroide [*24, 156, 245*] degenerative tubuläre und nekrotische acinäre Pankreasläsionen erzeugt werden. Das Auftreten von akuter Pankreatitis unter Steroidapplikation ist in neuester Zeit wiederholt beobachtet worden [*40, 160, 181*].

Die Verabreichung von Corticosteroiden, Aldacton und ACTH führt in akuten Tierexperimenten zu keinen sicheren funktionellen Veränderungen der hormonal maximal stimulierten Pankreassekretion. In chronischen Experimenten stellten Tiscornia et al. eine Verminderung der duodenalen Amylaseausscheidung fest. Bei normalen Kontrollpersonen und Patienten mit chronischer Pankreatitis fanden Dreiling et al. [*71*] nach intravenöser Verabreichung von ACTH und Hydrocortison eine deutliche Reduktion der Bicarbonat- und Amylaseausscheidung im nichtstimulierten Pankreassekret.

3. Schicksal der Pankreasenzyme in Dünn- und Dickdarm

Das Schicksal der Pankreasenzyme im Verlauf der Darmpassage ist noch wenig erforscht. Die im Darm eingreifenden Mechanismen lassen sich in 2 antagonistische Hauptgruppen unterteilen: a) Faktoren, die den Abbau der Pankreasenzyme begünstigen (z. B. Bakteriengehalt des Darms) und b) Faktoren, die dem Abbau der Pankreasenzyme entgegenwirken (z. B. beschleunigte Darmpassage, Stabilität der Pankreasenzyme).

a) Verteilung der Pankreasenzyme in Dünn- und Dickdarm und Stabilität der Enzyme im Darmlumen

Die Forschergruppe von E. Müller et al. [*143*] stellte in Tierexperimenten und bei menschlichen Leichen eine aboral zunehmende proteolytische

Enzymaktivität mit Maximum im unteren Ileum fest. Zur Gewinnung von möglichst enzymreichen Ileumentleerungen verabreichten diese Untersucher ein Laxativum vor der Stuhlenzymbestimmung. Nach BORGSTRÖM et al. [*33*] besteht beim Menschen ein Konzentrationsgefälle der Pankreasenzymaktivität von oral nach aboral mit Tendenz zu einem sekundären Konzentrationsanstieg in tieferen Dünndarmabschnitten. PELOT und GROSSMAN konnten demgegenüber bei Ratten eine Zunahme sowohl der Konzentration wie auch der totalen Enzymmengen in den unteren Dünndarmabschnitten beobachten (Abb. 7) und führten diesen Befund auf die deutlich verlangsamte Passage im unteren Dünndarm zurück, wodurch eine Anreicherung der nicht inaktivierten Pankreasenzyme im Ileum resultiert. Der sehr hohe Enzymgehalt von Ileostomieentleerungen [*218*, *266*] steht in Übereinstimmung mit dieser Beobachtung.

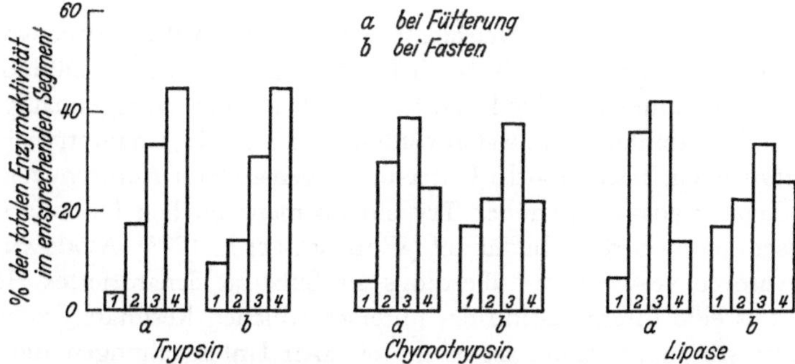

Abb. 7. Verteilung der Pankreasenzyme im Dünndarm der Ratte. Unterteilung des Dünndarms in 4 Segmente von gleicher Länge von oral nach aboral (1—4). Die Höhen der Säulen entsprechen dem prozentualen Anteil des bezeichneten Darmsegmentes am gesamten Enzymgehalt des Dünndarms. Die höchsten Enzymmengen finden sich konstant in den unteren Darmsegmenten 3 und 4. [Aus: PELOT et al.: Amer. J. Physiol. *202*, 285 (1962)]

Im Stuhl normaler Ratten und Hunde stellten GROSSMAN et al. [*102*, *194*] regelmäßig deutliche Trypsin- und Chymotrypsinaktivitäten fest. BORGSTRÖM et al. [*33*] beobachteten dagegen bei normalen Ratten keine meßbaren Enzymaktivitäten im Stuhl. Diese Diskrepanz der Resultate dürfte z. T. auf die unterschiedliche Untersuchungstechnik zurückzuführen sein (PELOT-GROSSMAN), [BORGSTRÖM et al.: Trypsinbestimmung durch spektrophotometrische Messung der Hydrolyse von N-Benzoyl-L-arginin-äthylester (BAEE), PELOT et al.: obenbeschriebene Methode mit TAME und ATEE als Substrat].

Die Pankreasenzyme sind im Dünndarm einer raschen Inaktivierung unterworfen. Nach Ausschluß der Pankreassekretion vom Darmlumen fallen nach PELOT et al. die Aktivitäten aller Pankreasenzyme innerhalb von 8—16 Std praktisch auf Null ab. Wird bei diesen Ratten normaler Pankreassaft von außen ins Duodenum eingeführt, sind bereits nach 10 min im ausgewaschenen Dünndarminhalt nur noch relativ geringe Enzymaktivitäten nachweisbar (im Verhältnis zur zugeführten Enzymmenge noch 66–75% der Trypsin-, 18–44% der Chymotrypsin- resp. 8–18% der Lipaseaktivität).

Nahrungsentzug führt bei intakten Ratten zu einem progressiven Abfall der Enzymaktivität im Dünndarmlumen. Nach Fasten während 96 Std zeigen die intestinal noch nachweisbaren Enzymmengen eine Reduktion um etwa 60% für Trypsin und Chymotrypsin und um etwa 85% für Lipase. Erneute Fütterung dieser Ratten bewirkt eine praktisch vollständige Normalisierung der intestinalen Enzymaktivität innerhalb von einer Stunde [*194*]. Nahrungsentzug (vor allem des Eiweiß) bedingt sowohl eine Verminderung der Pankreasenzymsekretion wie auch eine Abnahme der Stabilität der Enzyme im Darmlumen, wie dies kürzlich nachgewiesen wurde [*214a*, *238a*].

Die Geschwindigkeit der Degradation der einzelnen Pankreasenzyme im Darmlumen ist unterschiedlich. Nach Pelot et al. läßt sich im Dünndarmsaft von Ratten unter verschiedenen Versuchsbedingungen regelmäßig eine abnehmende Stabilität in der Rangordnung von Trypsin, Chymotrypsin zur Lipase feststellen. Nach in vitro-Untersuchungen anderer Autoren weist dagegen Chymotrypsin gegenüber Trypsin im menschlichen Dünndarmsaft eine wesentlich höhere Stabilität auf (Wohlman et al. [*273*], Avakian [*7*]). Diese Autoren verwendeten allerdings als Substrat denaturiertes Hämoglobin, was eine Interpretation der unterschiedlichen Resultate erschwert. In Übereinstimmung damit legen die eigenen Untersuchungen die Vermutung nahe, daß beim Menschen der Trypsinabbau (Instabilität des Trypsins) im Verlauf der Darmpassage wesentlich größer ist als derjenige von Chymotrypsin. Im Gegensatz zur Ratte, bei der die Relation von Chymotrypsin zu Trypsin im Duodenum 4,9, im Stuhl dagegen 0,52 beträgt (Pelot et al.), sind im menschlichen Duodenalsaft die Trypsinmengen im allgemeinen deutlich höher als diejenigen von Chymotrypsin (Mittelwerte der duodenalen Enzymmengen/20 min nach Pankreozymin für Trypsin: 36,4 mg, für Chymotrypsin: 27 mg), während im Stuhl die Relation umgekehrt ist (Mittelwerte der Chymotrypsinaktivität: 290 µg/g, der Trypsinaktivität: 124 µg/g).

Von den duodenal gewonnenen Pankreasenzymen wird allgemein angenommen, daß Amylase das stabilste und Lipase das am wenigsten stabile Enzym darstellt [*104*, *152*, *167*]. Die Stabilität von Trypsin und Chymotrypsin im Duodenalsaft liegt zwischen diesen Extremen. (Stabilität der Enzyme im Stuhl s. S. 12.)

b) Darmflora, Antibiotica und Enzymaktivität

Die intestinale Flora kann theoretisch die proteolytischen Enzymmengen des Darminhaltes in gegensätzlicher Hinsicht beeinflussen: a) Vermehrung durch Produktion von proteolytischen Fermenten und b) Verminderung durch bakteriellen Abbau der Pankreasenzyme.

Im Dickdarm kommen bakterielle Gelatinasen vor, die den Gelatinefilmtest stören können [*135*]. HAVERBACK et al. und DYCK [*80a*, *117*, *179*] konnten dagegen keine enzymatische Wirkung von Stuhlkulturen normaler Kontrollpersonen auf TAME und ATEE feststellen. Der massive Abfall der Stuhlenzymaktivität bei Tieren nach Unterbrechung der Pankreassekretion [*102*, *194*] und die stark erniedrigten proteolytischen Enzymaktivitäten beim Menschen im Stuhl bei schwerer exokriner Pankreasinsuffizienz [*3*, *80*, *117*], sprechen gesamthaft gegen eine signifikante Trypsin- oder Chymotrypsinproduktion durch die Darmflora. Im gleichen Sinne ist das Fehlen einer wesentlichen Zunahme der proteolytischen Aktivität in Stuhlproben, die bei verschiedenen Temperaturen über längere Zeit inkubiert wurden, zu interpretieren (Tab. 1, [*80*, *221*]).

Gewisse Darmbakterien scheinen jedoch einen Abbau der Pankreasenzyme zu bewirken. BORGSTRÖM et al. [*33*] konnten mit ihrer Methode (BAEE) bei normalen Ratten keine Trypsinaktivität im Stuhl nachweisen, während 2 keimfreie Ratten 1–6 mg Trypsin pro 24 Std ausschieden. Die Übertragung von Colonflora normaler Ratten auf die keimfreien Tiere bewirkte einen prompten Abfall der Stuhltrypsinaktivität innerhalb von 24 Std auf Null. HAVERBACK et al. [*117*] stellten anderseits bei normalen Ratten (TAME-ATEE-Methode) durchschnittliche fäkale Enzymaktivitäten für Trypsin von 74 μg/g (20–148) und für Chymotrypsin von 164 μg/g (44–306) fest. Die entsprechenden Werte bei keimfreien Ratten betrugen für Trypsin 901 μg/g (675–1950) und für Chymotrypsin 559 μg/g (170 bis 1790).

BORGSTRÖM et al. erachten den bakteriellen Abbau als Hauptfaktor für die im Verlauf der Darmpassage festgestellte Abnahme der Pankreasenzymmengen, während GROSSMAN [*104*] der enzymatischen Autodigestion im Dünndarm größere Bedeutung zumißt.

Die tierexperimentellen Untersuchungen bei keimfreien Ratten können jedenfalls nicht kritiklos auf die Verhältnisse beim Menschen übertragen werden, vor allem nicht in bezug auf den Einfluß von Antibiotica auf die Stuhlenzymaktivitäten. In Tab. 2 sind die Ergebnisse einer Untersuchungsserie von 20 antibiotisch behandelter Patienten aufgezeichnet. Diese Resultate lassen keine signifikante Beeinflussung der Stuhlenzymaktivität durch die verschiedenen geprüften Antibiotica bei kurzer oder längerer Applikationsdauer erkennen. Die Verschiebungen innerhalb der Darmflora unter Breitspektrumantibioticatherapie beim Menschen sind zweifellos grundsätzlich anders zu bewerten als die Verhältnisse im Darm keimfreier Tiere [*75a*].

Eine interessante kasuistische Beobachtung zu diesem Problem ist von BALDRIDGE et al. [*9*] mitgeteilt worden. Sie stellten bei 3 Patienten mit

Tabelle 2. *Einfluß von Antibiotica auf Stuhlenzymaktivität*

Enzymaktivität (µg/g) (CT = Chymotrypsin, T = Trypsin). (In Klammer Zahl der Tage mit Antibioticatherapie resp. nach Absetzen der Therapie).

Pat.		Vor	Während	Nach		Antibiotica
1. Kä, P. 35j.	CT	410	245 (5)			Neomycin +
	T	62	21 (5)			Lederm.
2. Zw, F. 69j.	CT	134	70 (5)			Chlorom.
	T	29	21 (5)			
3. Ob, M. 60j.	CT	85	37 (1)	51 (14)	118 (24)	Lederm.
	T	10	11 (1)	19 (14)	27 (24)	
4. Ho, B. 55j.	CT	248	285 (14)	390 (7)		Lederm.
	T	72	118 (14)	282 (7)		
5. Ma, P. 54j.	CT	62	45 (8)	56 (9)		Reverin +
	T	40	35 (8)	41 (9)		Strepto.
6. D'A, C. 55j.	CT		41 (10)	17 (21)		Chlorom.
	T		62 (10)	8 (21)		
7. No, M. 52j.	CT		96 (8)	65 (14)		Chlorom.
	T		25 (8)	18 (14)		
8. Kl, A. 46j.	CT	610	430 (3)			Chlorom.
	T	340	250 (3)			
9. Ko, R. 59j.	CT		140 (7)			Chlorom.
	T		150 (7)			
10. Ko, F. 59j.	CT		120 (13)			Chlorom.
	T		290 (13)			
11. Kl, R. 21j.	CT		550 (4)			Chlorom.
	T		175 (4)			
12. Mü, N. 33j.	CT	155	38 (8)			Lincom.
	T	14	78 (8)			
13. Ar, J. 21j.	CT	52	81 (5)			Lederm.
(s. Abb. 27)	T	12	18 (5)			
14. Im, C. 65j.	CT	920	585 (2)			Penic. +
	T	660	255 (2)			Strepto.
15. De, A. 27j.	CT	195	267 (2)			Penic. +
	T	36	19 (2)			Strepto.
16. Bu, B. 20j.	CT	32	635 (2)			Penic. +
	T	16	95 (2)			Strepto.
17. Hu, E. 30j.	CT	325	102 (2)			Penic. +
	T	36	40 (2)			Strepto.
18. Zü, R. 40j.	CT	105	197 (2)			Penic. +
	T	32	32 (2)			Strepto.
19. Th, H. 36j.	CT	190	150 (2)			Penic. +
	T	45	24 (2)			Strepto.
20. Ma, L. 18j.	CT	220	160 (2)			Penic. +
	T	76	320 (2)			Strepto.

Dosierungen: Ledermycin 600—900 mg/die, Chloromycetin: 1,5—2 g/die, Reverin: 500 mg/die, Lincomycin: 2 g/die, Neomycin: 5 g/die, Penicillin: 1,2 Mio/die, Streptomycin: 1,5 g/die.

ungeklärter Steatorrhoe deutlich erniedrigte Stuhlenzymaktivitäten bei normalem duodenalen Enzymgehalt in der fraktionierten Duodenalsaftanalyse fest. Nach antibiotischer Therapie verschwand die Steatorrhoe und die Stuhlenzymwerte normalisierten sich. Die Autoren postulierten als Ursache der Steatorrhoe bei diesen 3 Fällen eine bakterielle Inaktivierung der Pankreasenzyme im Dünndarm. Diese an sich einleuchtende Hypothese ist jedoch auf Grund der im eigenen Material gehäuft zu beobachtenden pathologisch erniedrigten Stuhlenzymaktivitäten bei Steatorrhoe unterschiedlicher Genese noch eingehend zu überprüfen (S. 30 und 144).

Es scheint jedoch durchaus möglich, daß unter speziellen Umständen eine Besiedelung des Dünndarms mit Bakterien zu einer vermehrten Inaktivierung von Pankreasenzymen führt. Bei einer kürzlich untersuchten 70jährigen Patientin mit ausgedehnter Diverticulose des oberen Dünndarms lagen die Stuhlenzymwerte konstant tief pathologisch (Mittelwerte von Chymotrypsin 89,5 μg/g resp. Trypsin 22,3 μg/g). Im Pankreozymin-Secretintest bestanden keine Anhaltspunkte für eine Pankreasinsuffizienz. Auffallenderweise wies diese Patientin weder Steatorrhoe noch Anämie auf, und der Schillingtest zeigte normale Werte. Die Magensekretion war unauffällig. Nach 10tägiger Therapie mit Hostacyclin (1 g/die) normalisierten sich die Stuhlenzymaktivitäten (Mittelwerte von Chymotrypsin 127 μg/g resp. Trypsin 76 μg/g), sanken jedoch 10 Tage nach Absetzen der antibiotischen Therapie wieder auf pathologische Werte ab (Mittelwerte von Chymotrypsin 73 μg/g resp. Trypsin 20 μg/g). Das Problem des Einflusses der Darmflora auf die Stuhlenzymaktivität bedarf daher der weiteren Abklärung.

c) Darmpassagezeit und Enzymaktivität

Bei beschleunigter Darmpassage ist der Abbau der Pankreasenzyme offensichtlich vermindert. Eine Reihe von Autoren haben erhöhte Enzymaktivitäten in Ileostomieentleerungen und im diarrhoischen Stuhl festgestellt (Schlecht, Staniek, Warren, Sammons, Müller-Kaufmann).

Tabelle 3. *Vergleich der Stuhlenzymaktivitäten bei pankreasgesunden Kindern und Erwachsenen nach* Haverback et al. [*117*]

	Chymotrypsin μg/g		*Trypsin μg/g*	
	Durchschnitt	*Streuung*	*Durchschnitt*	*Streuung*
a) 6 Frühgeburten	470	(125—1440)	295	(130—560)
b) 13 Kinder	895	(145—3400)	225	(15—590)
c) 23 Erwachsene	340	(74—1200)	104	(10—815)

Die höheren Stuhlenzymaktivitäten bei Kleinkindern [*180a*] sind mindestens teilweise mit der relativ rascheren Darmpassage in Zusammenhang zu bringen. In Tab. 3 sind entsprechende Werte bei Kindern und Erwachsenen nach Angaben von HAVERBACK et al. zusammengestellt. Die Streuung der Einzelwerte ist allerdings sehr groß, so daß diese Befunde an einem größeren Material überprüft werden müssen. McGOWAN et al. konnten im Gegensatz zu Beobachtungen von BODIAN bei 172 Kindern in verschiedenen Altersstufen zwischen 0–10 Jahren mit der Azoalbuminmethode keine sichere Differenz der fäkalen „Trypsin"-Aktivität feststellen, doch lagen auch bei diesem Autor die Stuhlenzymaktivitäten der Erwachsenen i. a. tiefer als bei Kindern.

In Abb. 8 sind Verteilung und Mittelwert der fäkalen Enzymaktivitäten bei verschiedenen Krankheitsgruppen, bei denen Störungen der Darmpassage im Vordergrund standen, zusammengestellt. Aus der ursprünglichen Kontrollgruppe von 100 Fällen (Abb. 2 und 3) sind für diese Zusammenstellung alle Patienten mit vorwiegend funktionellen Magendarmbeschwerden ausgeschlossen worden. Die durchschnittlichen fäkalen Chymotrypsinwerte bei den verbleibenden 50 Kontroll-Fällen liegen daher deutlich niedriger (231 μg/g gegenüber 290 μg/g in der ursprünglichen Kontrollgruppe), während die Trypsinwerte (durchschnittlich 148 resp. 124 μg/g) praktisch unverändert sind.

Bei Colitis ulcerosa (durchschnittliche Werte für Chymotrypsin 556 μg/g, für Trypsin 364 μg/g), sowie bei funktionell bedingten Durchfällen (durchschnittliche Werte für Chymotrypsin 504 μg/g, für Trypsin 314 μg/g) finden sich praktisch identische, deutlich erhöhte durchschnittliche Enzymaktivitäten und eine ähnliche Verteilung der Einzelwerte. Die fäkalen Trypsinaktivitäten zeigen bei den „Durchfalleiden" einen relativ stärkeren Anstieg gegenüber Kontrollfällen als die Chymotrypsinwerte, und in etwa $^1/_3$ der Fälle übersteigt sogar die Trypsinkonzentration diejenige von Chymotrypsin (6/20 F. mit funktionellem Durchfall, 3/9 F. mit Colitis ulcerosa). Die fäkale Trypsinaktivität scheint somit in stärkerem Maße von der Darmpassagezeit abhängig zu sein als die Chymotrypsinaktivität, was als indirekter Hinweis für eine geringere Stabilität von Trypsin gegenüber den intestinalen Faktoren betrachtet werden kann. Unsere Stuhlenzymbefunde bei Diarrhoe stehen weitgehend in Übereinstimmung mit den oben zitierten Angaben in der älteren Literatur [*218*, *221*, *266*].

Die Zunahme der Stuhlenzymaktivität erfolgt jedoch nur bis zu einer gewissen kritischen Grenze einigermaßen proportional zur beschleunigten Darmpassage. Als zusätzlich mitbestimmender Faktor spielt das bei Diarrhoe vergrößerte Stuhlvolumen eine entscheidende Rolle, wie dies unten noch eingehender diskutiert wird (S. 30).

Eine verlangsamte Darmpassage geht anderseits unter Umständen mit erniedrigten Stuhlenzymaktivitäten einher, wie dies in Abb. 8 für 20 speziell ausgewählte Fälle mit sehr schwerer, chronischer Obstipation aufgezeichnet ist (durchschnittliche Enzymkonzentration für Chymotrypsin 182 μg/g, für Trypsin 38 μg/g). In der Mehrzahl unserer Fälle mit chronischer Obstipa-

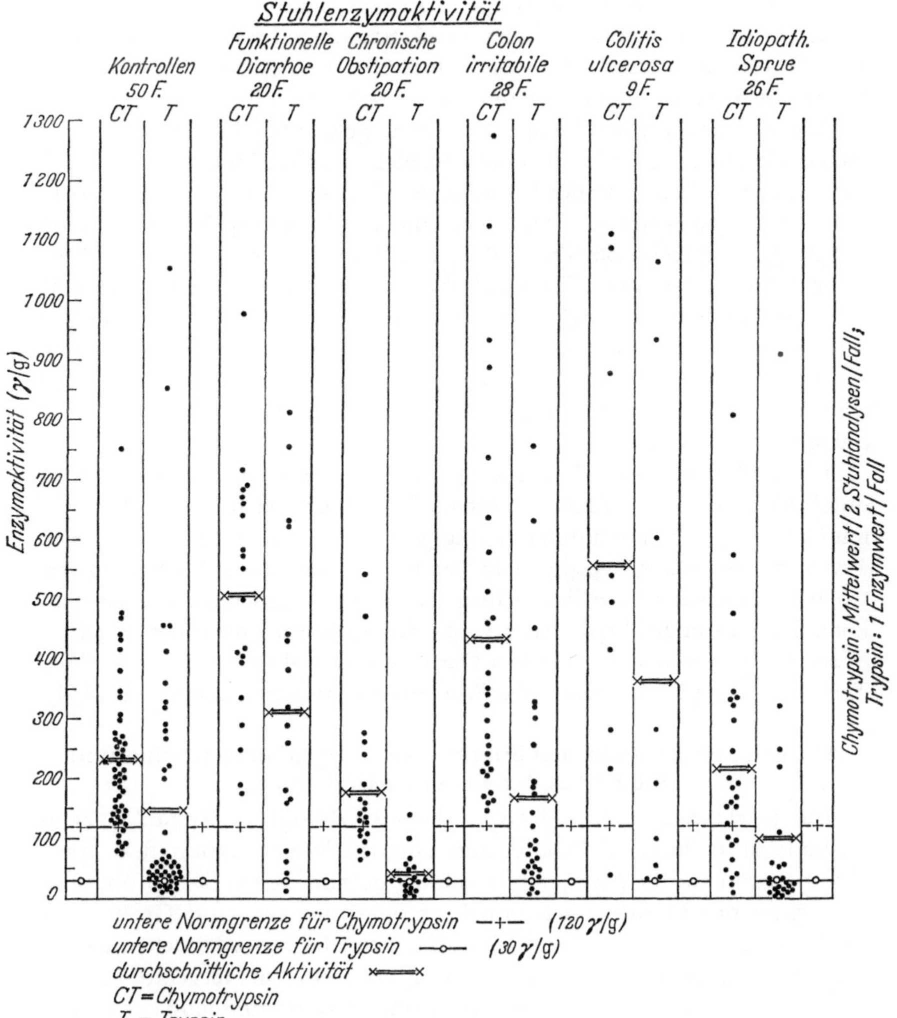

Abb. 8. Beziehungen zwischen Darmpassage und Stuhlenzymaktivität. Bei funktionellem Durchfall und bei Colitis ulcerosa liegen die Enzymaktivitäten von Chymotrypsin und Trypsin deutlich höher als bei den Kontrollen. Bei idiopathischer Sprue sind trotz der i. a. beschleunigten Darmpassage etwa 50% der Stuhlenzymwerte falschpositiv erniedrigt (siehe S. 144). Eine Häufung von niederen Stuhlenzymwerten findet sich gleichfalls bei den 20 speziell ausgewählten Fällen mit sehr schwerer chronischer Obstipation. Bei Fällen mit Colon irritabile besteht eine Tendenz zu hochnormalen Stuhlenzymaktivitäten, wahrscheinlich teilweise bedingt durch die beschleunigte Darmpassage

tion finden sich aber normale fäkale Enzymkonzentrationen, die wahrscheinlich als Summationseffekt zu interpretieren sind von neural vermehrt stimulierter Pankreassekretion und einer infolge gestörter Darmpassage bedingten Beeinflussung des Pankreasenzymabbaus.

Die gleichen Einschränkungen müssen gegenüber den Befunden bei Fällen mit Colon irritabile angebracht werden, die charakterisiert sind durch eine sehr breite Streuung der Einzelwerte mit deutlicher Tendenz zu hochnormalen Enzymwerten (durchschnittliche Chymotrypsinkonzentration 433 µg/g, entsprechende Trypsinkonzentration 171 µg/g, in 4/28 Fällen Enzymkonzentration von Trypsin höher als von Chymotrypsin). Die z. T. sehr großen Schwankungen der täglichen Enzymwerte beim gleichen Individuum mit Colon irritabile zeigt, daß es praktisch unmöglich sein dürfte, im Einzelfall die relative Bedeutung der Pankreasenzymsekretion einerseits und der Darmpassage anderseits für die fäkale Enzymaktivität quantitativ zu erfassen.

Die Stuhlenzymbefunde bei idiopathischer Sprue sind gekennzeichnet durch die relativ hohe Zahl von erniedrigten Stuhlenzymwerten (10/26 F. mit Chymotrypsinwerten unter 120 µg/g resp. 13/23 F. mit pathologischen Trypsinwerten unter 30 µg/g). Die Tendenz zu hochnormalen Enzymwerten bei den restlichen Fällen bedingt, daß die durchschnittliche Enzymkonzentration ungefähr derjenigen der Kontrollserie entspricht. Auch in dieser Gruppe bildet die gestörte Darmpassage wahrscheinlich nur einen Teilfaktor in der Beeinflussung der Stuhlenzymaktivität (s. unten und S. 144).

d) Beziehungen zwischen Stuhlmasse, Enzymkonzentration und totaler fäkaler Enzymausscheidung

Ein gewichtiger Einwand gegen die Zuverlässigkeit der Stuhlenzymmethode ist die bisher übliche Bestimmung der Konzentration, d. h. Aktivität bezogen auf die Menge einer zufällig entnommenen Stuhlprobe. Die Stuhlmasse pro 24 Std ist jedoch bekanntlich keine konstante Größe, sondern unterliegt mannigfaltigen Schwankungen, die von zahlreichen Faktoren wie z. B. Diät, Nahrungsausnutzung, vegetativem Nerventonus usw. abhängen. Theoretisch wäre daher die quantitative Bestimmung der totalen Enzymausscheidung in der 24 Std-Stuhlmenge wünschenswert. Anderseits stellt sich die Frage, ob der durch die quantitative Enzymausscheidung erzielte Gewinn höher zu werten ist im Verhältnis zu dem dadurch bedingten wesentlich größeren Aufwand bei der Materialgewinnung. HAVERBACK et al. [*117*] fanden eine gute Korrelation zwischen der Chymotrypsin- und Trypsinaktivität in zufällig entnommenen Stuhlproben und derjenigen von Aliquots der homogenisierten 24 Std-Stuhlmenge. Bei 7 Patienten wurde mit Hilfe der Stuhlmenge die totale Enzymausscheidung pro 24 Std errechnet, die bei allen 5 Patienten mit exokriner Pankreasinsuffizienz gegenüber der Norm massiv erniedrigt war.

In einer kürzlich erschienenen Arbeit stellen hingegen BANWELL et al. [*12*] den Wert der Stuhlenzymmethode in Frage, indem sie zum Schluß gelangen, daß die Chymotrypsin- und Trypsinaktivität bei Kontrollfällen und chronischer Pankreatitis ausschließlich abhängig sei von der Stuhlmasse. Infolgedessen schreiben diese Autoren die bei exokriner Pankreasinsuffizienz festgestellten erniedrigten Stuhlenzymkonzentrationen der, durch die pankreatogene Steatorrhoe bedingten, Zunahme der Stuhlmasse zu. Die Resultate dieser Studie, die eine praktisch identische Enzymausscheidung pro 24 Std bei Kontrollpersonen und Fällen mit chronischer Pankreatitis ergeben, scheinen diese Ansicht zu stützen. Bei näherer Betrachtung finden sich jedoch in dieser Arbeit verschiedene Unstimmigkeiten. Versucht man z. B. aus der Relation der Enzymausscheidung/24 Std und der Enzymkonzentration das tägliche Stuhlgewicht zu ermitteln, weisen die Kontrollpersonen eine Stuhlmenge von etwa 50 g/die auf und die Fälle mit pankreatogener Steatorrhoe eine solche von nur etwa 130 g/die. Diese Zahlen stehen in krassem Widerspruch einerseits zu den Angaben im Text über die gehäuften, massigen Stuhlentleerungen bei der einheimischen afrikanischen Bevölkerung, aus der sich die Kontrollpersonen rekrutieren und anderseits mit der allgemeinen Erfahrung über das tägliche Stuhlgewicht bei Steatorrhoe (im allgemeinen über 300 g/die). Im weiteren ist die große Diskrepanz zwischen der extrem hohen durchschnittlichen fäkalen Trypsinaktivität bei Kontrollpersonen von 4540 μg/g (bei HAVERBACK et al. und in unserem Material entsprechende Durchschnittswerte von 104 resp. 124 μg/g) und den praktisch identischen durchschnittlichen Chymotrypsinwerten in dieser Arbeit, resp. in unserem Material (350 resp. 390 μg/g) schwer allein erklärbar mit der vorwiegend vegetarischen Ernährung der Afrikaner, wie dies die Autoren postulieren. Nach unserer Erfahrung müßte die durch die Diät bedingte vergrößerte Stuhlmasse (+ beschleunigte Darmpassage) die Chymotrypsinaktivität im gleichen Sinne beeinflussen. Es scheint somit, daß diese Publikation zum Problem der Stuhlenzymbestimmung einer kritischen Prüfung nicht in jeder Beziehung standzuhalten vermag [*5*].

In Tab. 4 und Abb. 9 sind die Resultate der eigenen Untersuchungen über die Beziehungen zwischen Enzymaktivität von Einzelstuhlproben und der totalen Enzymausscheidung in der 24 Std-Stuhlmenge bei 40 Kontrollpersonen, 18 Patienten mit exokriner Pankreasinsuffizienz (24 Bestimmungen) und 18 Fällen mit nichtpankreatogener Steatorrhoe oder Diarrhoe (23 Bestimmungen) (9 F. von idiopathischer Sprue, 9 F. von Steatorrhoe anderer Genese, d. h. Stat. nach B II: 2 F., Hyperthyreose: 2 F., Morbus Whipple: 1 F., primäre biliäre Cirrhose: 1 F., Stat. nach Ileotransversostomie: 1 F. Ätiologie unbekannt: 2 F.) zusammengefaßt. Diese Ergebnisse belegen eindeutig, daß *bei chronischer Pankreatitis sowohl die Enzymkonzentration wie auch die totale Enzymausscheidung pro 24 Std* (Chymotrypsinausscheidung i. a. unter 7,5 mg/24 Std) *schwer eingeschränkt sind. Patienten mit*

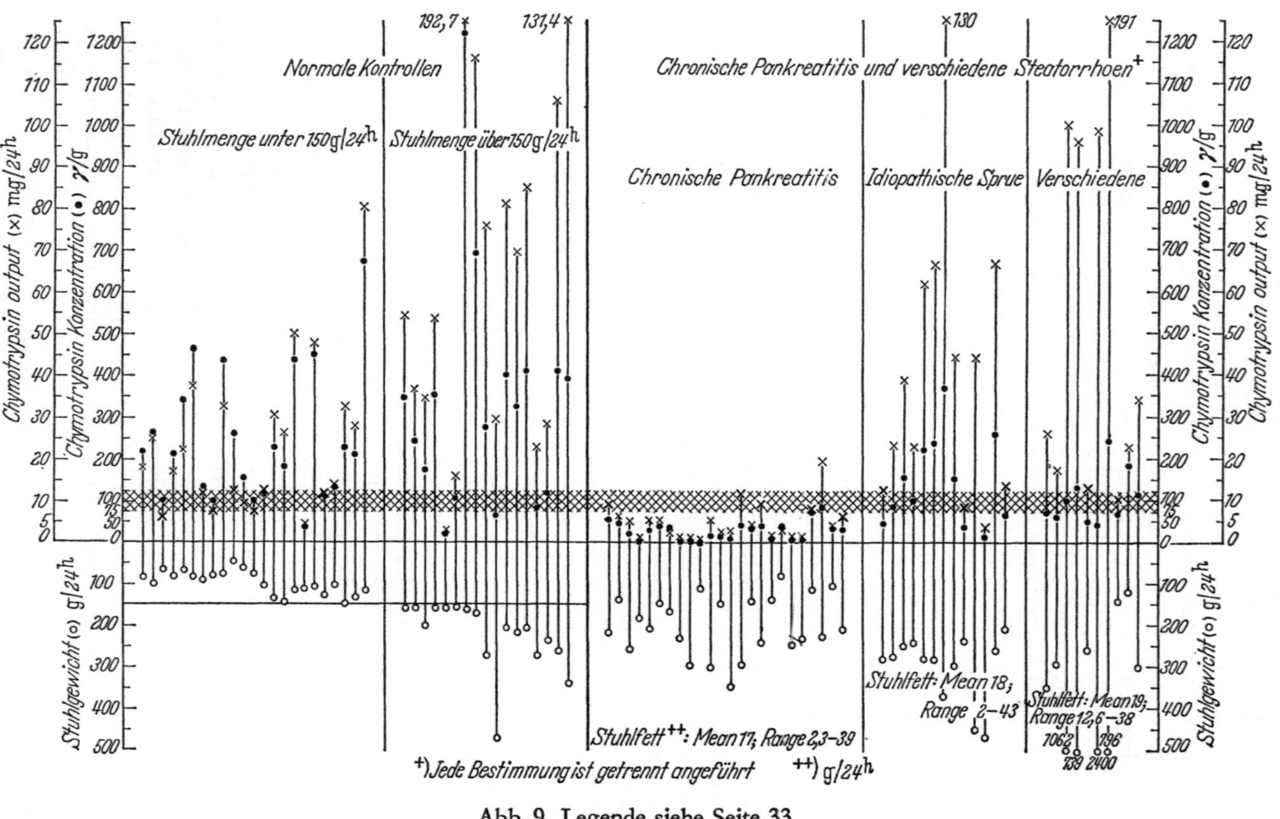

Abb. 9. Legende siehe Seite 33

idiopathischer Sprue zeigen anderseits bei praktisch identischer täglicher Stuhlmasse und Steatorrhoe *meistens eine normale totale Enzymausscheidung, während die fäkale Enzymkonzentration häufig erniedrigt ist.* Bei extrem hohen Stuhlvolumina (400–2400) ml/24 Std) sind die fäkalen Enzymkonzentrationen fast immer erniedrigt, die totale Enzymausscheidung liegt dagegen bei nichtpankreatogener Ursache meistens im Normbereich. Auch mit der aufwendigen Bestimmung der totalen Enzymausscheidung/24 Std, lassen sich falschpositive Resultate in der Kontrollgruppe, sowie falschnegative Ergebnisse bei pankreatogener Steatorrhoe nicht vollständig verhindern.

Auf Grund der Ergebnisse in unserem Material möchten wir folgende Schlußfolgerungen ziehen:

1. Für die Unterscheidung zwischen pankreatogenen und nichtpankreatogenen Leiden genügt als Screening-test in der Mehrzahl der Fälle die Bestimmung der fäkalen Enzymkonzentration in zwei verschiedenen Einzelstuhlproben.

2. Falschpositive Resultate lassen sich trotz der aufwendigen Technik der quantitativen Bestimmung der totalen Enzymausscheidung nicht vollständig verhindern. Eine routinemäßige Messung derselben scheint somit die Resultate in der Regel nicht wesentlich zu verbessern.

3. Die Stuhlenzymkonzentration verhält sich nicht konstant umgekehrt proportional zur Stuhlmasse. Bis zu einer gewissen kritischen Grenze nimmt die Stuhlenzymaktivität vielmehr proportional zur Stuhlmasse zu (beschleunigte Darmpassage!). (Vgl. Werte Kontrollgruppe A und B in Tab. 4.)

4. Bei Patienten mit massivem Durchfall resp. Steatorrhoe spielt der Verdünnungsfaktor zweifelsohne eine Rolle. In diesen Fällen ist es sinnvoll, bei Vorliegen von tiefpathologischen Stuhlenzymkonzentrationen, die

---

Abb. 9. Beziehungen zwischen Stuhlmasse (g/24 Std) (unteres Bilddrittel), Chymotrypsinkonzentration und Chymotrypsinausscheidung/24 Std (obere Bildhälfte). Das schwarze Querband markiert den Normbereich für Chymotrypsinkonzentration (> 120 μg/g) resp. Chymotrypsinausscheidung (> 7,5 mg/24 Std). Jeder Vertikalstrich verbindet die entsprechenden Werte einer Untersuchung. *Linke Bildhälfte: Befunde bei gesunden Kontrollen,* unterteilt nach täglicher Stuhlmenge von unter resp. über 150 g/24 Std. Die Enzymkonzentrationen und vor allem die Enzymausscheidung liegen bei den Kontrollen mit großer täglicher Stuhlmenge (> 150 g/24 Std) deutlich höher als bei den restlichen Kontrollfällen. *Bildmitte:* Die *Fälle mit chronischer Pankreatitis* zeigen durchwegs niedrige Chymotrypsinkonzentrationen. Die totale Chymotrypsinausscheidung/24 Std ist gleichfalls pathologisch erniedrigt. *Rechtes Bilddrittel:* Bei *idiopathischer Sprue* resp. *Steatorrhoe verschiedener Genese* ist die Chymotrypsinkonzentration z. T. erniedrigt, v. a. bei massiv erhöhter Stuhlmenge (> 300 g). Im Gegensatz zur chronischen Pankreatitis ist aber die tägliche Chymotrypsinausscheidung meistens normal bis hochnormal

Tabelle 4. *Beziehungen zwischen Stuhlmasse, Konzentration und Ausscheidung von Chymotrypsin und Trypsin*

Diagnose	Zahl der Fälle	Stuhlgewicht (g/24 Std)		Chymotrypsin Konzentration (µg/g)		Chymotrypsin Ausscheidung (mg/24 Std)		Trypsin Konzentration (µg/g)		Trypsin Ausscheidung (mg/24 Std)	
		Mittelw.	Streuung	Mittelw.	Streuung	Mittelw.	Streuung	Mittelw.	Streuung	Mittelw.	Streuung
1. Kontrollen Gruppe A: Stuhlgewicht <150 g/die	23	94	47—146	242	37—670	23,6	4,1—79	129	4—970	12,9	0,2—102
Gruppe B: Stuhlgewicht >150 g/die	17	221	151—468	330	19—1220	66,6	2,9—192	294	15—810	58,6	2,2—211
2. Chron. Pankreatitis	18 (24*)	197	80—347	28	0,5—87	5,1	0,1—19	38	6—285	7,5	0,8—61
3. Idiopath. Sprue	9 (13*)	298	210—466	140	12—365	41,3	5,5—130	29	8—62	8,4	2,8—22
4. Steatorrhoe verschiedener Genese	9 (10*)	546	142—2400	105	41—240	60,8	9,9—191	110	6—430	52,2	2,1—234
Untere Normgrenze:				>120		>7,5		>30		>4,0	

* Anzahl der Untersuchungen.

totale Enzymausscheidung pro 24 Std zu bestimmen. Bei pankreatogener Steatorrhoe ist die totale Chymotrypsinausscheidung praktisch immer deutlich vermindert im Gegensatz zur nichtpankreatogenen Steatorrhoe resp. Diarrhoe.

5. Bei der Bestimmung der Enzymaktivität in Aliquots von homogenisierten Stuhlproben ist auf die oben erwähnten technischen Fehlerquellen Rücksicht zu nehmen (S. 11).

4. Zusammenfassender Kommentar zu den physiologischen Grundlagen der Stuhlenzymaktivität

Die im Stuhl bestimmten Trypsin- und Chymotrypsinmengen resp. -konzentrationen sind das Resultat 1. der Enzymausscheidung des Pankreas und 2. der im Verlauf der Darmpassage stattfindenden Inaktivierung der Pankreasenzyme. Eine Vielzahl verschiedenartiger Faktoren (v. a. intaktes Pankreasparenchym resp. Pankreasausführungsgangsystem, normale neurohormonale Regulation und adäquates Eiweißangebot) sind für die duodenal ausgeschiedenen Mengen an Pankreasenzymen verantwortlich. Die Summe der die Enzymsekretion bestimmenden Hauptfaktoren spiegelt sich in der exokrinen Funktionsleistung des Pankreas, die quantitativ am sichersten mit Hilfe des Pankreozymin-Secretintests zu erfassen ist. Entscheidende Bedeutung für die Prüfung der Empfindlichkeit der Stuhlenzymdiagnostik wird daher dem Vergleich zwischen duodenalen und fäkalen Enzymwerten bei normalen Versuchspersonen und Patienten mit exokriner Pankreasinsuffizienz zukommen. Dieses Problem wird im nächsten Kapitel dargelegt werden.

Die bisher bekannten, wesentlichsten intestinalen Wirkungsmechanismen, die während der Darmpassage den Enzymgehalt des Darminhaltes modifizieren, sind diskutiert worden (Stabilität der Enzyme, Darmflora, Darmpassagezeit und Stuhlmasse). Durch entsprechende Untersuchungen an größeren Kollektiven wurde versucht, die Bedeutung der einzelnen intestinalen Faktoren grob quantitativ abzuschätzen. Einer der wichtigsten Probleme betrifft die Beziehungen zwischen Darmpassagezeit, Stuhlmasse und Stuhlenzymkonzentration. Die Stuhlenzymaktivität bei gestörter Darmpassage ist im wesentlichen abhängig 1. von der Passagezeit und 2. der Stuhlmasse. Bei Durchfalleiden wirken sich beschleunigte Darmpassage und vergrößertes Stuhlvolumen in entgegengesetzter Richtung auf die Stuhlenzymaktivität aus. Im allgemeinen sind die Stuhlenzymkonzentrationen bei leichtgradigen „Durchfall-Leiden“ trotz der vergrößerten Stuhlmasse erhöht (Beschleunigungsfaktor resp. verminderte Enzymdestruktion). Oberhalb einer kritischen Grenze sinken aber bei massiver Diarrhoe die fäkalen Enzymkonzentrationen infolge des vergrößerten Stuhlvolumens ab (Verdünnungseffekt). Bei nicht-pankreatogener Steatorrhoe verschiedener

Genese und bei massiver Diarrhoe sind daher zum Teil falschpositiv erniedrigte Stuhlenzymkonzentrationen zu beobachten, die durch die Bestimmung der totalen Enzymausscheidung/24 Std leicht als solche erkannt werden (Chymotrypsinausscheidung meistens normal bis hochnormal, d. h. über 7,5 mg/24 Std). Die bei exokriner Pankreasinsuffizienz nachweisbaren erniedrigten Stuhlenzymaktivitäten sind anderseits nicht primär auf intestinale Faktoren zurückzuführen (d. h. Folge des durch Steatorrhoe oder Diarrhoe bedingten vergrößerten Stuhlvolumens). Bei diesen Fällen ist vielmehr auch die totale fäkale Enzymausscheidung pro 24 Std deutlich erniedrigt.

Bei keimfreien Tieren finden sich höhere Stuhlenzymaktivitäten als bei normalen Kontrolltieren. Eine wesentliche Beeinflussung der fäkalen Enzymaktivität durch Antibiotica beim Menschen läßt sich jedoch in der Regel nicht feststellen. In Spezialfällen scheint allerdings eine pathologische Dünndarmflora Ursache einer verminderten Stuhlenzymaktivität zu sein (z. B. bei Dünndarmdiverticulose). Dieses Problem bedarf der weiteren Abklärung.

Auf die vom pathophysiologischen Standpunkt aus wichtigen Auswirkungen der Gallenwegserkrankungen und der Magenresektion auf die Stuhlenzymaktivität wird in den entsprechenden klinischen Abschnitten hingewiesen werden (S. 132, 144).

Die Stuhlenzymdiagnostik besitzt wie jeder "Screening-test" gewisse „physiologische" Grenzen, die aber, falls sie genau umschrieben werden können, den Wert des Tests nicht wesentlich beschränken. Trotz der erwähnten Einschränkungen sind die physiologischen Voraussetzungen der Stuhlenzymdiagnostik zur Erfassung der Fälle mit exokriner Pankreasinsuffizienz theoretisch nicht ungünstig, wie folgendes Zahlenbeispiel belegt: Der Mittelwert der duodenalen Chymotrypsinausscheidung nach Pankreozyminreiz beträgt in der Kontrollserie 27 mg/20'. Bei exokriner Pankreasinsuffizienz ist eine entsprechende Verminderung der duodenalen Chymotrypsinausscheidung unter die 3-σ-Grenze zu erwarten, d. h. unter 6,6 mg/20' (etwa 25% des Mittelwertes der Kontrollserie). Übertragen wir diese Ergebnisse auf die im Stuhl vorliegenden Enzymaktivitäten ergibt sich folgende Rechnung. Die durchschnittliche Chymotrypsinaktivität bei normalen Kontrollpersonen liegt bei 290 µg/g. 25% dieses Wertes beträgt 72 µg/g. Unsere untere Normgrenze für Chymotrypsin ist jedoch auf Werte unter 120 µg/g festgesetzt, so daß der Spielraum für die physiologischen Schwankungen der Enzymaktivität mindestens theoretisch relativ groß ist.

IV. Der Pankreozymin-Secretintest

Die Prüfung der exokrinen Pankreasfunktion mit Hilfe der fraktionierten Duodenalsaftanalyse bildet die zuverlässigste diagnostische

Methode zur Erfassung von subakut-chronischen Pankreasaffektionen. Wegen der großen Funktionsreserven des Pankreas, eine Tatsache, die auf Grund der klinischen Erfahrung und der tierexperimentellen Untersuchungen mit partieller Pankreasektomie [*109*, *110*, *227*] hinlänglich bekannt ist, werden objektiv faßbare Funktionsausfälle nur bei fortgeschrittener Pankreasparenchymzerstörung oder Verlegung des Pankreasausführungsgangsystems zu erwarten sein. Die im allgemeinen rasche Restitution der Pankreasfunktion nach akuter Pankreatitis läßt der fraktionierten Duodenalsaftuntersuchung in der Diagnose dieser Fälle nur einen unbedeutenden Platz zukommen. Anderseits führen chronische Pankreatitis sowie Pankreasneoplasien durch progressive Zerstörung des Pankreasparenchyms und zunehmende Verlegung des Gangsystems im Verlauf des Leidens regelmäßig zu einer Einschränkung der exokrinen Pankreasfunktion, die mit der fraktionierten Duodenalsaftuntersuchung frühzeitig erfaßt werden kann.

Das Fehlen einer standardisierten Methode hat sich in der Pankreasfunktionsdiagnostik sehr nachteilig ausgewirkt. Die technische Durchführung des Secretin- bzw. Pankreozymin-Secretintest wird von den einzelnen Forschern unterschiedlich gehandhabt, vor allem in bezug auf Art der Stimulation, Dauer der Sammelperioden und Auswahl der diagnostisch verwendeten Parameter, so daß ein Vergleich der Resultate verschiedener Forscher weitgehend unmöglich ist. So sind z. B. die Untersuchungsergebnisse verschiedener Autoren schon deshalb nur bedingt vergleichbar, da für den Secretintest in den letzten 30 Jahren zahlreiche verschiedene Secretinpräparate Verwendung fanden (Markennamen: Astra, Byla, Wyeth, Lilly, Vitrum, Boots). Die großen technischen Schwierigkeiten in der Herstellung eines gereinigten, stabilen Secretinpräparates sind für die kurze „Lebensdauer“ der meisten dieser Präparate verantwortlich [*137*] (z. Z. ist z. B. nur noch das Secretin Boots im Handel erhältlich, doch ist mit der baldigen Lieferung eines synthetisch hergestellten Secretins der Firma Squibb zu rechnen). Eine kritische Würdigung der zahlreichen verschiedenen Methoden der fraktionierten Duodenalsaftuntersuchung, auf die hier nicht näher eingegangen wird, findet sich in einer Reihe neuerer Publikationen [*29*, *51*, *73*, *187*, *191*, *219*]. Die ersten Resultate neuester Versuche, das diagnostische Aussagevermögen des Secretin- resp. Pankreozymin-Secretintests durch die Anwendung einer maximalen hormonalen Stimulation zu verbessern und auf diese Art zu einem standardisierten Pankreasfunktionstest zu gelangen, scheinen vielversprechend [*18*, *111*, *116*, *220a*], bedürfen aber noch der weiteren Überprüfung.

1. Technik des Pankreozymin-Secretintests

Die zwei wichtigsten technischen Voraussetzungen für das Gelingen des Secretin- resp. Pankreozymin-Secretintests sind a) das Verhindern einer

Verunreinigung des Pankreassekretes durch Magensaft und b) die quantitative Gewinnung des Duodenalsaftes. Ersteres wird durch das Einlegen einer doppelläufigen Sonde erreicht (Sonde von DREILING), deren distales Ende bis nahe an das Ligament von TREITZ vorgeschoben wird, während das proximale Ende pylorusnah im Antrum verbleibt. Durch getrennte, kontinuierliche Aspiration von Magen- und Duodenalinhalt wird eine Verunreinigung des Duodenalsaftes durch Magensäure verhindert. Die relativ weiten Lumina der beiden Schläuche der Doppelsonde und die Vielzahl der an beiden Enden seitlich angebrachten weitporigen Öffnungen ermöglichen bei kontinuierlicher Aspiration weitgehend die quantitative Gewinnung des Duodenal- resp. Mageninhaltes. Mit Hilfe einer dreiläufigen Sonde, deren 3. distalstes Ende ins obere Jejunum vorgeschoben wurde, konnte DREILING et al. [*72*] zeigen, daß die doppelläufige Sonde von DREILING bei kooperativen Patienten eine über 95%ige Gewinnung des Duodenalsekretes gestattet. Die Anwendung der von BARTHELHEIMER entwickelten Doppelballonsonde, die eine Abkammerung des Duodenums gegenüber Magen und oberem Jejunum ermöglicht, bedeutet daher nicht nur eine größere Belastung für den Patienten [*51*], sondern dürfte nach diesen Untersuchungen in den meisten Fällen überflüssig sein.

Die technisch einwandfreie Einführung der Sonde in eine optimale Position und das Verhindern der Deplazierung während der Untersuchung, was mittels radiologischer Kontrolle der Sondenlage vor und nach Abschluß der Untersuchung und durch regelmäßige Überprüfung des pH im Duodenalsaft zu kontrollieren ist, sowie die Aufgabe, einen konstanten Abfluß von Magen- und Duodenalsaft während der ganzen Untersuchungsdauer zu gewährleisten, stellen an das Können des Untersuchers hohe Anforderungen, weshalb dieser Test nur in der Hand des Geübten zuverlässige Resultate ergibt.

Salzsäurezufluß ins Duodenum während der Untersuchung bedingt einerseits eine Inaktivierung der Pankreasenzyme und den Abfall der Bicarbonatkonzentration, andererseits bildet die freie Säure im Duodenum einen zusätzlichen Reiz zur Freisetzung von endogenem Secretin, was zu einer Verfälschung der Resultate führt. Der früher häufig mit einer einläufigen Sonde durchgeführte Secretintest (CHIARY et al.) ist außer in Frankreich [*201*, *219*] aus diesem Grunde von den meisten Autoren verlassen worden.

Der Secretintest wird praktisch folgendermaßen ausgeführt. Nach einer 12stündigen Nahrungskarenz wird der Patient morgens nüchtern ohne Prämedikation intubiert und die Sonde unter Röntgenkontrolle in eine optimale Lage gebracht. Die Intubation benötigt je nach Patient und technischem Geschick des Untersuchers 30 min bis 2 Std.

Gelingt es, die Sonde optimal zu plazieren, beginnt das getrennte, kontinuierliche Absaugen des Nüchternsekrets aus Magen + Duodenum mit einer Saugpumpe (Sog von 25–40 mm Hg). Regelmäßige, kurzfristige Unterbrechung des Sogs und zeitweise Luftinsufflation der Schläuche helfen mit, einen kontinuierlichen Abfluß beider Säfte zu garantieren. Liegt die Sonde an der richtigen Stelle, wird der anfänglich saure, trübe, gelbliche Duodenalsaft bald klar, goldgelb und alkalisch mit einem pH von über 7,0. Diese reine basale Sekretion wird 10–20 min gesammelt. Anchließend beginnt die eigentliche Untersuchung. In einer ersten Gruppe von Patienten (Gruppe I) verwendeten wir die von SUN [*247*] angegebene Originaltechnik, während in den letzten $2^1/_2$ Jahren eine leicht modifizierte Methode zur Anwendung kam (Gruppe II) (s. Abb. 10). Nach intravenöser

Gruppe I (Originaltechnik von SUN)

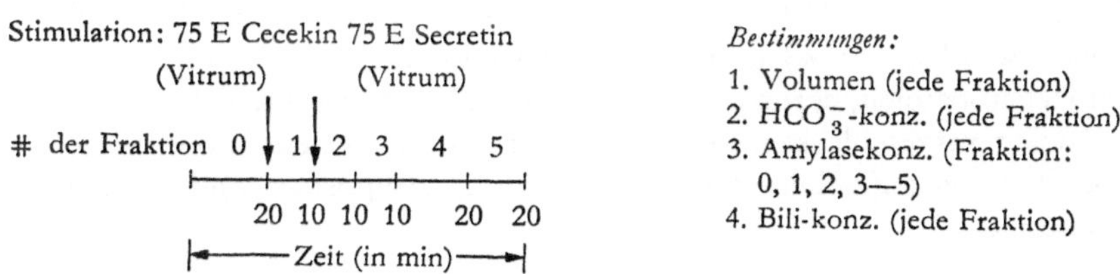

Gruppe II (Modifizierte Technik von SUN)

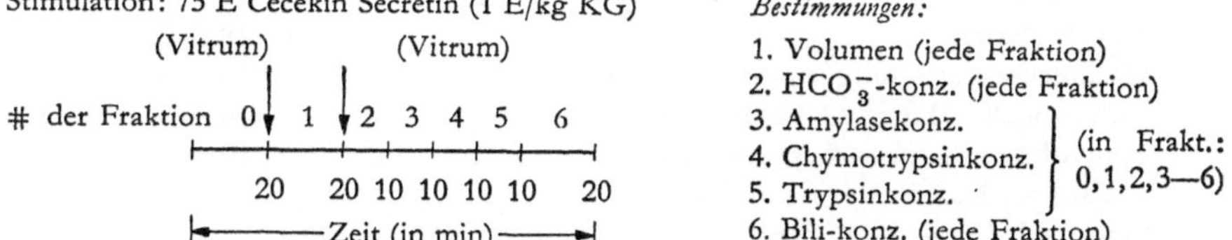

Abb. 10. Schema der Durchführung des Pankreozymin-Secretintests in den beiden Gruppen I und II (Zeitpunkt der Stimulation, Dosierung von Pankreozymin resp. Secretin, Sammelperioden und durchgeführte Bestimmungen im Duodenalsekret). In der Gruppe II wurde vor allem die Post-Pankreozyminphase von 10 auf 20 min verlängert und im Duodenalsaft außer Amylase zusätzlich Chymotrypsin und Trypsin bestimmt

Applikation von Pankreozymin (Cecekin Vitrum, 75 E unabhängig von Körpergewicht) erscheint mit dem Pankreassaft bei normal funktionierender Gallenblase eine schwarzbraun konzentrierte Galle, die über 20 min eisgekühlt gesammelt wird. Als zweites Stimulans wird Secretin (Secretin Vitrum, 1 E pro kg Körpergewicht, seit 1. 10. 65 Secretin Boots in gleicher Dosierung) verabreicht und der Duodenalsaft in Fraktionen von 10 bis 20 min über 60 min gesammelt (Abb. 10). Für die Enzymbestimmung wird je eine Probe zu gleichen Teilen mit Glycerin vermischt und bis zur Bestimmung (innerhalb der nächsten 4–24 Std) im Tiefkühlfach gelagert.

Die Bicarbonatkonzentration wird durch Titration ermittelt [*152*]. Die Chymotrypsin- und Trypsinuntersuchung erfolgt mit der gleichen Methode wie im Stuhl. Für die Bestimmung der Amylase verwenden wir eine modifizierte amyloklastische Methode (nach Somogyi [*240*]) und die Bilirubinkonzentration wird mit einer der gebräuchlichen Routinemethoden gemessen.

2. Normalwerte der eigenen Kontrollserie und Vergleich mit Befunden anderer Untersucher

Die klinischen Angaben über die als Kontrollpersonen verwendeten Fälle in Gruppe I und II sind in Tab. 5 zusammengefaßt. Als Kontrollpersonen wurden vor allem Fälle mit chronischem Äthylismus, chronischen Hepatopathien, chronischen Dünn- und Dickdarmerkrankungen und Carcinomen ausgeschlossen, sowie Patienten mit manifesten Erkrankungen der Gallenwege, Zeichen von Malnutrition, Adipositas und Systemerkrankungen.

Tabelle 5. *Klinische Daten der Kontrollpersonen in Gruppe I und II**

	Gruppe I	*Gruppe II*
Anzahl der Fälle	33	40
Durchschnittsalter	41 J. (19—67)	48,2 (21—77)
Geschlechtsverteilung, männl. : weibl.	21 : 12	25 : 15
Funktionelle Magen-Darm-Beschwerden	17	16
Fälle ohne klin. Anhaltspunkte für Pankreasleiden	16	19
Stat. nach Cholecystektomie		5

* Versuchsanordnung des Pankreozymin-Secretintests in Gruppe I und II s. Abb. 10.

Bei der Beurteilung der „Normal"-Werte (Tab. 6) sind verschiedene Faktoren zu berücksichtigen:

1. Vorläufig fehlt noch ein standardisiertes Secretinpräparat. Das neueste und in dieser Hinsicht scheinbar beste, hochgereinigte Secretin Vitrum (Jorpes), mußte im Herbst 1965 bis auf weiteres aus dem Handel zurückgezogen werden, da Schwankungen der Aktivität zwischen den einzelnen Herstellungsserien bis zu 20% beobachtet worden waren [*115*, *139*].

2. Beim Secretintest wird ein submaximaler Stimulus verwendet (i. a. 1 Einheit/kg Körpergewicht). Die an sich theoretisch idealere maximale Stimulation der Pankreassekretion, die wahrscheinlich eine bessere Trennung zwischen normalen und pathologischen Fällen erlauben würde, ist

wegen des Fehlens eines standardisierten Secretinpräparates vorläufig problematisch.

3. Die Selektion von Kontrollfällen für die Pankreasfunktionsdiagnostik ist sehr schwierig wegen der Vielzahl von Faktoren, die die Pankreassekretion beeinflussen können. Wir haben versucht, eine „normale“ Kontrollserie zu erhalten durch Ausschluß möglichst aller ätiologischen Faktoren, die potentiell die Pankreasfunktion beeinflussen können. Da die Mehrzahl der Patienten mit chronischen Pankreasaffektionen ein mittleres Alter (30–60 Jahre) aufweisen, wurde auch dieser Faktor bei der Auswahl der Kontrollen mitberücksichtigt. Das relativ tiefe durchschnittliche Volumen bei unseren Kontrollen ist z. T. wahrscheinlich bedingt durch den Ausschluß aller Fälle mit chronischen Hepatopathien. Eine Volumenproduktion von 5,0–7,6 ml/kg pro 60–80 min nach Secretin, wie dies für Kontrollfälle von verschiedenen Autoren angegeben wird (Tab. 7), sahen wir praktisch nur bei Patienten mit Hepatopathien.

4. Ein Vergleich der Resultate verschiedener Autoren (Tab. 7) ist nur unter Berücksichtigung der zahlreichen technischen Unterschiede in der Durchführung der Untersuchung möglich. In unserem Material übertrug sich z. B. wegen der nur 10minütigen Sammelperiode nach Pankreozymin in Gruppe I (Technik von Sun) ein Teil der Pankreozyminwirkung auf die anschließende Postsecretinperiode, weshalb die durchschnittlichen Volumen-(Galle!) und Enzymwerte in der Postpankreozymin- resp. Postsecretinsammelperiode zwischen Gruppe I und II deutlich differieren (Tab. 6). Aus diesen Gründen ist es wichtig, daß jeder Untersucher seine eigenen Normen an einem größeren Kontrollmaterial errechnet. Mit dem Wechsel von Secretin Vitrum auf Secretin Boots sind wir gezwungen, die Normen des neuen Secretinpräparates in einer 3. Kontrollserie neu zu errechnen (Tab. 7). Die Fälle dieser letzten Gruppe werden in dieser Studie noch nicht berücksichtigt.

5. *Die statistische Analyse der Resultate des Pankreozymin-Secretintests bei unseren Kontrollpersonen ergeben folgende Normen* ($\bar{x} - 2\sigma$):

1. *Gruppe I:*
   - a) Totalvolumen: $>$1,0 ml/kg/60 min } nach Secretin
   - b) Max. Bicarbonatkonzentration: $>$60 m aeq/l } nach Secretin
   - c) Amylaseausscheidung: $>$103'000 SE/70 min (nach kombinierter Pankreozymin-Secretinstimulation)
2. *Gruppe II:*
   - a) Totalvolumen: i. a. über 1,0 ml/kg/60 min* } nach Secretin
   - b) Max. Bicarbonatkonzentration: $>$60 m aeq/l } nach Secretin
   - c) Amylaseausscheidumg: $>$33'000 SE/20 min } nach Pankreozymin
   - d) Chymotrypsinausscheidung: $>$10,5 mg/20 min } nach Pankreozymin
   - e) Trypsinausscheidung: $>$13,2 mg/20 min } nach Pankreozymin

* empirisch ermittelt

Tabelle 6. *Resultate der statistischen Analyse des Pankreozymin-Secretintests*

Gruppe I: 33 Kontrollfälle

	Beobacht. Streuung	Mittelwert ($\bar{x}$)	Standardabweichung (σ) resp. ($\log \sigma$)	Unt. Grenze der Norm ($\bar{x} - 2\sigma$)	Variat. koeff.**
A) Post-Secretin (60 min)					
1. *Totales Volumen*					
1.1. ml/60 min	73—248	150	σ 45	60	30%
1.2. ml/kg KG/60 min	1,0—3,7	2,4	σ 0,7	1,0	30%
2. *Bicarbonat-Sekretion*					
2.1. Max. HCO_3^- konz. (maeq/l)	59—123	87,5	σ 14,8	58	16,9%
2.2. Totalmenge (maeq/60 min)	5,0—23,2	11,0	σ 3,7	3,6	33,6%
B) Post-Pankreozymin-Secretin (70 min)					
3. *Amylase*					
3.1. Max. Konz.* (SE/100 ml)	95000—824000	311200	$\log \sigma$ 0,223	111100	?
3.2. Totalmenge* (SE/70 min)	121400—791300	264200	$\log \sigma$ 0,205	102800	?

* Statistische Analyse entsprechend der log-normalen Verteilung der Einzelwerte.

** Variationskoeffizient $= \frac{100\ \sigma}{\bar{x}}$.

Gruppe II: 40 Kontrollfälle

	Beobacht. Streuung	Mittelwert ($\bar{x}$)	Standardabweichung (σ) resp. ($\log \sigma$)	Unt. Grenze der Norm ($\bar{x}$—2σ)	Variat. koeff**.
A) Post-Secretin (60 min)					
1. *Totales Volumen*					
1.1. ml/60 min	38—259	104	σ 52	0	50%
1.2. ml/kg KG/60 min	0,6—3,2	1,6	σ 0,75	0,1	46%
2. *Bicarbonat-Sekretion*					
2.1. Max. HCO_3^- konz. (maeq/l)	59—142	96,4	σ 18,6	59,2	19,3%
2.2. Totalmenge (maeq/60 min)	1,9—30,2	8,7	σ 5,8	0	67%
B) Post-Pankreozymin (20 min)					
3. *Amylase*					
3.1. Max. Konz.* (SE/100 ml)	96000—755000	251800	$\log\sigma$ 0,226	88900	?
3.2. Totalmenge* (SE/20 min)	32700—226600	90600	$\log\sigma$ 0,218	33200	?
4. *Chymotrypsin*					
4.1. Max. Konz.* (μg/ml)	250—2600	753	$\log\sigma$ 0,231	260	?
4.2. Totalmenge* (mg/20 min)	10,8—70,0	27,0	$\log\sigma$ 0,205	10,5	?
5. *Trypsin*					
5.1. Max. Konz.* (μg/ml)	420—2680	1040	$\log\sigma$ 0,163	490	?
5.2. Totalmenge* (mg/20 min)	9,6—80,4	36,4	$\log\sigma$ 0,22	13,2	?
C) Post-Pankreozymin-Secretin (70 min)					
Totalmengen der Enzyme					
*3.3. Amylase** (SE/70 min)	50000—568400	180000	$\log\sigma$ 0,219	65600	?
*4.3. Chymotrypsin** (mg/70 min)	19,5—169,2	45,4	$\log\sigma$ 0,228	16,0	?
*5.3. Trypsin** (mg/70 min)	26,7—299,0	58,3	$\log\sigma$ 0,184	25,0	?

* Statistische Analyse entsprechend der log-normalen Verteilung der Einzelwerte.

** Variationskoeffizient $= \frac{100\,\sigma}{\bar{x}}$.

Tabelle 7. *Zusammenstellung der statistisch errechneten Normalwerte des Secretintests anderer Autoren im Vergleich mit unseren Normen*

Autor	Jahr	Fälle	Präparat	Dosis	Sammelperiode	$\bar{x}$	Beobacht. Streuung	σ	$\bar{x} \pm 2\sigma$	V_c* in %
1. *Totales Volumen:* (ml/kg/60 resp. 80 min)										
DREILING [72]										
Test vor 1953 aus-	1962	91	Astra	1 E/kg	80	3,6	1,7—7,5	1,2	*2,2*—6,0	35
geführt	1962	81	Wyeth	1 E/kg	80	3,2	1,8—7,6	0,6	*2,0*—4,4	18
	1962	123	Lilly	1 E/kg	60	2,7	1,6—4,8	0,5	*1,7*—3,7	19
CHRISTENSEN [45]	1963	15	Vitrum	1 E/kg	80	2,9	1,5—4,7	0,9	*1,1*—4,7	31
SUN [248]	1963	68	Boots	80 E	60	2,77	1,7—5,0	0,8	*1,2*—4,4	29
GOLDSTEIN [92]	1964	69	Lilly	1 E/kg	60	2,9	0,9—5,2	1,1	*0,7*—5,1	38
		57	Vitrum	1 E/kg	60	2,7	1,2—6,9	1,1	*0,5*—4,9	41
PERRIER [195]	1964	45	Vitrum	1 E/kg	80	2,77		1,1	*0,6*—5,0	39
HARTLEY [115]	1965	10	Vitrum	1 E/kg	60	1,85		0,4	*1,0*—2,7	21
Eigene Serie										
Gruppe I		33	Vitrum	75 E	60	2,4	1,0—3,7	0,7	*1,0*—3,8	30
Gruppe II		40	Vitrum	1 E/kg	60	1,7	0,6—3,2	0,75	*0,1*—3,5	46
Gruppe III		50	Boots	1 E/kg	60	2,0	0,6—3,6	0,69	*0,6*—3,4	34,5
2. *Max. Bicarbonatkonzentration* (maeq/l)										
DREILING et al.	1955	123	Lilly	1 E/kg	80	108	88—137	8,3	*91,4*—124,6	7,4
	1962	91	Astra	1 E/kg	80	104	60—140	15,6	*73*—135	15
	1962	81	Wyeth	1 E/kg	80	108	80—140	7,7	*92,6*—123,4	7
CHRISTENSEN	1963	15	Vitrum	1 E/kg	80	100	62—127	19,6	*61*—139	19,6
SUN	1963	68	Boots	80 E	60	100	69—126	14,3	*71,4*—128	14
GOLDSTEIN et al.	1964	69	Lilly	1 E/kg	60	97,6	64,5—130	14	*69,6*—125,6	14
		57	Vitrum	1 E/kg	60	91,5	60—125	14	*63,5*—119,5	15
PERRIER	1964	45	Vitrum	1 E/kg	80	102,5	72—136	15,5	*71,5*—133,5	15
HARTLEY	1965	10	Vitrum	1 E/kg	60	92		6,5	*89*—105	7
Eigene Serie										
Gruppe I		33	Virtum	75 E	60	87,5	59—123	14,8	*58*—116	16,9
Gruppe II		40	Vitrum	1 E/kg	60	96,4	59—142	18,6	*59*—134	19,3
Gruppe III		50	Boots	1 E/kg	60	98,1	68—130	13,0	*72*—124	13,3

* V_c = Variationskoeffizient

3. Die diagnostischen Kriterien des Secretin- und des Pankreozymin-Secretintests

Von den drei Hauptkriterien der fraktionierten Duodenalsaftanalyse (Volumen, Bicarbonat- und Enzymsekretion) ist vor allem der diagnostische Wert der Enzymsekretion umstritten. Im Secretintest kommen nach allgemeiner Erfahrung der maximalen Bicarbonatkonzentration in einer der vier ersten 10 min-Fraktionen und dem Totalvolumen pro 60 (resp. 80) min nach Secretin die größte Bedeutung zu, während die Enzymsekretion durch hochgereinigtes Secretin nicht stimuliert wird [*103*], und die große Streuung der Einzelwerte (nach Secretin) eine sichere Interpretation dieses Parameters stark beeinträchtigt. Dreiling et al. [*72*, *73*], die auf Grund einer über 15jährigen Erfahrung mit dem Secretintest bei über 3000 Patienten vor allem den diagnostischen Wert der Volumen- und Bicarbonatsekretion nach Secretin untersucht und belegt haben, vertreten mit Nachdruck die Ansicht, der kombinierte Pankreozymin-Secretintest weise gegenüber dem einfachen Secretintest keine Vorteile auf, vor allem, da nach Pankreozyminstimulation die große Streuung der Enzymwerte eine Festsetzung von statistisch errechneten, brauchbaren Normen verunmögliche. Verschiedene andere Forscher [*11*, *36*, *42a*, *51*, *111a*, *168*, *211*, *219*, *249*, *275*] gelangen andererseits übereinstimmend zur Schlußfolgerung, daß die Enzymsekretion nach Pankreozymin ein der maximalen Bicarbonatkonzentration nach Secretin diagnostisch gleichwertiges Parameter darstellt. Im Unterschied zur Gruppe Dreiling et al. betonen verschiedene Befürworter der Enzymdiagnostik, daß die statistische Errechnung der Normen der Enzymsekretion entsprechend der logarithmisch-normalen (log-normalen) Verteilung der Einzelwerte zu erfolgen hat, und daß nur auf diese Weise diagnostisch brauchbare Kriterien resultieren [*51*, *211*, *219*, *248*]. Unsere eigenen Erfahrungen stehen in Übereinstimmung mit dieser Auffassung (Lit. über log-normale Verteilung s. Rick [*211*], Landois [*155*]).

Für die Beurteilung des diagnostischen Aussagewertes eines Parameters wird häufig der Variationskoeffizient verwendet $\frac{100\,\sigma}{\bar{x}}$. Je kleiner der Variationskoeffizient eines Parameters, desto größer ist dessen diagnostischer Wert für die Unterscheidung zwischen normalen und pathologischen Fällen. Der Variationskoeffizient der maximalen Bicarbonatkonzentration liegt z. B. nach den Resultaten verschiedener Forscher zwischen 7–20% (Tab. 7), während Dreiling et al. [*72*] für die Enzymsekretion nach Secretin einen solchen von 20–60%, für diejenige nach Pankreozymin von 44–64% errechneten. Diese Zahlen basieren jedoch auf der Annahme einer Normalverteilung der Größen der Enzymkonzentration und Enzymausscheidung. In Übereinstimmung mit anderen Autoren [*51*, *211*, *219*, *248*] zeigen in unserem Material die Einzelwerte der Enzymsekretion (Konzentration resp. Ausscheidung) nach Pankreozymin eine lognormale Verteilung (Abb. 11), während die Einzelwerte des Totalvolumens (ml/60 min resp. ml/kg/60 min) nach Secretin eine Normalverteilung aufweisen (Abb. 12). Auch die Werte der Bicarbonatsekretion scheinen am ehesten einer Normalverteilung zu entsprechen, wie dies von den meisten Autoren angenommen wird.

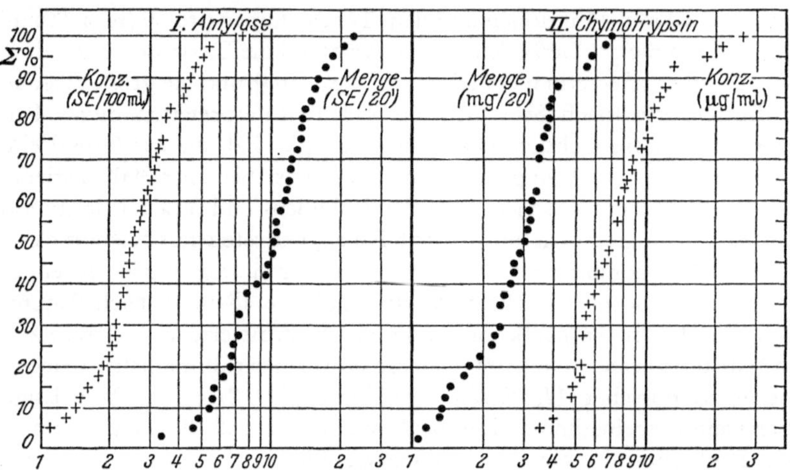

Abb. 11. Summationskurve der maximalen Konzentration und der 20 min-Ausscheidung von I. Amylase und II. Chymotrypsin im Duodenalsaft (nach Pankreozymin) bei 40 Kontrollfällen der Gruppe II. Logarithmischer Abszissenmaßstab. Die Einzelwerte weisen eine logarithmisch-normale Verteilung auf

Die Statistiker belehren uns, daß bei einer log-normalen Verteilung keine, der Normalverteilung vergleichbare, Größe für den Variationskoeffizienten zu errechnen ist [*212*, *223*]. CREUTZFELDT [*51*] hat zwar den Versuch unternommen, die Standardabweichung (bei log-normaler Verteilung) aus der Differenz zwischen dem statistisch errechneten Mittelwert und dem Wert der unteren Normgrenze ($\bar{x}$ minus $(\bar{x} - 2\sigma):2$) zu ermitteln, um auf diese Weise einen Variationskoeffizienten zu errechnen. Dieser Versuch ist aber vom statistisch-mathematischen Standpunkt aus fragwürdig, da bei einer lognormalen Verteilung die Standardabweichungen nach unten $(\bar{x} - 2\sigma)$ resp. oben $(\bar{x} + 2\sigma)$ differieren.

Außer der statistisch-mathematischen Schwierigkeiten bei der Errechnung der Normalwerte der Enzymsekretion sind weitere erschwerende Faktoren anzuführen, die bisher der Anerkennung der duodenalen Enzymsekretion nach Pankreozyminreiz als diagnostisch brauchbares Kriterium im Wege standen. 1. Nach den Angaben der meisten Befürworter ist die duodenale Enzymausscheidung nach Pankreozymin vor allem in Frühfällen von subakut-chronischen Pankreaserkrankungen diagnostisch wertvoll, weil in zahlreichen dieser Fälle verminderte Enzymwerte bei noch normaler Bicarbonat- und Volumensekretion nach Secretin den ersten Hinweis

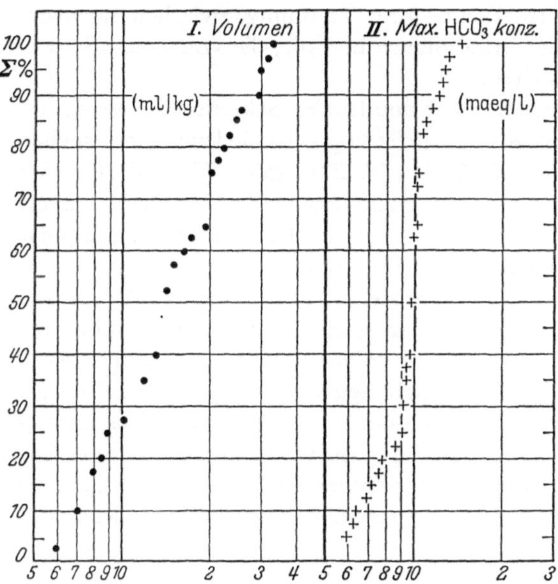

Abb. 12. Summationskurve von Volumen (ml/kg/60 min) und maximaler Bicarbonatkonzentration (maeq/l) (nach Secretin) bei 40 Kontrollfällen der Gruppe II. Logarithmischer Abszissenmaßstab. Die Volumenwerte und die Bicarbonatwerte zeigen annähernd eine Normalverteilung

auf eine Pankreasinsuffizienz darstellen [*36*, *42a*, *51*, *62*, *87*, *111a*, *130*, *152*, *169*, *211*, *219*, *275*] (und eigene Resultate). Diese auf Grund von zahlreichen Einzelbeobachtungen und von verschiedenen Untersuchern übereinstimmend geäußerte Ansicht läßt sich deshalb schwer definitiv beweisen, weil vor allem in der Frühphase der Pankreaserkrankungen in den meisten Fällen die morphologische Bestätigung der Interpretation fehlt. 2. Wegen der Vielzahl der von den verschiedenen Untersuchern angewandten unterschiedlichen Methoden bei der Durchführung des Pankreozymin-Secretintests und in der Bestimmung der Enzymwerte, fehlt eine gemeinsame Basis zum Vergleich der Resultate. 3. Im weiteren ist die moderne Enzymdiagnostik, die auf standardisierte Bestimmungs-Methoden abstellen kann, noch jung, und die Zahl der entsprechend abgeklärten Fälle blieb daher bisher im Vergleich zu den mittels des klassischen Secretintests untersuchten Fälle relativ klein. Die Kontroverse um den diagnostischen Wert der duodenalen Enzymdiagnostik (nach Pankreozyminreiz) wird zweifellos in absehbarer Zeit beigelegt werden. Trotz des Fehlens einer dem Variationskoeffizient vergleichbaren Größe, ergeben die auf Grund der lognormalen Verteilung errechneten Normen in der praktischen Anwendung brauchbare Kriterien, die nach übereinstimmender Erfahrung verschiedener Untersucher eine gute Trennung zwischen normalen und pathologischen Fällen ermöglichen und die, die von DREILING et al. vertretene, Ansicht widerlegen.

Eine Dissoziation der duodenalen Sekretion der verschiedenen Enzyme bei Pankreaserkrankungen ist von verschiedenen Untersuchern beschrieben worden [*36*, *62*, *87*, *211*, *219*, *224*, *260*, *275*] und läßt sich in einzelnen eigenen Beobachtungen nachweisen (S. 78). Diese Dissoziation scheint sich vorwiegend bei leichtgradigen Pankreasfrühschädigungen bemerkbar zu machen und ist bei schwereren chronischen Pankreatopathien im allgemeinen nicht mehr festzustellen. Die duodenalen Trypsin- oder Amylasemengen sind dabei in den meisten Fällen gegenüber denjenigen von Lipase und Chymotrypsin weniger stark vermindert [*13*, *51*, *211*, *219*, *224*]. In einzelnen Fällen beobachteten wir dagegen eine relativ stärkere Reduktion der Amylaseausscheidung (Einzelfälle von Diabetes (S. 55), essentieller Hyperlipämie (S. 70) resp. während Corticosteroidtherapie (S. 74). Bei wissenschaftlichen Fragestellungen ist aus diesen Gründen die alleinige Bestimmung der Amylaseausscheidung im Duodenalsaft zweifelsohne ungenügend.

4. Klassifikation der Sekretionsstörungen des Pankreas

LAGERLÖF unterschied bei Pankreasaffektionen zwei hauptsächliche Typen von Pankreassekretionsstörungen [*152*, *153*]:

a) *Typ I:* Isolierter Enzymmangel bei normaler Volumen- und Bicarbonatsekretion

b) *Typ II:* Gleichzeitige Reduktion von Volumen-, Bicarbonat- und Enzymsekretion

Der Typ I ist nach LAGERLÖF vor allem bei Fällen mit akuter Pankreatitis im Frühstadium der Rekonvaleszenz nachzuweisen und wird als Frühmanifestation einer Pankreasschädigung angesehen. In den meisten Fällen bildet sich diese Störung vollständig zurück. Der Sekretionsstörung vom Typ II entspricht als morphologisches Substrat eine weitgehende Parenchymzerstörung mit oder ohne Obstruktion des Pankreasausführungsgangsystems (chronische Pankreatitis, Nekrose, Stein, Carcinom). Intermediäre Sekretionsstörungen sind nach LAGERLÖF gelegentlich zu beobachten.

DREILING et al. unterteilen anderseits die Störungen der Pankreassekretion in 5 Typen [*72*]:

Typ 1: Totaler Sekretionsmangel

Typ 2: Quantitative Sekretionsstörung

Typ 3: Qualitative Sekretionsstörung
Typ 4: Isolierter Enzymmangel
Typ 5: Diskordante Sekretionsstörung.

Der Typ 1 von Dreiling et al. mit gleichzeitiger Reduktion der Volumen-Bicarbonat- und Enzymsekretion entspricht dem Typ II von Lagerlöf. Dieser Typ 1 markiert das Endstadium einer fortgeschrittenen Pankreasparenchymzerstörung. Im allgemeinen geht dem Typ 1 eine qualitative Sekretionsstörung (Typ 3) voraus, die gekennzeichnet ist durch ein normales Totalvolumen bei verminderter Bicarbonat- und Enzymsekretion. Die quantitative Sekretionsstörung (Typ 2) (vermindertes Volumen bei normaler Bicarbonat- und Enzymsekretion) bildet einen wichtigen Hinweis auf das Vorliegen einer Obstruktion des Ausführungsgangsystems und ist typisch für Carcinome im Pankreaskopf- resp. Pankreaskörperbereich. Ein isolierter Enzymmangel (Typ 4), der dem Typ I von Lagerlöf entspricht, ist nach Dreiling et al. relativ selten und läßt sich vorwiegend bei Pankreasfibrose infolge von Mangelzuständen, Stoffwechselleiden und chronisch-entzündlichen Erkrankungen des Darmtrakts feststellen (z. B. Malabsorptionssyndrom, Morbus Crohn, Colitis ulcerosa, diabetischer Enteropathie, essentieller Hyperlipämie). Bei der diskordanten Sekretionsstörung (Typ 5), die für die Hämochromatose typisch ist, liegt ein sehr hohes Totalvolumen vor und eine erniedrigte maximale Bicarbonatkonzentration (Verdünnungseffekt) bei normaler Enzymsekretion.

Dreiling et al. messen vor allem der Unterscheidung zwischen quantitativem und qualitativem Sekretionsdefizit für die Differentialdiagnose zwischen chronischer Pankreatitis und Pankreascarcinom sehr große Bedeutung bei. Vom theoretischen Standpunkt aus ist diese Unterscheidung zwar sicher richtig, indem beim Carcinom die obstruktive Komponente, bei der chronischen Pankreatitis primär das destruktive Moment im Vordergrund steht. In Wirklichkeit finden sich jedoch bei beiden Leiden häufig kombinierte Sekretionsstörungen, da in vielen Fällen von Carcinomen frühzeitig Parenchymzerstörungen hinzutreten und bei chronischer Pankreatitis nicht selten obstruktive Prozesse zu einer Abflußbehinderung führen. Ferner bestehen nach der Erfahrung verschiedener Untersucher und auch in unserem Material sehr große Schwankungen des Totalvolumens nach Secretin (z. B. Secretin Vitrum, Variationskoeffizient 21–46%, siehe Tab. 7), so daß dieses Parameter diagnostisch nicht sicher zu verwerten ist [*11*, *92*, *195*]. Wir ziehen daher die einfache Einteilung der Sekretionsstörungen nach Lagerlöf in die beiden Typen I und II vor. Auf den praktisch sehr wichtigen isolierten Enzymmangel (Typ I von Lagerlöf) und dessen Bedeutung für die Frühdiagnose von subakutchronischen Pankreasschädigungen (neoplastischer oder entzündlicher Genese) werden wir im folgenden immer wieder zurückkommen.

V. Die Korrelation zwischen Pankreozymin-Secretintest und Stuhlenzymaktivität

1. Aufteilung des Krankenmaterials

In den letzten $3^1/_2$ Jahren haben wir die fäkale Chymotrypsin- und Trypsinaktivität in über 600 Fällen ein- bis mehrmals bestimmt. Bei etwa $^1/_3$ dieser Fälle wurde die exokrine Pankreasfunktion durch den Pankreozymin-Secretintest abgeklärt. In diesem Abschnitt werden wir nur die mit dem Pankreozymin-Secretintest abgeklärten Fälle diskutieren und vor allem die Korrelation zwischen Stuhlenzymaktivität und Pankreozymin-Secretintest untersuchen. Die klinisch-morphologische Interpretation des Einzelfalls wird nur soweit nötig mitberücksichtigt (Definition und Einteilung der entzündlichen Pankreasaffektionen siehe S. 92 resp. S. 96). Im nächsten Abschnitt (Kapitel VI) sollen die Stuhlenzymwerte aller Fälle in Beziehung zur klinisch-morphologischen Diagnose eingehender besprochen werden. Diese Aufteilung des Krankenmaterials drängt sich auf, da bei Pankreasaffektionen häufig eine Dissoziation zwischen klinisch-morphologischen und funktionellen Befunden besteht (S. 85), so daß ein Vergleich der klinischen resp. morphologischen Befunden mit den Resultaten von Funktionsprüfungen nur bedingt möglich ist. Die Dissoziation zwischen Klinik, Morphologie und Funktion spielt jedoch für die Prüfung der Empfindlichkeit der Stuhlenzymmethode keine entscheidende Rolle, da es dabei primär um das Problem geht, die Beziehungen zwischen den beiden direkten Funktionsprüfungen, der fraktionierten Duodenalsaftanalyse einerseits und der Stuhlenzymmethode anderseits abzuklären. Als Beispiele für die erwähnte Dissoziation sind u. a. 3/14 unserer Fälle mit operativ-histologisch gesichertem Pankreaskopf-Carcinom zu nennen, bei denen ein unauffälliger Pankreozymin-Secretintest gefunden wurde. In diesem Abschnitt fallen die 3 Fälle, die alle normale Stuhlenzymwerte aufwiesen, in die Gruppe mit normaler exokriner Pankreasfunktion. Ferner verfügen wir über eine Reihe von Fällen mit klinisch stummer Anamnese, bei denen die im Pankreozymin-Secretintest festgestellte Funktionseinbuße wegen des Fehlens einer morphologischen Untersuchung nicht mit Sicherheit einem klinisch-morphologisch definierten Krankheitsbild zugeordnet werden kann. Für die in diesem Abschnitt zur Diskussion stehende Fragestellung ist jedoch nur die nachgewiesene Pankreasinsuffizienz von Bedeutung.

Die Aufteilung des untersuchten Krankenmaterials nach klinischen Diagnosen ist in Tab. 8 zusammengefaßt. Wegen unterschiedlicher Technik des Pankreozymin-Secretintests und der dadurch bedingten Abweichungen der „Normal"-Werte, erfolgt, wie oben erwähnt, eine Unterteilung des Krankenmaterials in die Gruppen I und II (Abb. 10).

Im ganzen kamen in Gruppe I 114, in Gruppe II 138 Patienten zur Untersuchung. 30 Fälle wurden zweimal mittels des Pankreozymin-Secretintests abgeklärt, davon ein Teil sowohl in Gruppe I wie II, so daß die Gesamtzahl der in beiden Gruppen untersuchten Patienten 245, die der durchgeführten Pankreozymin-Secretintests 275 beträgt.

Tabelle 8. *Aufteilung des Krankenmaterials der Gruppen I und II nach klinischen Diagnosen*

	Total der Fälle		Total in der Gruppe I + II	
	Gruppe I	Gruppe II	Zahl der Fälle	Zahl der Tests
Gesunde Kontrollpersonen oder klinisch pankreasgesunde Fälle	18	16	34	35
Funktionelle Magen-Darm-Beschwerden	15	20	35	35
Pankreaskopf-Ca	2	6	8	9
Pankreatitis mit Pankreasinsuffizienz	16	19	30*	38
Stat. nach abgeheilter Pankreatitis	8	3	11	12
Chron. Äthylismus	2	5	7	10
Gallenwegsleiden	21	33	53*	60
Chron. diffuse Hepatopathien	18	11	28*	33
M. Crohn, Col. ulc., idiop. Sprue	6	6	12	14
Abdominaltumoren (excl. Pankreas)	5	5	10	10
Diabetes mellitus	3	4	7	8
Verschiedenes		10	10	11
Total	114	138	245	275

* Ein Teil dieser Fälle wurde sowohl in Gruppe I und II untersucht.

In den nachfolgenden tabellarischen Zusammenstellungen wird pro Fall nur 1 Enzymwert für Chymotrypsin resp. Trypsin angeführt. Meistens handelt es sich um den Mittelwert aus zwei resp. den zwei ersten Stuhlanalysen beim entsprechenden Patient. Die Zahl der durchgeführten Stuhlbestimmungen ist in jedem Fall in Klammern vermerkt. Die Stuhlenzymbestimmung erfolgte praktisch in allen Fällen unmittelbar vor oder nach dem Pankreozymin-Secretintest.

Nach getrennter Besprechung der Korrelation zwischen Pankreozymin-Secretintest und Stuhlenzymaktivität in den Gruppen I und II, werden abschließend die Befunde zusammenfassend diskutiert (S. 75).

Folgende Kriterien dienten in unserem Material als Grundlage für die Unterteilung der exokrinen Pankreasinsuffizienz nach Schweregraden:

1. *Schwere Formen:* Sekretionsstörung vom Typ II nach LAGERLÖF mit allen Parametern unterhalb der 3-σ-Grenze (Bicarbonatkonzentration und Enzymausscheidung).

2. *Mittelschwere Formen:* Sekretionsstörung vom Typ II mit allen Parametern unterhalb der 2-σ-Grenze.

3. *Leichte Formen:* Sekretionsstörung vom Typ I nach LAGERLÖF (normale Bicarbonatkonzentration, Enzymausscheidung mindestens unterhalb 2-σ-Grenze).

In einzelnen Fällen wurde bei der Einteilung zusätzlich der Grundmorbus mitberücksichtigt, vor allem bei Choledocholithiasis und Stat. nach akuter Pankreatitis. Da die Sekretionsstörung bei diesen Affektionen während des Höhepunktes der Erkrankung z. T. sehr schwer, meistens aber rasch reversibel ist, wurden diese Fälle der Gruppe mit leichtgradiger bis mittelschwerer Pankreasinsuffizienz zugeordnet. Diese von uns willkürlich vorgenommene Unterteilung dürfte, in Kombination mit den in Text und Tabellen enthaltenen Informationen, eine bessere Beurteilung der Korrelation zwischen Pankreozymin-Secretintest und Stuhlenzymaktivität gestatten.

2. Befunde bei Gruppe I

a) Fälle mit schwerer und mittelschwerer exokriner Pankreasinsuffizienz (Tab. 9, Nr. 1—18)

Bei den ersten 12 Fällen (Tab. 9, Nr. 1–12) handelt es sich um schwere Formen von exokriner Pankreasinsuffizienz. Ein Patient (Nr. 8) leidet an einem operativ-histologisch verifizierten Pankreaskopf-Carcinom, die restlichen 11 Fälle an chronischer Pankreatitis. Diese Diagnose ist gesichert durch Histologie in 2 Fällen (Nr. 3 + 10), durch radiologischen Nachweis von Pankreasverkalkungen in 5 Fällen und durch klinisch-biochemische Befunde in den restlichen 4 Fällen.

Die Stuhlchymotrypsinwerte von 10 dieser 12 Fälle liegen unter 75 µg/g (untere Normgrenze von HAVERBACK et al.). Je ein Fall zeigt fäkale Chymotrypsinwerte unter resp. über 120 µg/g. Die durchschnittliche fäkale Chymotrypsinaktivität beträgt 50 µg/g (16–165) und falschnegative Werte über 120 µg/g (von uns festgesetzte untere Normgrenze) finden sich in einem Fall.

Dagegen liegen nur bei 2/12 Fällen die Stuhltrypsinwerte unterhalb von 20 µg/g (untere Normgrenze von HAVERBACK et al.) und bei total 7/12 Fällen unter 30 µg/g (von uns festgesetzte untere Normgrenze). 5/12 Patienten weisen trotz schwerer exokriner Pankreasinsuffizienz total 8 fäkale Trypsinwerte im Normbereich auf und die durchschnittliche fäkale Trypsinaktivität beträgt 30,3 µg/g.

6 weitere Fälle (Tab. 9, Nr. 13–18) weisen im Pankreozymin-Secretintest eine mittelschwere exokrine Pankreasinsuffizienz auf. Bei 3 Fällen

Tabelle 9. *Gruppe I: Fälle mit schwerer bis mittelschwerer exokriner Pankreasinsuffizienz. Korrelation zwischen Pankreozymin-Secretintest und Stuhlenzymaktivität*

Fall-Nr.	Name	Alter	Geschlecht	Klinische Diagnose	Werte im Duodenalsaft: Post-Secr. (60 min) Vol. (ml/kg)	Werte im Duodenalsaft: Post-Secr. (60 min) Max. HCO_3^--konz. (maeq/l)	Werte im Duodenalsaft: Postpankr.-Secr. (70 min) Amylase Konz.† (SE/100 ml)	Werte im Duodenalsaft: Postpankr.-Secr. (70 min) Menge† (SE)	Stuhlenzyme (Mittelwert) [in Klammer ( ) Zahl der Stuhlanalysen] Chymotrypsin (µg/g) < 75	Chymotrypsin (µg/g) < 120	Chymotrypsin (µg/g) > 120	Trypsin (µg/g) < 20	Trypsin (µg/g) < 30	Trypsin (µg/g) > 30
1	Bl. E.	47	m	Chron. Pankr.	0,7	11	8	4	35 (2)					45 (2)
2	Kr. F.	24	m	Chron. Pankr.**	3,0	14	27	11	17 (1)				21 (1)	
3	Ka. G.	68	m	Chron. Pankr.*	1,7	22	34	23	21 (2)				30 (2)	
4	Mä. F.	15	m	Chron. Pankr.	1.7	27	13	6	16 (2)			15 (2)		
5	Li. W.	55	m	Chron. Pankr.**	1,6	30	10	15	24 (2)				29 (1)	
6	Wei. W.	36	m	Chron. Pankr.**	1,6	31	3	4	35 (2)					31 (1)
7	Bu. H.	31	m	Chron. Pankr.	1,5	34	11	11	18 (1)				25 (1)	
8	Weg. W.	46	m	Pankr.kopf-Ca	1,5	37	48	29	26 (2)			19 (2)		
9	Wa. A.	65	m	Chron. Pankr.**	1,8	40	10	41	70 (2)					83 (2)
10	He. F.	39	m	Chron. Pankr.*	0,2	13	145	22	72 (1)					42 (1)
11	Kü. E.	58	w	Chron. Pankr. (?)	1,5	36	110	57		91 (2)			29 (2)	
12	Ri. E.	38	m	Chron. Pankr.**	0,9	42	128	54			165 (2)			295 (2)
Durchschnittswerte					1,5	28	46	23	(17)<75	(2)<120	(2)>120	(4)<20	(7)<30	(8)>30
									50,0 µg/g			30,3 µg/g		
Statistische Normalwerte: $\bar{x} - 3\,\sigma$						43	66	64	120††			30††		

* Oper. hist. gesichert. — ** Radiol. Verkalkung. — † 1/1000 SE. — †† Empirisch ermittelt.

Tabelle 9 (Fortsetzung)

Fall-Nr.	Name	Alter	Geschlecht	Klinische Diagnose	Werte im Duodenalsaft: Post-Secr. (60 min)		Postpankr.-Secr. (70 min)		Stuhlenzyme (Mittelwert) [in Klammer ( ) Zahl der Stuhlanalysen]: Chymotrypsin (µg/g)			Trypsin (µg/g)		
					Vol. (ml/kg)	Max. HCO_3^--konz. (maeq/l)	Amylase Konz.† (SE/100 ml)	Menge† (SE)	< 75	< 120	> 120	< 20	< 30	> 30
13	Le. H.	77	m	Pancréatite en amont d'obstacle	1,6	48	23	34			236 (2)			80 (2)
14	Sch. M.	60	m	Chron. Pankr. (?)	2,5	40	61	86	25 (2)			10 (1)		
15	St. J.	74	m	Cholezystopankr.	1,2	43	189	73		84 (2)				38 (2)
16	Ge. J.	58	m	Hypernephrom re*	2,9	56	23	39			385 (1)			142 (1)
17	Ho. F.	61	w	Meta epigastrisch (Mamma-Ca)	0,7	56	143	51	63 (2)			12 (1)		
18	Zo. R.	62	w	Chron. Pankr. (?)	3.2	57	17	35	51 (1)					54 (1)
Durchschnittswerte					2,0	50	76	53	(5)<75	(2)<120	(3)>120	(2)<20		(6)>30
									141 µg/g			56 µg/g		
Statistische Normalwerte: $\bar{x} - 2\sigma$					1,0	60	111	103	120††			30††		

* Oper. hist. gesichert. — ** Radiol. Verkalkung. — † 1/1000 SE. — †† Empirisch ermittelt.

besteht auf Grund der klinisch-biochemischen Befunde starker Verdacht auf eine chronische Pankreatitis. Pat. Nr. 15 mit einer akuten Cholecystitis bei Cholelithiasis zeigt eine Pankreasinsuffizienz wahrscheinlich infolge einer Cholecystopankreatitis, und bei den restlichen 2 Fällen dürfte die Pankreasinsuffizienz mit dem epigastrischen Tumor im Zusammenhang stehen.

Die maximale Bicarbonatkonzentration ist in den 6 Fällen deutlich vermindert (unterhalb 2-σ-Grenze), die Amylasekonzentration liegt z. T. unterhalb, z. T. oberhalb der Normgrenze, doch ist die totale Amylaseausscheidung konstant vermindert. Die Pankreasschädigung dieser Fälle scheint deutlich weniger ausgeprägt zu sein als bei den ersten 12 Fällen (siehe entsprechende Durchschnittswerte Tab. 9).

Die Stuhlchymotrypsinwerte dieser Gruppe fallen bei 4/6 Patienten pathologisch aus (Mittelwert der Gruppe 141 µg/g). 2/6 Fälle weisen falschnegative Chymotrypsinaktivitäten auf. Bei 4/6 dieser Fälle finden sich fäkale Trypsinaktivitäten im Normbereich (Mittelwert der 6 Fälle 56 µg/g).

In der Gruppe I sind somit total 18 Patienten, bei denen auf Grund des Pankreozymin-Secretintests eine schwere bis mittelschwere exokrine Pankreasinsuffizienz vorliegt. 15/18 Patienten (84%) zeigen konstant pathologische fäkale Chymotrypsinwerte unter 120 µg/g. 13 dieser Fälle weisen tiefpathologische Werte unter 75 µg/g auf. Bei 3 Fällen (16%) finden sich dagegen normale fäkale Chymotrypsinaktivitäten (> 120 µg/g). Bei 2 der 3 Fälle (Nr. 12 u. 13) ergab die Nachkontrolle im Verlauf von 1–2 Jahren einen Abfall der Stuhlchymotrypsinaktivität auf pathologische Werte (S. 103 und Abb. 18). (Weitere Diskussion siehe S. 78ff.)

b) Fälle mit „Grenzbefunden" im Pankreozymin-Secretintest (Tab. 10, Nr. 19—32)

In dieser Gruppe sind die Fälle zusammengefaßt, bei denen die Resultate des Pankreozymin-Secretintests teils pathologisch, teils normal ausfielen. Da eine Nachkontrolle dieser Fälle meistens nicht möglich war und keine morphologische Abklärung des Pankreas durchgeführt werden konnte, lassen sich auf Grund dieses Materials keine sicheren Schlußfolgerungen ziehen. Eine eingehendere Diskussion der Korrelation zwischen Stuhlenzymaktivität und Pankreozymin-Secretintest erübrigt sich aus diesem Grunde.

Bei den ersten 6 Fällen (Nr. 19–24) ist bei normaler Bicarbonatsekretion die Amylaseausscheidung mäßig bis deutlich vermindert. 4/6 dieser Patienten leiden an einem unkomplizierten manifesten oder latenten Diabetes mellitus, und es ist möglich, daß die Enzymsekretionsstörung mit dem Diabetes im Zusammenhang steht in Übereinstimmung mit den Angaben in der Literatur (S. 19) [*42*, *62*, *73*, *152*, *198a*, *214*, *275*].

Tabelle 10. *Gruppe I: Fälle mit „Grenzbefunden" im Pankreozymin-Secretintest. Korrelation zwischen Pankreozymin-Secretintest und Stuhlenzymaktivität*

Fall-Nr.	Name	Alter	Geschlecht	Klinische Diagnose	Werte im Duodenalsaft: Post-Secr. (60 min): Vol. (ml/kg)	Post-Secr. (60 min): Max. HCO_3^--konz. (maeq/l)	Postpankr.-Secr. (70 min): Amylase Konz.† (SE/100 ml)	Postpankr.-Secr. (70 min): Menge† (SE)	Stuhlenzyme (Mittelwert) [in Klammer ( ) Zahl der Stuhlanalysen]: Chymotrypsin (µg/g) < 75	Chymotrypsin (µg/g) < 120	Chymotrypsin (µg/g) > 120	Trypsin (µg/g) < 20	Trypsin (µg/g) < 30	Trypsin (µg/g) > 30
19	Op. L.	68	w	Choledocholith. u. -angitis	2,3	55	70	104	74 (2)				21 (1)	
20	Pa. F.	39	m	Infiltr. Transvers.-Ca*	2,1	54	80	138	43 (1)					45 (1)
21	Fo. G.	50	w	Diabetes, Cholecystekt.	2,5	68	28	40			310 (2)		26 (2)	
22	Gr. C.	36	m	Postpankr., Diab. latens	1,4	65	41	43			1000 (1)			465 (1)
23	Mü. F.	68	m	Chron. Äthylism. Diab. latens	1,8	66	22	25			191 (2)		23 (2)	
24	Um. M.	66	w	Cholecystekt., Diab. latens	1,1	78	35	60			209 (1)			525 (1)
Durchschnittswerte					1,9	64	46	68	(3)<75		(6)>120		(5)<30	(3)>30
									304 µg/g			184 µg/g		

* Operativ-hist. gesichert
† 1/1000 SE.

Tabelle 10 (Fortsetzung)

Fall-Nr.	Name	Alter	Geschlecht	Klinische Diagnose	Werte im Duodenalsaft: Post-Secr. (60 min) Vol. (ml/kg)	Max. HCO_3^--konz. (maeq/l)	Postpankr.-Secr. (70 min) Amylase Konz.† (SE/100 ml)	Menge† (SE)	Stuhlenzyme (Mittelwert) [in Klammer ( ) Zahl der Stuhlanalysen]: Chymotrypsin (µg/g) < 75	< 120	> 120	Trypsin (µg/g) < 20	< 30	> 30
25	Gr. M.	49	w	Chron. Hepatitis	3,1	55	158	129		98 (1)		14 (1)		
26	Ha. F.	47	m	Hämochromatose	4,2	46	135	321			331 (2)			65 (2)
27	Ho. B.	54	w	Äthyl. Cirrhose	6,1	57	66	139			249 (2)			72 (2)
28	Ba. H.	72	m	Chron. Hepatitis	4,2	56	129	206			1070 (2)			140 (1)
29	Lü. O.	55	m	Hämochromatose	8,6	45	42	122			300 (2)			800 (2)
30	Ri. A.	59	w	Chron. Hepatitis	1,9	46	218	200			125 (2)	17 (2)		
31	Sch. E.	70	m	Äthyl. Cirrhose	5,4	46	101	326	72 (2)				28 (2)	
32	So. E.	52	w	Chron. Hepatitis	1,4	54	259	124			627 (2)			132 (2)
Durchschnittswerte					4,4	50,6	138,5	196	(2)<75	(1)<120	(12)>120	(3)<20	(2)<30	(9)>30
									359 µg/g (72—1070)			157 µg/g (14—800)		
Statistische Normwerte:				$\bar{x} - 3\sigma$		43	66	64						
				$\bar{x} - 2\sigma$	1,0	60	111	103			120††			30††

† 1/1000 SE.
†† Empirisch ermittelt.

Tabelle 11. *Stuhlenzymaktivität bei 82 Fällen mit praktisch normalem Pankreozymin-Secretintest*

	Zahl der Fälle	Zahl der Werte resp. Mittelwerte		
A. *Hochnormale Pankreasfunktion*				
1. *Stuhlchymotrypsinaktivität*		<75 µg/g	<120 µg/g	>120 µg/g
1.1. Fälle mit 2 Stuhlwerten (Mittelwert)	11	1	1	9
1.2. Fälle mit 1 Stuhlwert	18	1	1	16
Total der Fälle	29	2	2	25
% der Fälle		7%	7%	86%
		14%		
2. *Stuhltrypsinaktivität*		<20 µg/g	<30 µg/g	>30 µg/g
2.1. Fälle mit 2 Stuhlwerten (Mittelwert)	7	1	1	5
2.2. Fälle mit 1 Stuhlwert	21	3	2	16
Total der Fälle	28	4	3	21
% der Fälle		14%	10%	76%
		24%		
B. *Praktisch normale Pankreasfunktion*				
1. *Stuhlchymotrypsinaktivität*		<75 µg/g	<120 µg/g	>120 µg/g
1.1. Fälle mit 2 Stuhlwerten (Mittelwert)	21	3	4	14
1.2. Fälle mit 1 Stuhlwert	32	2	5	25
Total der Fälle	53	5	9	39
% der Fälle		9%	17%	74%
		26%		
2. *Stuhltrypsinaktivität*		<20 µg/g	<30 µg/g	>30 µg/g
2.1. Fälle mit 2 Stuhlwerten (Mittelwert)	15	4	—	11
2.2. Fälle mit 1 Stuhlwert	37	8	4	25
Total der Fälle	52	12	4	36
% der Fälle		23%	8%	69%
		31%		

Da im Pankreassekret dieser Fälle nur die Amylaseaktivität und keine weiteren Enzyme bestimmt wurden, wagen wir nicht von einer isolierten Enzymsekretionsstörung im Sinne von LAGERLÖF (Typ I) zu sprechen.

Bei den restlichen 8 Fällen handelt es sich durchwegs um chronische, diffuse Hepatopathien, die im Pankreozymin-Secretintest eine erniedrigte Bicarbonatkonzentration bei hohem Totalvolumen und normaler Enzymsekretion aufweisen (siehe S. 127ff.).

c) Fälle mit praktisch normalem Pankreozymin-Secretintest (Tab. 11)

Von den 82 Fällen dieser Gruppe weisen 29 hochnormale Werte für Bicarbonatkonzentration, Amylasekonzentration resp. -ausscheidung auf (1–3 Parameter oberhalb des Mittelwerts der Kontrollserie) (Gruppe A), während die entsprechenden Werte bei den verbleibenden 53 Fällen (Gruppe B) vorwiegend oberhalb der unteren Normgrenze liegen (mindestens 2/3 Parameter $> (\bar{x} - 2\sigma)$.

Die 29 Fälle der Gruppe A zeigen in 86% (25/29 F.) normale fäkale Chymotrypsinkonzentrationen über 120 µg/g (Tab. 11), und bei den restlichen 53 Patienten (Gruppe B) liegt die Chymotrypsinaktivität in 74% (39/53 F.) im Normbereich. Die Korrelation zwischen Pankreozymin-Secretintest und Trypsinaktivität ist in beiden Gruppen etwas schlechter, indem durchschnittlich 1/4 bis 1/3 der Fälle falschpositive Werte aufweisen.

Tabelle 12. *Klinische Diagnose bei den 82 Fällen mit praktisch normalem Pankreozymin-Secretintest*

	Zahl der Fälle	
	Gruppe A	*Gruppe B*
Gesunde Kontrollen bzw. pankreasgesunde Fälle	10	8
Funktionelle Magen-Darm-Beschwerden	10	5
Pankreas-Carcinom		1
Stat. nach akuter Pankreatitis	3	4
Chron. Äthylismus		2
Gallenwegsleiden	2	18
Crohn. diffuse Hepatopathien	2	8
Morbus Crohn, idiopath. Sprue	2	4
Abdominaltumoren		2
Diabetes mellitus		1
Total	29	53

Die klinische Interpretation der 82 Fälle mit praktisch normalem Pankreozymin-Secretintest ist in Tab. 12 aufgeführt. Wegen der Vielzahl verschiedener Magen-Darm-Leiden bei den Fällen der Gruppe A und B, die als einzigen gemeinsamen Nenner einen praktisch normalen Pankreozymin-Secretintest aufweisen, kann dieses Kollektiv nicht als repräsentative Kontrollgruppe von „Normalen“ betrachtet werden. Die Zahl der falschpositiv erniedrigten Stuhlchymotrypsinwerte (14–26%) liegt daher höher als es der Wirklichkeit entsprechen dürfte. Die früher anhand von 100 vorwiegend gesunden Kontrollpersonen errechnete Häufigkeit von falschpositiv erniedrigten Stuhlchymotrypsinwerten in der Größenordnung von etwa 10% dürfte der Wahrheit näher liegen (Abb. 2 u. 3). Falschpositiv erniedrigte Stuhltrypsinkonzentrationen sind hingegen häufiger (etwa 20%), (siehe auch Kommentar S. 82).

3. Befunde bei Gruppe II

a) Fälle mit schwerer, mittelschwerer und leichter exokriner Pankreasinsuffizienz (Tab. 13 u. 14, Nr. 1—26)

Bei den ersten 9 Fällen liegt eine schwere exokrine Pankreasinsuffizienz vor. 3 Patienten mit chronischer Pankreatitis (Nr. 1–3) sind bereits in Gruppe I untersucht worden. Die Pankreasfunktion hat sich bei den 3 Fällen im Zeitraum von etwa 2 Jahren zum Teil weiter verschlechtert. Ein operativ-histologisch verifiziertes Pankreaskopf-Carcinom findet sich bei 3 weiteren Fällen (Nr. 4, 5, 8). Bei einem dieser Patienten (Nr. 4) ist der Pankreozymin-Secretintest 2 Wochen präoperativ und etwa $3^1/_2$ Monate nach Palliativoperation durchgeführt worden. Die 3 letzten Patienten (Nr. 6, 7, 9) weisen eine chronische Pankreatitis auf, die beim einen Fall durch radiologisch nachweisbare Verkalkungen, bei 2 Fällen zusätzlich anamnestisch (Äthylismus, Schübe von akuter Pankreatitis bei Fall 6, 7) resp. biochemisch (Diabetes, Steatorrhoe Fall 6, 7, 9) gesichert ist.

Diese 9 Fälle zeigen in 20 Stuhluntersuchungen konstant erniedrigte Chymotrypsinwerte unter 75 μg/g [Mittelwert 17 μg/g (2–34)]. In 14/15 Stuhluntersuchungen sind auch die Trypsinwerte deutlich erniedrigt, während 1 Patient (Nr. 2) trotz schwerer exokriner Pankreasinsuffizienz einen Stuhltrypsinwert im Normbereich aufweist [Mittelwert der 9 Fälle: 15 μg/g (5–53)].

Die nächste Gruppe umfaßt 3 Fälle von chronischer Pankreatitis (Fall 10–12) mit mittelschwerer exokriner Pankreasinsuffizienz. In 2/3 Fällen ist die Diagnose histologisch gesichert, einer der 2 Fälle (Abb. 18) ist bereits in Gruppe I untersucht worden (Tab. 9, Nr. 12). Beim 3. Fall weist der im Abstand von $1^1/_2$ Jahren zweimal durchgeführte Pankreozymin-Secretintest auf eine mittelschwere, wahrscheinlich progressive Pankreasinsuffizienz, die mit der vorbestandenen primären biliären „Cirrhose“ in Zusammenhang zu stehen scheint.

Die Art der Sekretionsstörung bei den Fällen 1–12 ist qualitativ gleich und entspricht dem Typ II von Lagerlöf. Dagegen besteht ein quantitativer Unterschied in der Schwere der Pankreasinsuffizienz zwischen den

Tabelle 13. *Gruppe II: Fälle mit schwerer resp. mittelschwerer exokriner Pankreasinsuffizienz. Korrelation zwischen Pankreozymin-Secretintest und Stuhlenzymaktivität*

Fall-Nr.	Name	Alter	Geschlecht	Klin. Diagnose	Werte im Duodenalsaft: Post-Secretin (60 min)		Post-Pankreozymin (20 min): Amylase (1/1000 SE)		Chymotrypsin		Trypsin		Stuhlenzyme (Mittelwert) [In Klammer ( ) Zahl der Stuhlanalysen]: Chymotrypsin (µg/g)			Trypsin (µg/g)		
					Vol. (ml/kg)	Max. HCO_3^--konz. (maeq/l)	Konz. (SE/100 ml)	Menge (SE)	Konz. (µg/ml)	Menge (mg)	Konz. (µg/ml)	Menge (mg)	< 75	< 120	> 120	< 20	< 30	> 30
1	Bl. E.	47	m	Chron. Pankr. [I	0,7	11	8	1,5	(Gruppe I, Fall 1)				35 (2)]					[45 (2)]
		49		II	0,3	18	0,96	0,4	4	0,14	6	0,24	9 (2)			12 (2)		
2	Wa. A.	65	m	Chron. Pankr.** [I	1,8	40	10	3	(Gruppe I, Fall 9)				70 (2)]					[83 (2)]
		67		II	1,3	10	11,7	1,5	100	1,3	160	2,1	34 (2)					53 (1)
3	Bu. H.	31	m	Chron. Pankr. [I	1,5	34	11,0	2,4	(Gruppe I, Fall 7)				18 (1)]				[25 (1)]	
		33		II	0,6	31	3,5	3,4	30	2,6	30	2,5	26 (2)			13 (2)		
4	Ro. H.	74	m	Pankr.kopf-Ca*														
				(präop.)	0,3	26	3,5	0,5	15	0,2	20	0,3	6 (2)			9 (1)		
				(14 Wo. postop.)	0,16	12	0,08	0	0	0	1,5	0,008	6 (2)			12 (1)		
5	Sch. E.	74	w	Pankr.kopf-Ca*	0,3	25	0,8	0,02	3	0,008	4	0,01	29 (2)			10 (1)		
6	Fä. M.	50	m	Chron. Pankr.**	1,9	15	7	1,7	6	0,13	8	0,19	6 (2)			11 (2)		
7	Pf. H.	53	w	Chron. Pankr.	1,1	26	17	4	80	2,0	120	2,9	24 (2)			16 (2)		
8	We. K.	67	m	Pankr.kopf-Ca*	0,2	30	60	10,2	140	2,4	180	3,1	27 (2)			5 (1)		
9	Dö. P.	52	m	Chron. Pankr.	1,0	38	18	6	50	1,7	80	2,7	2 (2)			6 (2)		
Durchschnittswerte (nur Gr. II)					0,7	23	12,3	2,8	43	1,0	61	1,4	(20) <75; 17 µg/g (2—34)			(14) <20; 15 µg/g (5—53)		(1) >30
Statistische Normwerte: $\bar{x} - 3\sigma$						40,6	53	20	150	6,6	330	8,0			120†			30†

* Oper. hist. gesichert. — ** Radiol. Verkalkung. — † Empirisch ermittelt.

Tabelle 13 (Fortsetzung)

Fall-Nr.	Name	Alter	Geschlecht	Klin. Diagnose	Werte im Duodenalsaft: Post-Secretin (60 min)		Post-Pankreozymin (20 min)						Stuhlenzyme (Mittelwert) [In Klammer ( ) Zahl der Stuhlanalysen]					
							Amylase (1/1000 SE)		Chymo-trypsin		Trypsin		Chymotrypsin (μg/g)			Trypsin (μg/g)		
					Vol. (ml/kg)	Max. HCO_3^--konz. (maeq/l)	Konz. (SE/100 ml)	Menge (SE)	Konz. (μg/ml)	Menge (mg)	Konz. (μg/ml)	Menge (mg)	< 75	< 120	> 120	< 20	< 30	> 30
10	Zw. F.	69	m	Chron. Pankr.*	2,0	38	40,5	18,6	115	5,3	285	13,1		110 (2)			22 (2)	
11	Ri. E.	38	m	Chron. Pankr.**/* [I	0,9	42	128	20	(Gruppe I, Fall 12)]						[165 (2)]			[295 (2)]
		39		II	0,9	54	61	28	55	2,5	80	3,7	68 (2)					59 (2)
12	Hä. B.	40	w	Chron. Pankr.	2,9	45	55,7	22,3	310	12,5	550	22,0	52 (2)			10 (1)		
		42		(2 J. später)	2,9	55	29	11	80	2,9	240	9,1	52 (2)			18 (1)		
Durchschnittswerte (nur Gr. II)					2,2	48	46,6	20	140	5,8	289	12,0	(6) < 75 (2) < 120 — 71 μg/g (52—110)			(2) < 20 (2) < 30 (2) > 30 — 21 μg/g (10—59)		
Statistische Normwerte: $\bar{x} - 2\sigma$						60	89	33	260	10,5	490	13,2			120†			30†

* Oper. hist. gesichert — ** Radiol. Verkalkung. — † Empirisch ermittelt.

Fällen 1–9 resp. 10–12, der sich auch in der Stuhlenzymaktivität erkennen läßt. Die durchschnittliche Stuhlchymotrypsinkonzentration beträgt in der ersten Gruppe 17 μg/g (2–34), in der zweiten Untergruppe 71 μg/g (52–110). Die entsprechenden Werte für Stuhltrypsin lauten 15 μg/g (5–53) resp. 21 μg/g (10–59). Falschnegative Stuhlchymotrypsinwerte sind in beiden Gruppen nicht zu verzeichnen und falschnegative Stuhltrypsinwerte sind selten (3/21 Bestimmungen in 2/12 Fällen).

Die Resultate des Pankreozymin-Secretintests der nächsten Untergruppe von 14 Fällen (Tab. 14, Fall 13–26) sind gekennzeichnet durch eine praktisch isolierte Störung der Enzymsekretion (Totalausscheidung von Amylase, Chymotrypsin und Trypsin in der Mehrzahl der Fälle unter der 3-σ-Grenze) bei im allgemeinen normaler oder nur geringgradig gestörter Bicarbonatsekretion (Typ I nach Lagerlöf). Bei Fall 16 (siehe auch Tab. 23, Fall 4) konnte ein für unsere Normen relativ hohes Totalvolumen nach Secretin festgestellt werden (2,8 resp. 2,0 ml/kg/60′), wie dies Burton et al. [*36*] und Sun [*249*] bei gewissen Fällen mit Frühschäden des Pankreas (Stat. nach akuter Pankreatitis, chronische Pankreaskopf-Pankreatitis, Pankreaskopf-Ca) beobachteten.

Die klinischen Erscheinungen bei diesen hochinteressanten Fällen werden unten (Kapitel VI) noch eingehend erörtert und sollen hier nur stichwortartig zusammengefaßt werden. Fall 13 leidet an einer chronischen Pankreatitis mit ausgedehnten, radiologisch nachweisbaren Pankreasverkalkungen. 3 Fälle (Nr. 15–17) machten eine schwere, nekrotisierende Pankreatitis durch, die während oder kurz nach der akuten Phase operativ verifiziert wurde [Intervall zwischen akutem Schub und Pankreozymin-Secretintest bei Fall 15: 11 Monate (Abb. 20), bei Fall 17: 8 Jahre und bei Fall 16: 3 resp. 5 Wochen]. Bei Patient 14 besteht starker Verdacht auf eine chronisch-rezidivierende Pankreatitis (Pankreozymin-Secretintest 3 Wochen nach 2. klinisch verifiziertem Schub von akuter Pankreatitis bei chronischem Äthylismus). Fall 18, ein chronischer Alkoholiker ohne Pankreatitis-Anamnese, wies in 2 Pankreozymin-Secretintests einen schweren, isolierten Enzymmangel auf, bei der Autopsie (Exitus postoperativ wegen Ulcusperforation) fand sich eine Atrophie und Lipomatose des Pankreas [*16*]. Bei Fall 19 ist die (reversible) Enzymsekretionsstörung auf eine ausgedehnte Jejuno-Ileitis Crohn zurückzuführen (Abb. 27). Bei den restlichen 7 Fällen dieser Gruppe besteht ein Verschlußikterus bei Papillen- oder Gallengangs-Carcinom (Fall 20–22) resp. Choledocholithiasis (Fall 23–26) (siehe S. 132).

In dieser Untergruppe von 14 Fällen (Nr. 13–26), bei denen der Pankreozymin-Secretintest 16 mal ausgeführt wurde, ist die Stuhlchymotrypsinaktivität in 25/31 Bestimmungen deutlich pathologisch, und der Durchschnittswert aller Stuhluntersuchungen liegt mit 73 μg/g im pathologischen Bereich. 3/14 Fälle weisen in 6/31 Bestimmungen falschnegative

Tabelle 14. *Gruppe II: Fälle mit leichter exokriner Pankreasinsuffizienz. Korrelation zwischen Pankreozymin-Secretintest und Stuhlenzymaktivität*

Fall-Nr.	Name	Alter	Geschlecht	Klin. Diagnose	Werte im Duodenalsaft: Post-Secretin (60′)		Post-Pankreozymin (20′)						Stuhlenzyme (Mittelwert) [In Klammer ( ) Zahl der Stuhlanalysen]					
							Amylase (1/1000 SE)		Chymotrypsin		Trypsin		Chymotrypsin (µg/g)			Trypsin (µg/g)		
					Vol. (ml/kg)	Max. HCO_3^--konz. (maeq/l)	Konz. (SE/100 ml)	Menge (SE)	Konz. (µg/ml)	Menge (mg)	Konz. (µg/ml)	Menge (mg)	< 75	< 120	> 120	< 20	< 30	> 30
13	Fi. H.	33	m	Chron. Pankr.**	1,0	92	154	21,6	350	6,9	615	8,6			150 (2)			123 (2)
14	Ka. H.	44	m	St. n. ak. Pankr.; chron. rezidiv. Pankr.?	0,9	72	36,5	1,3	100	0,35	310	1,1	69 (2)			11 (2)		
15	Sto. K.	25	m	St. n. akut. nekrotis. Pankreatitis*	0,8	66	57	9,6	170	2,9	290	5,0	44 (2)				30 (2)	
16	Mü. N.	34	m	St. n. nekrotis. Pankreatitis* I	2,8	64	8,6	6	64	4,5	66	4,6			155 (2)	14 (1)		
		34	m	(3 Wo. später) II	2,0	59	19,8	7,9	70	2,8	150	6,0	37 (2)					78 (1)
17	Fä. S.	31	w	St. n. nekrotis. Pankreatitis*	0,9	110	79,4	14,3	280	5,0	590	1,1		105 (2)				247 (1)
18	Mü. J.	54	m	Chron. Äthyl. (Hist.: Atrophie + Lipomatose*) I	0,6	70	29	1,6	—	—	—	—	40 (1)			11 (1)		
		55	m	(1 Jahr später) II	0,8	103	39	5,1	310	4,0	625	8,1	36 (2)			12 (2)		
19	Ar. J.	21	m	M. Crohn	1,3	95	55	5,4	270	1,9	340	3,4	52 (2)			12 (2)		
20	Och. M.	52	w	Papillen-Ca* + Ikterus	0,6	97	53	4,3	160	1,2	280	2,2		85 (2)		14 (1)		

* Oper. hist. gesichert. — ** Radiol. Verkalkung.

Tabelle 14 (Fortsetzung)

Fall-Nr.	Name	Alter	Geschlecht	Klin. Diagnose	Werte im Duodenalsaft: Post-Secretin (60′): Vol. (ml/kg)	Max. HCO_3^--konz. (maeq/l)	Post-Pankreozymin (20′): Amylase (1/1000 SE): Konz. (SE/100 ml)	Menge (SE)	Chymotrypsin: Konz. (µg/ml)	Menge (mg)	Trypsin: Konz. (µg/ml)	Menge (mg)	Stuhlenzyme (Mittelwert) [In Klammer ( ) Zahl der Stuhlanalysen]: Chymotrypsin (µg/g): < 75	< 120	> 120	Trypsin (µg/g): < 20	< 30	> 30
21	Fl. Ch.	69	w	Gallengangs-Ca* + Ikterus (+ Papillensten.)	0,6	85	232,3	6,9	120	0,4	290	1,0	32 (2)			9 (1)		
22	He. H.	54	m	Gallengangs-Ca* + Ikterus	0,5	58	75,5	15,1	330	6,6	340	6,8			125 (2)			36 (2)
23	Schm. K.	81	m	Verschlußikterus (Stein)	0,4	25	38,6	3,4	300	2,9	270	2,4	29 (2)			5 (2)		
24	Mä. G.	68	m	Verschlußikterus (Stein)	1,4	27	20,3	16,5	40	2,9	60	5,1		95 (2)		12 (2)		
25	Ob. M.	60	w	Verschlußikterus (Stein)	0,6	84	145	17,4	500	6,0	810	9,7	61 (2)			10 (2)		
26	Kr. F.	62	w	Verschlußikterus (Stein)	2,0	54	128	23	180	3,2	250	4,5	50 (2)			14 (1)		
Durchschnittswerte					1,1	73	73,1	9,9	216	3,4	352	4,6	(19) < 75	(6) < 120	(6) > 120	(17) < 20	(2) < 30	(6) > 30
													73 µg/g (29—155)			40 µg/g (5—247)		
Statistische Normwerte: $\bar{x} - 3\sigma$						40,6	53	20	150	6,6	330	8,0			120†			30†
$\bar{x} - 2\sigma$						60	89	33	260	10,5	490	13,2						

* Oper. hist. gesichert. — ** Radiol. Verkalkung. — † Empirisch ermittelt.

Stuhlchymotrypsinwerte auf (Fall 13, 16 u. 22). Bei Fall 16 ist jedoch die Stuhlchymotrypsinkonzentration 3 Wochen später bei praktisch unverändertem Resultat des Pankreozymin-Secretintests deutlich erniedrigt (37 µg/g), Fall 22 zeigt Chymotrypsinwerte knapp oberhalb der Normgrenze (125 µg/g), und bei Fall 13 bilden die hochnormalen duodenalen Konzentrationen von Amylase, Chymotrypsin und Trypsin trotz des Vorliegens einer chronischen Pankreatitis einen Hinweis auf eine funktionell relativ wenig fortgeschrittene Pankreasschädigung.

Eine Reihe von Fällen dieser Gruppe ist mittels des Pankreozymin-Secretintests und der Stuhlenzymbestimmung nachkontrolliert worden. Über die Resultate der Nachuntersuchung, die den diagnostischen Wert der Stuhlenzymbestimmung für die Nachkontrolle der Fälle mit leichtgradiger Pankreasinsuffizienz besonders eindrücklich demonstriert, wird im nächsten, klinischen Kapitel berichtet.

Total 26 Fälle der Gruppe II weisen somit eine exokrine Pankreasinsuffizienz unterschiedlicher Schwere auf. Bei den ersten 12 Fällen mit schwerer bis mittelschwerer Pankreasinsuffizienz (Sekretionsstörung Typ II nach Lagerlöf) ist die Stuhlchymotrypsinaktivität in allen Fällen deutlich pathologisch, und falschnegativ normale Werte kommen nicht zur Beobachtung. In 10/12 dieser Fälle liegt die fäkale Trypsinaktivität gleichfalls tiefpathologisch, während bei 2 Fällen falschnegativ normale Trypsinwerte nachzuweisen sind. Die restlichen 14 Fälle mit leichtgradiger exokriner Pankreasinsuffizienz (vorwiegend Sekretionsstörung Typ I nach Lagerlöf) weisen eine deutlich erniedrigte durchschnittliche fäkale Chymotrypsinaktivität auf (73 µg/g), doch sind in 3/14 Fällen (resp. 3mal auf 16 Pankreozymin-Secretintests) Stuhlchymotrypsinwerte im unteren Normbereich nachzuweisen. Die fäkalen Trypsinwerte fallen auf 16 Untersuchungen 4mal deutlich falschnegativ (normal) aus.

b) Fälle mit „Grenzbefunden" im Pankreozymin-Secretintest (Tab. 15, Nr. 27—36)

Diese klinisch heterogene Untergruppe umfaßt 10 Patienten, bei denen klinische Befunde und das Resultat des Pankreozymin-Secretintests Verdacht ergeben auf eine leichtgradige resp. akut-reversible exokrine Pankreasinsuffizienz mit einer vorwiegenden Verminderung teils der Bicarbonatkonzentration (Nr. 30, 32, 35), teils der Enzymsekretion (Nr. 27–29, 31, 33, 34, 36). Weder klinisch-biochemische Befunde noch der Pankreozymin-Secretintest gestatten in den meisten Fällen eine organische Pankreasaffektion mit Sicherheit zu diagnostizieren resp. auszuschließen, und eine operativ-histologische Objektivierung des Befundes fehlt in den meisten Fällen, so daß die Interpretation der Korrelation zwischen fraktionierter Duodenalsaftuntersuchung und Stuhlenzymaktivität nur mit Vorbehalt möglich ist. Da es sich teilweise sicherlich um rasch reversible

Pankreasläsionen handelt, gibt die Verlaufskontrolle nur bedingt Aufschluß über die Richtigkeit der bei der ersten Untersuchung gestellten Vermutungsdiagnose.

Bei den ersten 3 Fällen (Nr. 27–29) steht im Pankreozymin-Secretintest ein isolierter Enzymmangel (Typ I von LAGERLÖF) im Vordergrund, der in 2 Fällen (Nr. 27, 28) mit einem schweren Äthylabusus im Zusammenhang steht (ohne klinische Symptome von Pankreatitis), während im 3. Fall (Nr. 29) ein Status nach akuter Pankreatitis vorliegt (Pankreozymin-Secretintest 4 Wochen nach 2. Schub einer Pancreatitis acuta unklarer Ätiologie).

Die vollständige Restitution der Pankreasfunktion nach 6 Wochen Hospitalisation (resp. Abstinenz) ist im Fall 27 mit einem klassischen Zievesyndrom [*274*] durch je einen Pankreozymin-Secretintest zu Beginn des Leidens und 6 Wochen später (kurz vor Spitalentlassung) objektiviert (Abb. 22) [*141 a*]. Die Stuhlenzymaktivitäten (zu Beginn und nach 4 Wochen Spitalaufenthalt) zeigen eine dem Verlauf parallel gehende Besserung, doch wurde leider eine letzte Stuhlenzymbestimmung vor der Spitalentlassung (im Zeitpunkt des 2. Pankreozymin-Secretintests) unterlassen.

Nach durchgemachter akuter Pankreatitis erfolgt die Restitution der Pankreasfunktion in der Mehrzahl der Fälle viel rascher (i. a. innert 7–10 Tage) [*36*, *68*, *73*, *129*]. Patientin Nr. 28, die wegen schwerer Alkoholintoxikation notfallmäßig hospitalisiert wird, zeigt im Pankreozymin-Secretintest am 2. Tag der Hospitalisation einen schweren, isolierten Enzymmangel. Die Stuhlenzymbestimmung kann erst 4 Tage später ausgeführt werden und ergibt normale Werte für Chymotrypsin (185 µg/g) und für Trypsin (380 µg/g) und bei einer 2. Doppelkontrolle eine Woche später Chymotrypsinwerte von 277 µg/g resp. Trypsinwerte von 145 µg/g. Bei Fall 29 mit je einem Schub von akuter Pankreatitis im Herbst 1964 und 1965 ergibt der Pankreozymin-Secretintest 4 Wochen nach Beginn des 2. Schubs einen mittelschweren isolierten Enzymmangel. Auch in diesem Fall dürften die hochnormalen Stuhlenzymwerte für Chymotrypsin (225 µg/g) und Trypsin (525 µg/g) auf die rasche Erholung der Pankreasfunktion hinweisen. Eine Nachkontrolle 4 Monate später zeigt eine fäkale Chymotrypsinkonzentration von 215 µg/g resp. eine Trypsinaktivität von 1020 µg/g.

Von den 2 Fällen mit Cholezystopankreatitis (Nr. 30, 31) weist Fall Nr. 31 mit der ausgeprägteren Sekretionsstörung knapp pathologische Stuhlchymotrypsinwerte auf (120 µg/g), während Fall 30 mit praktisch knapp normaler Enzymsekretion einen fäkalen Chymotrypsinwert im unteren Normbereich zeigt (140 µg/g).

Die relativ gute Korrelation zwischen Pankreozymin-Secretintest und Stuhlchymotrypsinaktivität zeigt sich gleichfalls bei den restlichen 5 Fällen (Nr. 32–36), die alle im Pankreozymin-Secretintest Enzymwerte über resp. knapp unter der 2-σ-Grenze aufweisen. Fall 33 mit leichtgradiger

Tabelle 15. *Gruppe II: Fälle mit „Grenzbefunden" (leichtgradige resp. akut-reversible Pankreasschädigung). Korrelation zwischen Pankreozymin-Secretintest und Stuhlenzymaktivität*

Fall-Nr.	Name	Alter	Geschlecht	Klin. Diagnose	Werte im Duodenalsaft: Post-Secretin (60′)		Post-Pankreozymin (20′): Amylase (1/1000 SE)		Chymo-trypsin		Trypsin		Stuhlenzyme (Mittelwert) [In Klammer ( ) Zahl d. Stuhlanalysen]: Chymotrypsin (µg/g)			Trypsin (µg/g)		
					Vol. (ml/kg)	Max. HCO_3^--konz. (maeq/l)	Konz. (SE/100 ml)	Menge (SE)	Konz. (µg/ml)	Menge (mg)	Konz. (µg/ml)	Menge (mg)	< 75	< 120	> 120	< 20	< 30	> 30
27	Hi. A.	44	m	Zievesyndrom I	0,6	62	35,9	12,9	272	9,8	610	22,0	28 (2)			9 (2)		
				(nach 6 Wochen Abstinenz) [II	0,8	57	214,4	90	840	35,3	820	34,4]		[95 (1)]			[30 (1)]	
28	Wa. H.	23	w	Massiver Äthylabusus	0,5	57	67,8	4,1	370	2,2	380	2,3			185 (2)			380 (2)
29	Kr. E.	48	w	St. n. akuter Pankreatitis	0,9	62	37	16,3	127	5,6	285	12,5			225 (2)			525 (1)
30	Ko. R.	59	w	Cholecyst.acuta, Cholecysto-pankreatitis*	0,9	54	171,1	34,4	350	7,0	780	15,6			140 (1)			150 (1)
31	Ko. F.	59	m	Cholecysto-pankreatitis	0,5	50	141	28,2	72	1,4	115	2,3		120 (2)				240 (1)
32	Ro. M.	75	w	St. n. distaler 3/4 Pankreatekt.	0,9	39	135,7	42.1	370	11,5	490	15,2		110 (2)		14 (2)		
33	St. W.	62	m	Chron. Hepatitis-Cirrhose I	2,1	55	89,3	26,8	350	10,6	755	22,7		85 (2)			27 (1)	
				(1 Jahr später) [II	2,4	81	103,7	39,4	390	14,8	630	23,9]		[117 (2)]				[38 (1)]

* Oper. hist. gesichert. — ** Radiol. Verkalkung.

Tabelle 15 (Fortsetzung)

Fall-Nr.	Name	Alter	Geschlecht	Klin. Diagnose	Werte im Duodenalsaft: Post-Secretin (60′): Vol. (ml/kg)	Post-Secretin (60′): Max. HCO_3^--konz. (maeq/l)	Post-Pankreozymin (20′): Amylase (1/1000 SE): Konz. (SE/100 ml)	Amylase: Menge (SE)	Chymotrypsin: Konz. (µg/ml)	Chymotrypsin: Menge (mg)	Trypsin: Konz. (µg/ml)	Trypsin: Menge (mg)	Stuhlenzyme (Mittelwert) [In Klammer ( ) Zahl der Stuhlanalysen]: Chymotrypsin (µg/g) < 75	Chymotrypsin (µg/g) < 120	Chymotrypsin (µg/g) > 120	Trypsin (µg/g) < 20	Trypsin (µg/g) < 30	Trypsin (µg/g) > 30
34	Du. P.	53	w	Unklare rezidiv. Abdominalschmerz.	1,2	86	63,4	28,5	195	8,8	425	19,8	69 (2)					36 (2)
35	Bo. L.	51	w	Unklares epigastr. Schmerzsyndr., Gew. ↓	1,0	36	120,6	29	655	15,7	—	—	44 (2)				26 (1)	
36	Ma. T.	63	m	Fam. Hyperlipämie + rezid. epigastr. Schmerzkrisen	1,2	88	75,5	24,2	460	14,8	425	14,6			145 (2)	13 (2)		
Durchschnittswerte (exkl. 27 II/33 II)					1,0	58,9	93,7	24,6	322	8,7	474	14,1	(6) < 75	(6) < 120	(7) > 120	(6) < 20	(2) < 30	(7) > 30
													115 µg/g (28—225)			142 µg/g (9—525)		
Statistische Normwerte: $\bar{x} - 3\sigma$						40,6	53	20	150	6,6	330	8,0			120†			30†
$\bar{x} - 2\sigma$						60	89	33	260	10,5	490	13,2						

* Oper. hist. gesichert.
** Radiol. Verkalkung
† Empirisch ermittelt.

Pankreasinsuffizienz bei Lebercirrhose (chronische Hepatitis) läßt z. B. parallel mit der Besserung der Pankreasfunktion im Verlauf von einem Jahr einen entsprechenden leichten Anstieg der Stuhlchymotrypsin- und Trypsinwerte erkennen. Anderseits weist Fall 36 mit idiopathischer, familiärer Hyperlipämie im Pankreozymin-Secretintest nur einen isolierten Amylasemangel auf bei normalen Chymotrypsin- und Trypsinmengen und unauffälliger Bicarbonatsekretion. Trotz der 8jährigen Anamnese von rezidivierenden, schweren Oberbauchkoliken, die zweifellos auf das Hyperlipämiesyndrom zurückzuführen sind [*48*, *73*, *96*, *141*, *147*, *205*, *265*], bestehen in diesem Fall sonst keine Anhaltspunkte für eine exokrine Pankreasinsuffizienz. Die Entwicklung einer funktionell manifesten chronischen Pankreatitis bei essentieller Hyperlipämie scheint eine seltene Ausnahme zu bilden [*96*]. Der isolierte Amylasemangel, der bei diesem Syndrom gelegentlich beobachtet wird [*73*], dürfte in diesem Fall direkt mit der metabolischen Störung im Zusammenhang stehen. Die normalen Stuhlchymotrypsinwerte sprechen gleichfalls gegen das Bestehen einer schwereren exokrinen Pankreasinsuffizienz. Bei allen Patienten dieser Gruppe ist eine weitere, regelmäßige Kontrolle angezeigt, die es wahrscheinlich erlauben wird, die Fälle klinisch sicherer zu klassifizieren.

c) Fälle mit praktisch normalem Pankreozymin-Secretintest (Tab. 16)

Die restlichen 102 Patienten der Gruppe II weisen im Pankreozymin-Secretintest ein praktisch normales Resultat auf. Eine gewisse Aufgliederung

Tabelle 16. *Stuhlenzymaktivität bei 102 Fällen mit praktisch normalem Pankreozymin-Secretintest*

	Zahl d. Fälle	Zahl der Werte resp. Mittelwerte		
A. *Hochnormale Pankreasfunktion*				
1. *Stuhlchymotrypsinaktivität*		<75 µg/g	<120 µg/g	>120 µg/g
1.1. Fälle mit 2 Stuhlwerten (Mittelwert)	27	2	2	23
1.2. Fälle mit 1 Stuhlwert	2	—	1	1
Total der Fälle	29	2	3	24
% der Fälle		7%	10%	83%
		17%		
2. *Stuhltrypsinaktivität*		<20 µg/g	<30 µg/g	>30 µg/g
2.1. Fälle mit 2 Stuhlwerten (Mittelwert)	18	3	5	10
2.2. Fälle mit 1 Stuhlwert	11	3	1	7
Total der Fälle	29	6	6	17
% der Fälle		20%	20%	60%
		40%		

Tabelle 16 (Fortsetzung)

	Zahl d. Fälle	Zahl der Werte resp. Mittelwerte		
B. *Normale Pankreasfunktion*				
1. *Stuhlchymotrypsinaktivität*		<75 µg/g	<120 µg/g	>120 µg/g
1.1. Fälle mit 2 Stuhlwerten (Mittelwert)	40	6	11	23
1.2. Fälle mit 1 Stuhlwert	5	—	1	4
Total der Fälle	45	6	12	27
% der Fälle		13%	27%	60%
		40%		
2. *Stuhltrypsinaktivität*		<20 µg/g	<30 µg/g	>30 µg/g
2.1. Fälle mit 2 Stuhlwerten (Mittelwert)	23	5	4	14
2.2. Fälle mit 1 Stuhlwert	22	5	3	14
Total der Fälle	45	10	7	28
% der Fälle		22%	16%	62%
		38%		
C. *Fragl. normale Pankreasfunktion*				
1. *Stuhlchymotrypsinaktivität*		<75 µg/g	<120 µg/g	>120 µg/g
1.1. Fälle mit 2 Stuhlwerten (Mittelwert)	26	4	10	12
1.2. Fälle mit 1 Stuhlwert	2	—	—	2
Total der Fälle	28	4	10	14
% der Fälle		14%	36%	50%
		50%		
2. *Stuhltrypsinaktivität*		<20 µg/g	<30 µg/g	>30 µg/g
2.1. Fälle mit 2 Stuhlwerten (Mittelwert)	15	8	2	5
2.2. Fälle mit 1 Stuhlwert	12	5	1	6
Total der Fälle	27	13	3	11
% der Fälle		48%	11%	41%
		59%		

des Krankenmaterials nach den Befunden der fraktionierten Duodenalsaftuntersuchung in 3 Untergruppen drängt sich auf. Als Grundlage der Unterteilung dienen die maximale Bicarbonatkonzentration nach Secretin und die Konzentrationen resp. totalen Enzymmengen von Amylase, Chymotrypsin und Trypsin pro 20 min nach Pankreozymin, total 7 Parameter.

In der Gruppe A mit hochnormalem Pankreozymin-Secretintest (29 Fälle) liegen 4–7 der Parameter oberhalb des Mittelwerts unserer Kontrollserie und kein Parameter unter der 2-σ-Grenze. Die Gruppe B („normal“) umfaßt die restlichen 45 Fälle mit allen Parametern über der unteren 2-σ-Grenze und die letzte Gruppe (C) mit fraglich normalem Pankreozymin-Secretintest, 28 Fälle mit 4 bis 6 Parametern oberhalb der 2-σ-Grenze, übrige Werte (1 bis max. 3 Parameter) darunter.

In der Untergruppe A zeigen 24/29 Fälle (83%) normale Chymotrypsinaktivitäten über 120 µg/g. Anderseits weisen 5/29 Fälle falschpositive Stuhlchymotrypsinwerte auf. In der Untergruppe B fallen etwa 60% der Fälle (27/45 Patienten) in bezug auf die Stuhlchymotrypsinaktivität in den Normbereich. In der letzten Untergruppe C mit fraglich normalem Pankreozymin-Secretintest liegen je etwa 50% der fäkalen Chymotrypsinwerte unter resp. über der Norm von 120 µg/g.

Der Vergleich der entsprechenden Werte der fäkalen Trypsinaktivität zeigt eine ähnliche Häufigkeitsverteilung der falschpositiven Werte in der Untergruppe B und C, während die falschpositiven Trypsinresultate in der Gruppe A ungefähr doppelt so häufig sind (40%) als die falschpositiven Chymotrypsinwerte.

Die meisten Fälle der Untergruppe C werden im nächsten klinischen Abschnitt noch eingehend besprochen. Es ist jedoch im Zusammenhang mit der Frage nach der Korrelation zwischen Pankreozymin-Secretintest und Stuhlenzymaktivität wichtig, diese Untergruppe gesondert etwas eingehender zu analysieren. In bezug auf die Resultate des Pankreozymin-Secretintests unterscheidet sich diese Untegruppe von 28 Fällen nur graduell von den oben besprochenen 10 Fällen mit sog. Grenzbefunden in der fraktionierten Duodenalsaftanalyse. Da jedoch die Mehrzahl der bei diesem Test berücksichtigten Parameter (4–6 von 7) in der Untergruppe C über der unteren 2-σ-Grenze liegt, wurden diese Fälle der Gruppe der „Normalen“ zugerechnet. Diese Einteilung trägt dem Umstand der fließenden Übergänge in der Pankreasfunktionsdiagnostik zwischen „normal“ und „pathologisch“ soweit als möglich Rechnung.

10/28 Fälle der Gruppe C weisen bei normaler maximaler Bicarbonatkonzentration und normaler Enzymausscheidung verminderte Konzentrationen einzelner oder aller Enzyme auf, die unter unserer 2-σ-Grenze liegen. Da die Enzymkonzentrationen vor allem im Normbereich eine große Streubreite aufweisen, kann dieser Befund bei Vorliegen normaler Enzymmengen diagnostisch nicht sicher verwertet werden. Die durchschnittliche duodenale Chymotrypsinausscheidung (20 min nach Pankreozymin) beträgt bei diesen Fällen 23,8 mg (11–37), die durchschnittliche fäkale Chymotrypsinaktivität 229 µg/g (25–1020). Das Vorliegen einer wesentlichen Pankreasschädigung in dieser Gruppe ist sehr unwahrscheinlich. Klinisch handelt es sich um 3 Cirrhosen, 4 Fälle von benignen Gallenwegserkrankungen, 2 Fälle von chronischem Äthylismus und 1 Fall mit idiopathischer Sprue (Stuhlchymotrypsin 25 μg/g).

Bei 6 der 19 restlichen Fälle liegt ein Verschlußikterus vor (Abb. 13: Fall 1–6), der in 3 Fällen durch Steinleiden (Fall 1, 3, 4), in 3 Fällen durch Gallengangscarcinom (Fall 2, 5, 6) bedingt ist. Auf die Beziehungen

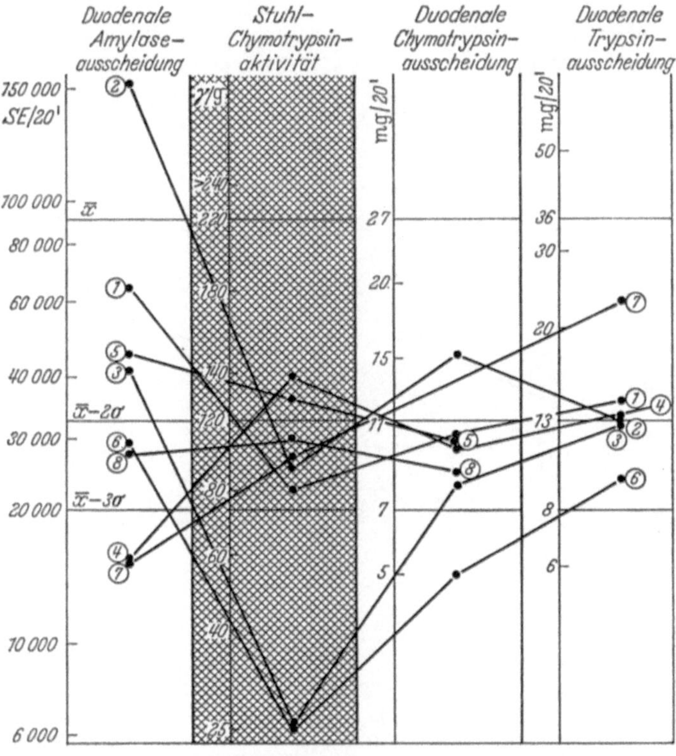

Abb. 13a

Abb. 13a u. b. Beziehungen zwischen duodenaler Enzymausscheidung von Amylase, Chymotrypsin und Trypsin pro 20 min (nach Pankreozymin) und der Stuhlchymotrypsinkonzentration bei 18 Fällen mit fraglich normalem Pankreozymin-Secretintest der Gruppe II (Untergruppe C). Die Enzymwerte sind nach logarithmischem Maßstab aufgetragen (siehe Text)

zwischen Verschlußikterus-Pankreassekretion und Stuhlenzymaktivität kommen wir unten zurück (S. 132). 2 weitere Patienten leiden an chronischer Hepatitis (Abb. 13a: Fall 7, 8), bei 2 Patienten besteht Verdacht auf eine Durchblutungsstörung im Abdominalbereich (Abb. 13b: Fall 9, 10) (1 Fall mit Stat. nach Implantation einer Aorten-Y-Prothese vor 1 Jahr, 1 Fall mit klinischen Zeichen von Angina abdominalis bei komplettem

Verschluß der Aorta bis 10 cm unterhalb der Nierenarterien). Eine Patientin mit idiopathischer Sprue (Fall 11) weist einen isolierten duodenalen Amylasemangel auf [z. Z. der Untersuchung unter kleinen Dosen von Corticosteroiden! (s. S. 22)]. 6 Patienten sind klinisch wegen ungeklärten Abdominalschmerzen ohne erkennbaren objektiven Befund als vegetative

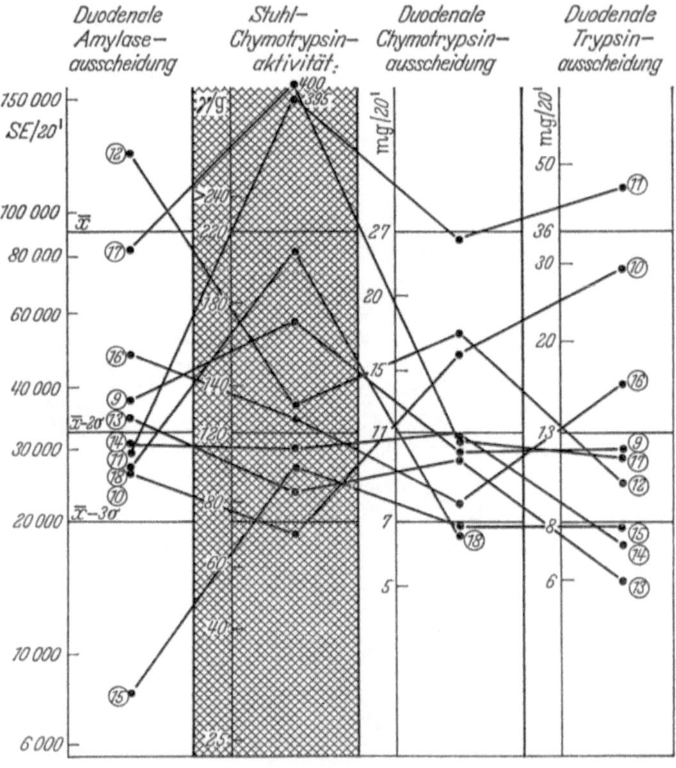

Abb. 13b

Dystonie klassiert worden (Abb. 13b: Fall 12–17), und beim letzten Patient (Fall 18) konnte trotz eingehender klinischer Untersuchung der isolierte Befund einer erhöhten alkalischen Phosphatase nicht geklärt werden.

In Abb. 13 sind die Beziehungen zwischen Pankreozymin-Secretintest (Enzymausscheidung) und Stuhlchymotrypsinaktivität aufgezeichnet. Es ist offensichtlich, daß die Mehrzahl der Fälle mit wahrscheinlich knapp normaler Pankreasfunktion (Fälle 2, 4, 10, 11, 12, 16, 17) Stuhlchymotrypsinwerte knapp an oder über der Normgrenze aufweisen [durchschnittliche fäkale Chymotrypsinaktivität 181 μg/g (68–400)], und daß bei Fällen mit ausgesprochenem „Grenzbefund" im Pankreozymin-Secretintest

(Fälle 1, 5, 7, 8, 9, 13, 14, 18) auch die Stuhlchymotrypsinaktivität im Grenzbereich liegt [durchschnittliche fäkale Chymotrypsinaktivität 123 μg/g (80–212)]. Einen praktisch sicheren pathologischen Befund sowohl des Pankreozymin-Secretintests wie der Stuhlchymotrypsinaktivität zeigen 3 Fälle (Fälle 3, 6, 15) [durchschnittliche fäkale Chymotrypsinaktivität 65 μg/g (16–130)].

Tabelle 17. *Klinische Diagnose bei den 102 Fällen mit praktisch normalem Pankreozymin-Secretintest der Gruppe II*

	Zahl der Fälle		
	Gruppe A	*Gruppe B*	*Gruppe* C
Gesunde Kontrollen bzw. pankreasgesunde Fälle	7	8	1
Funkt. Magen-Darm-Beschwerden	12	2	6
Pankreaskopf-Carcinom	1	1	
Stat. nach akuter Pankreatitis		3	
Chronische Pankreatitis	1	1	
Chronischer Äthylismus	1	2	2
Gallenwegsleiden	2	13	10
Chron. diffuse Hepatopathien	2	3	5
M. Crohn, Colitis ulc., idiop. Sprue	1	1	2
Abdominaltumoren	2	3	
Diabetes mellitus		4	
Verschiedenes		4	2
Total	29	45	28

Die relativ große Häufigkeit von falschpositiv erniedrigten Stuhlenzymwerten bei den Fällen mit praktisch normalem Pankreozymin-Secretintest der Gruppe II ist, ähnlich den Verhältnissen in Gruppe I, vorwiegend dem Umstand zuzuschreiben, daß es sich in den Untergruppen A, B und C nur zu einem kleinen Teil um klinisch „normale" Kontrollpersonen handelt (Tab. 17) und daß verschiedene extrapankreatische Faktoren, auf die noch zurückzukommen sein wird, hier eine Rolle spielen (S. 144).

4. Zusammenfassender Kommentar zu den Resultaten in den Gruppen I und II

a) Die Resultate des Pankreozymin-Secretintests

1. Im Laufe von $3^1/_2$ Jahren haben wir bei 245 Patienten total 275 Pankreozymin-Secretintests durchgeführt und in jedem Fall die Chymotrypsin- und Trypsinaktivität im Stuhl ein- bis mehrmals bestimmt. In der ersten Zeit befolgten wir die Originaltechnik von SUN *[247]* (Gruppe I, 114 Patienten). Im Pankreassaft bestimmten wir bei diesen Fällen von den

Enzymen nur die Amylase. In der Gruppe II (138 Fälle) wurde der Pankreozymin-Secretintest modifiziert, vor allem durch Verlängerung der Post-Pankreozyminphase auf 20 min und durch gleichzeitige Bestimmung von Chymotrypsin, Trypsin und Amylase im Duodenalsaft (Abb. 10). Die statistische Errechnung der Normalwerte erfolgte getrennt für beide Gruppen unter Berücksichtigung der Verteilung der Einzelwerte [lognormale Verteilung für Enzymsekretion (nach Pankreozymin) resp. Normalverteilung des Totalvolumens + der Bicarbonatsekretion (nach Secretin)].

2. Die beiden wichtigsten Parameter für die Erkennung von Störungen der exokrinen Pankreasfunktion sind nach unserer Erfahrung die maximale Bicarbonatkonzentration nach Secretinstimulation und die totale Enzymausscheidung 20 min nach Pankreozyminreiz. Volumen und Enzymkonzentration weisen im allgemeinen eine große Streuung auf, die deren Verwendung als alleinige diagnostische Kriterien stark beeinträchtigen. Diese beiden Parameter finden bei der Berechnung der totalen Enzymausscheidung Berücksichtigung. Immerhin gestattet die Enzymkonzentration, die bei schwerer exokriner Pankreasinsuffizienz praktisch immer pathologisch erniedrigt ist, gewisse Rückschlüsse auf den Schweregrad der Funktionseinschränkung (vgl. z. B. Enzymkonzentrationen Gruppe II Fall 1–9 mit denjenigen von Fall 10–26).

3. Nach neueren Arbeiten [*11*, *36*, *51*, *111a*, *211*, *219*, *249*, *275*] und nach eigener Erfahrung erweist sich die duodenale Enzymdiagnostik als sehr wertvolles Kriterium zur Erfassung diverser Pankreasaffektionen. Diese Ansicht wird vor allem von den Befürwortern des klassischen Secretintests, die diagnostisch vorwiegend auf die Volumen- und Bicarbonatsekretion nach Secretinreiz abstellen, bezweifelt [*72*, *116*]. Die entscheidenden Voraussetzungen der duodenalen Enzymdiagnostik, die bei dieser wichtigen Kontroverse bisher nur ungenügend berücksichtigt wurden, sind:

1. Stimulation mit Pankreozymin.
2. Quantitative Gewinnung von unkontaminiertem Duodenalsaft.
3. Verhinderung der Enzyminaktivierung während der Gewinnung des Duodenalsaftes bis zur Enzymbestimmung.
4. Bestimmung von 2–3 Enzymen im Duodenalsaft unter Verwendung moderner, standardisierter Methoden [*187*].
5. Statistische Ermittlung der Normalwerte entsprechend der lognormalen Verteilung der Enzymgrößen.

4. *Bei schweren und mittelschweren Pankreasschädigungen sind die Bicarbonat- und Enzymsekretion gleichermaßen stark eingeschränkt.* Diese Art der Sekretionsstörung entspricht dem *Typ II von* LAGERLÖF (qualitative Sekretionsstörung von DREILING et al.) und findet sich vor allem bei chronischer Pankreatitis und Pankreaskopf-Ca. *Leichte Pankreasschädigungen* (= Frühschäden) sind hingegen häufig gekennzeichnet durch einen *isolierten Enzymmangel bei erhaltener, normaler Bicarbonatsekretion* [*36*, *42a*, *62*, *87*, *111a*, *130*, *152*, *211*, *219*,

275], die nach LAGERLÖF als Sekretionsstörung vom *Typ I* bezeichnet wird. Die Sekretionsstörung vom Typ II ist in der Regel irreversibel und Hinweis für das Vorliegen einer progressiv verlaufenden Pankreasaffektion. Eine Ausnahme von dieser Regel bildet die exokrine Pankreasinsuffizienz bei Papillenstein, die häufig als Sekretionsstörung vom Typ II auftritt, jedoch meistens rasch reversibel ist.

Die Sekretionsstörung vom Typ I kann sich entweder vollständig zurückbilden (z. B. Stat. nach akuter Pankreatitis) oder wahrscheinlich progredient zu einer Sekretionsstörung vom Typ II führen (z. B. bei chronischer Pankreatitis oder Pankreasneoplasie im Anfangsstadium).

Die Sekretionsstörung vom Typ I markiert somit vom funktionsdiagnostischen Standpunkt aus einen entscheidenden Fixpunkt in der Entwicklung von Pankreasaffektionen, der entweder Ausgangspunkt für eine vollständige Restitution oder für die progressive Verschlechterung der Pankreasfunktion (resp. der zugrundeliegenden Pankreasläsion) bilden kann. In unserem Material ist der Typ I relativ häufig (Abb. 14).

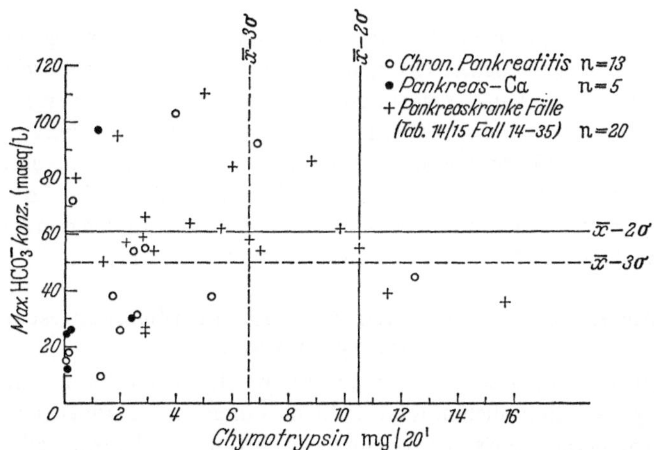

Abb. 14. Beziehungen zwischen duodenaler Bicarbonat- (nach Secretin) resp. Chymotrypsinsekretion (nach Pankreozymin) bei 38 Fällen der Gruppe II mit Pankreasaffektionen. Beachte v. a. die 13 Fälle mit isoliertem Enzymmangel (Sekretionsstörung Typ I nach LAGERLÖF) mit pathologischer Chymotrypsinausscheidung/20 min (Werte unter 2-σ-grenze) bei normaler Bicarbonatkonzentration (Werte über 2-σ-grenze). Bei fortgeschrittenen chronischen Pankreatitiden resp. Pankreas-Ca besteht i. a. eine Sekretionsstörung vom Typ II nach LAGERLÖF (d. h. gleichzeitige Reduktion der Bicarbonat- und Enzymwerte unter 2-σ-grenze)

5. Zur sicheren Erfassung von Frühschäden des Pankreas scheint die Bestimmung von mehreren Enzymen im Duodenalsaft von Bedeutung, da das Aussagevermögen des Pankreozymin-Secretintests mit der Anzahl

der verwendeten Parameter zunimmt, und weil Hinweise bestehen für eine Dissoziation der Enzymsekretion [*36*, *62*, *87*, *211*, *219*, *260*, *275*], vor allem bei leichtgradigen Pankreasschädigungen. In 8/13 Untersuchungen der Gruppe II (Tab. 13–15) war ein relatives Überwiegen der Amylase- [Fall 11 (II), 26, 31], der Trypsin- [Fall 10, 12 (II), 25, 29] resp. der Amylase- und Trypsinausscheidung (Fall 30) über die restlichen Enzymmengen festzustellen, während die Trypsin- und Chymotrypsinmengen in 5/13 Untersuchungen relativ deutlich höher lagen als die Amylase-ausscheidung [Fall 12 (I), 23 (I), 26, 27 (I)]. Für das Verständnis der Pathogenese der Pankreasaffektionen ist die Erfassung und Verlaufskontrolle dieser „formes frustes“ wichtiger als die Diagnose fortgeschrittener Fälle.

6. Die Feststellung, daß die Enzymsekretion nach Pankreozymin ein empfindliches, zuverlässiges Kriterium der Pankreasdiagnostik darstellt, bildet aus naheliegenden Gründen eine entscheidende Voraussetzung dafür, daß auch von der fäkalen Enzymdiagnostik wesentliche Aussagen erwartet werden können.

7. Zwischen „normaler“ und „pathologischer“ exokriner Pankreasfunktion bestehen fließende Übergänge. Die relativ hohe Zahl von Fällen mit leichtgradiger Pankreasinsuffizienz resp. mit „Grenzbefunden“ im Pankreozymin-Secretintest, deren Interpretation auf Grund einer einmaligen Untersuchung häufig schwierig ist, unterstreicht die Bedeutung einer regelmäßigen, engmaschigen Nachkontrolle solcher Fälle. Die kombinierte Anwendung von Pankreozymin-Secretintest und Stuhlenzymdiagnostik erleichtert derartige Nachuntersuchungen (s. auch S. 111).

b) Die Korrelation zwischen Pankreozymin-Secretintest und Stuhlenzymaktivität

Wegen der unspezifischen, vielseitigen klinischen Symptomatologie und des praktisch vollständigen Fehlens einfacher diagnostischer Hilfsmittel zur sicheren Erfassung von subakut-chronischen Pankreasaffektionen, bietet allein der Pankreozymin-Secretintest die Voraussetzung, funktionell manifeste Pankreasaffektionen frühzeitig zu objektivieren. Die Stuhlenzymbestimmung, die wie der Pankreozymin-Secretintest eine direkte Methode der Funktionsprüfung darstellt, muß daher vorerst in Beziehung zum Pankreozymin-Secretintest objektiv überprüft werden. In diesem Abschnitt interessierte uns in erster Linie das bisher ungelöste Problem der Empfindlichkeit der Stuhlenzymdiagnostik für die Erkennung von Pankreasschädigungen von unterschiedlichen Schweregraden. Die Korrelation zwischen Pankreasfunktion und Stuhlenzymaktivität wurde dabei weitgehend unabhängig vom schwierigen Fragenkomplex der Interrelation zwischen Klinik, Funktion und Morphologie, die im nächsten Kapitel (S. 85) zur Diskussion steht, untersucht.

Die Befunde des Pankreozymin-Secretintests dienten als Grundlage für die Unterteilung des Krankenmaterials in 3 Gruppen, nämlich Fälle mit normalem oder pathologischem Resultat resp. solche mit „Grenzbefunden". Die exokrine Pankreasinsuffizienz wurde nach 3 Schweregraden eingeteilt (Kriterien s. S. 52). Die Stuhlenzymbestimmung erfolgte in praktisch allen Fällen unmittelbar vor oder nach Durchführung des Pankreozymin-Secretintests. In Fällen mit 2 Stuhlenzymbestimmungen wurde der Mittelwert eingesetzt (Mehrzahl der Fälle der Gruppe II: 2 Chymotrypsinbestimmungen resp. 1 Tryspinbestimmung pro Fall).

Bei 21/22 Fällen mit *schwerer exokriner Pankreasinsuffizienz* (Tab. 18, A) waren die Stuhlchymotrypsinaktivitäten stark erniedrigt [Durchschnittswerte Gruppe I: 50 µg/g (16–165), Gruppe II: 17 µg/g (2–34)]. 1 Fall zeigte falschnegative Chymotrypsinwerte. Die 9 Fälle (10 Untersuchungen) mit *mittelschwerer exokriner Pankreasinsuffizienz* (Tab. 18, B) wiesen 8 mal pathologisch erniedrigte fäkale Chymotrypsinwerte auf und 2 mal falschnegative Werte [durchschnittliche Chymotrypsinaktivität in Gruppe I: 141 µg/g (25–385), in Gruppe II: 71 µg/g (52–110)]. Die 14 Fälle der Gruppe II mit *leichter Pankreasinsuffizienz* (16 Untersuchungen) (Tab. 18, C) zeigten 13 mal erniedrigte fäkale Chymotrypsinaktivitäten und 3 mal falschnegative Werte im unteren Normbereich [durchschnittliche Chymotrypsinaktivität der 14 Fälle: 73 µg/g (29–155)].

Gesamthaft betrachtet weisen diese 40 Fälle mit exokriner Pankreasinsuffizienz der Gruppen I und II (4 Fälle sind sowohl in Gruppe I und II untersucht worden) in 12,5% falschnegative Chymotrypsinwerte auf (6 von total 48 Pankreozymin-Secretintests). 3 der 6 Fälle mit falschnegativem Resultat, die nachkontrolliert wurden, zeigten im Verlauf von 3 Wochen bis 1½ Jahren einen Abfall der Stuhlchymotrypsinwerte in den pathologischen Bereich.

Die Gesamtzahl der Fälle (total 40 Fälle) resp. der durchgeführten Pankreozymin-Secretintests (total 48 Tests) in den beiden Gruppen I und II ist relativ klein, und die errechnete Häufigkeit von falschnegativen Enzymwerten bei pathologischer Pankreasfunktion vermag daher als alleiniges Kriterium zur Beurteilung des Werts der Stuhlenzymdiagnostik nicht restlos zu befriedigen. Die vorliegenden Unterlagen gestatten jedoch einige wichtige, zusätzliche Hinweise.

Zwischen duodenaler Bicarbonatsekretion und fäkaler Chymotrypsinaktivität besteht keine gute Korrelation außer in fortgeschrittenen Stadien von Pankreasinsuffizienz mit massiv eingeschränkter Bicarbonat- und Enzymsekretion. Die fäkale Chymotrypsinaktivität ist im vorliegenden Material bei isolierter duodenaler Enzymsekretionsstörung gleich stark und gleich häufig pathologisch vermindert wie bei Fällen mit mittelschwerer Pankreasinsuffizienz. Dieser Befund entspricht der Schwere der duodenalen Enzymsekretionsstörung, die für beide Gruppen ähnlich ist

Tabelle 18. *Korrelation zwischen Pankreozymin-Secretintest und Stuhlenzymaktivität bei den Fällen mit exokriner Pankreasinsuffizienz* (Gruppe I und II)

	Gruppe I	Gruppe II	Total	%
A. Schwere exokrine Pankreasinsuffizienz	(Fall	(Fall		
1. *Fäkale Chymotrypsinaktivität*	1—12)	1—9)		
1.1. Total der Fälle (resp. Untersuch.)	12	9 (10)	22	
1.2. Zahl d. Fälle mit Werten < 75 µg/g	10	10	20	95,5
1.3 Zahl d. Fälle mit Werten < 120 µg/g	1	—	1	
1.4. Zahl d. Fälle mit Werten > 120 µg/g	1	—	1	4,5
2. *Fäkale Trypsinaktivität*				
2.1. Total der Fälle (resp. Untersuch.)	12	9 (10)	22	
2.2. Zahl d. Fälle mit Werten < 20 µg/g	2	9	11	73
2.3. Zahl d. Fälle mit Werten < 30 µg/g	5	—	5	
2.4. Zahl d. Fälle mit Werten > 30 µg/g	5	1	6	27
B. Mittelschwere Pankreasinsuffizienz	(Fall	(Fall		
1. *Fäkale Chymotrypsinaktivität*	13—18)	10—12)		
1.1. Total der Fälle (resp. Untersuch.)	6	3 (4)	10	
1.2. Zahl d. Fälle mit Werten < 75 µg/g	3	3	6	80
1.3. Zahl d. Fälle mit Werten < 120 µg/g	1	1	2	
1.4. Zahl d. Fälle mit Werten > 120 µg/g	2	—	2	20
2. *Fäkale Trypsinaktivität*				
2.1. Total der Fälle (resp. Untersuch.)	6	3 (4)	10	
2.2. Zahl d. Fälle mit Werten < 20 µg/g	2	2	4	50
2.3. Zahl d. Fälle mit Werten < 30 µg/g	—	1	1	
2.4. Zahl d. Fälle mit Werten > 30 µg/g	4	1	5	50
C. Leichte Pankreasinsuffizienz		(Fall		
1. *Fäkale Chymotrypsinaktivität*		13—26)		
1.1. Total der Fälle (resp. Untersuch.)		14 (16)	16	
1.2. Zahl d. Fälle mit Werten < 75 µg/g		10	10	81
1.3. Zahl d. Fälle mit Werten < 120 µg/g		3	3	
1.4. Zahl d. Fälle mit Werten > 120 µg/g		3	3	19
2. *Fäkale Trypsinaktivität*				
2.1. Total der Fälle (resp. Untersuch.)		14 (16)	16	
2.2. Zahl d. Fälle mit Werten < 20 µg/g		11	11	75
2.3. Zahl d. Fälle mit Werten < 30 µg/g		1	1	
2.4. Zahl d. Fälle mit Werten > 30 µg/g		4	4	25
D. Fälle mit „Grenzbefunden" im	(Fall	(Fall		
Pankreozymin-Secretintest	16—20	27—35)		
1. *Fäkale Chymotrypsinaktivität*				
1.1. Total der Fälle	5	9	14	
1.2. Zahl d. Fälle mit Werten < 75 µg/g	4	3	7	71
1.3. Zahl d. Fälle mit Werten < 120 µg/g	—	3	3	
1.4. Zahl d. Fälle mit Werten > 120 µg/g	1	3	4	29
2. *Fäkale Trypsinaktivität*				
2.1. Total der Fälle	5	9	14	
2.2. Zahl d. Fälle mit Werten < 20 µg/g	1	2	3	42
2.3. Zahl d. Fälle mit Werten < 30 µg/g	1	2	3	
2.4. Zahl d. Fälle mit Werten > 30 µg/g	3	5	8	58

(s. Durchschnittswerte Tab. 13 und 14). Unsere bisherigen Resultate lassen somit vermuten, daß die fäkale Chymotrypsinaktivität auch für die Erfassung und Kontrolle der Mehrzahl der Fälle mit leichter exokriner Pankreasinsuffizienz diagnostisch wertvoll ist. Wegen der normalen duodenalen Bicarbonatsekretion sind diese Fälle mit dem einfachen Secretintest kaum zu erfassen. Die Korrelation zwischen duodenaler Bicarbonat- und Enzymsekretion einerseits und der fäkalen Chymotrypsinaktivität anderseits muß an einem größeren Material noch weiter abgeklärt werden.

Erwartungsgemäß nimmt die relative Häufigkeit von falschnegativen Stuhlchymotrypsinwerten mit abnehmender Schwere der exokrinen Pankreasinsuffizienz zu. Die gefundenen Durchschnittswerte der fäkalen Chymotrypsinaktivität bei den 3 Gruppen mit Pankreasinsuffizienz unterschiedlicher Schwere bilden einen Hinweis dafür, daß sich die Stuhlchymotrypsinkonzentrationen im allgemeinen graduell und größenordnungsmäßig proportional zur exokrinen Pankreasfunktion verändern. Die Stuhlchymotrypsinbestimmung bildet aus diesem Grunde ein wichtiges Kriterium, um den Schweregrad der Sekretionsstörung abzuschätzen. Bei schwerer exokriner Pankreasinsuffizienz ist die Enzymsekretion des Pankreas in einem Maße vermindert, daß eine normale fäkale Chymotrypsinausscheidung praktisch ausgeschlossen ist (Chymotrypsinaktivität meistens < 75 µg/g). Diese Ansicht wird gestützt durch die relativ geringe Streuung der fäkalen Chymotrypsinwerte in diesen Fällen bei wiederholten Bestimmungen über längere Zeit (s. Tab. 20 und 21 und Abb. 16). Bei Fällen mit mittelschwerer exokriner Sekretionsstörung infolge chronischer Pankreatitis oder Pankreasneoplasie ist die fäkale Chymotrypsinaktivität meistens mäßig bis stark vermindert (i. a. < 120 µg/g). In den restlichen Fällen mit anfänglich normalen oder subnormalen Stuhlchymotrypsinwerten besteht die Tendenz, daß diese Werte mit der progressiven Verschlechterung der Pankreasfunktion bei längerer Verlaufskontrolle in den pathologischen Bereich abfallen (s. S. 97ff. und Abb. 18).

Die Doppelkontrolle der exokrinen Pankreasfunktion durch Pankreozymin-Secretintest und Stuhlenzymaktivität erweist sich praktisch als sehr wertvoll. Das Resultat des Pankreozymin-Secretintests kann in gewissen Fällen infolge technischer Schwierigkeiten bei der Durchführung des Tests und bei „Grenzbefunden“ schwierig zu interpretieren sein. Besteht in solchen Fällen eine wesentliche Diskrepanz zwischen Pankreozymin-Secretintest und Stuhlenzymwerten, sollten beide Untersuchungen wiederholt werden.

Die Korrelation zwischen exokriner Pankreasfunktion und fäkaler Trypsinaktivität ist bei schwerer Pankreasinsuffizienz im allgemeinen befriedigend (Tab. 18). Bei mittel- bis leichtgradiger Funktionseinbuße nimmt dagegen die Häufigkeit der falschnegativen Trypsinwerte rasch zu (Tab. 18, B, C). Auf total 48 Pankreozymin-Secretintests wurden falschnegativ normale Trypsinwerte (> 30 µg/g) 15 mal beobachtet (31%). Auch quantitativ sind die fäkalen Trypsinaktivitäten bei Pankreasinsuffizienz relativ weniger stark betroffen. Tiefpathologische Chymotrypsinaktivitäten (< 75 µg/g) fanden sich z. B. in unserem Material 36 mal (75%), während tiefpathologische Trypsinwerte (< 20 µg/g) 26 mal (54%) vorkamen. Der Abfall der fäkalen Trypsinkonzentration erfolgt bei progredienter Pankreasschädigung scheinbar verzögert gegenüber der Chymotrypsinaktivität (siehe z. B. Abb. 18, 19). Das *Verhältnis zwischen Trypsin- und Chymotrypsinaktivität* ergibt somit ein weiteres Kriterium, um den Schweregrad der Pankreasinsuffizienz abzuschätzen. Bei schwerer exokriner Pankreasinsuffizienz ist eine gleichzeitige Reduktion beider Enzymaktivitäten zu erwarten, bei mittelschwerer Funktionseinbuße kann dagegen unter Umständen die Trypsinaktivität noch im Normbereich liegen. Die Dissoziation der fäkalen Enzymaktivitäten bei Pankreasinsuffizienz scheint gewisse Parallelen aufzuweisen zur entsprechenden duodenalen Enzymdissoziation, die gekennzeichnet ist durch eine relativ häufigere und stärkere Verminderung der Chymotrypsin- gegenüber der Trypsinausscheidung bei leichter bis mittelschwerer Pankreasfunktionsstörung (S. 78).

Die Schätzung der Häufigkeit von falschpositiv erniedrigten Stuhlenzymaktivitäten anhand des untersuchten Krankenmaterials mit praktisch normalem Pankreozymin-Secretintest (Tab. 19) ist aus verschiedenen Gründen nur bedingt möglich. 1. Die Gruppe der Fälle mit „normalem" Pankreozymin-Secretintest ist klinisch sehr heterogen zusammengesetzt. Nur etwa 50% der Fälle können als eigentliche Kontrollpersonen betrachtet werden (Tab. 12 u. 17), während die andere Hälfte der Fälle, die als einzigen gemeinsamen Nenner eine praktisch normale Pankreasfunktion aufweisen, an verschiedenen organischen Magen-Darm-Affektionen leidet. Bei einem Teil dieser Leiden ist ein gehäuftes Auftreten von falschpositiven Stuhlenzymresultaten zu beobachten [z. B. Durchfall-Leiden (S. 144)]. 2. Die relative Häufigkeit von falschpositiven Resultaten in den beiden Gruppen ist ferner z. T. eine Selektionsfolge, bedingt durch die Auswahl dieser Fälle für den Pankreozymin-Secretintest auf Grund der erniedrigten Stuhlenzymaktivitäten. Auf Grund der bisherigen Ergebnisse wurde in letzter Zeit bei einer großen Zahl von Fällen mit normaler Stuhlenzymaktivität auf die Durchführung eines Pankreozymin-Secretintests verzichtet. 3. Im weiteren finden sich in den beiden Gruppen eine Reihe von Fällen mit „Grenzbefunden" im Pankreozymin-Secretintest (z. B. Fälle der Gruppe I, Untergruppe B resp. Fälle der Gruppe II, Untergruppe C). 4. Das ganze Problem der falschpositiven und falschnegativen Stuhlenzymwerte ist zudem eng gekoppelt mit der empirisch erfolgten Festsetzung der Normwerte für fäkale Chymotrypsin- resp. Trypsinaktivität. Die von Haverback et al. empfohlene untere

Tabelle 19. *Korrelation zwischen Pankreozymin-Secretintest und Stuhlenzymaktivität bei Fällen mit normaler exokriner Pankreasfunktion* (Gruppe I und II)

	Gruppe I	Gruppe II	Total	%
A. Hochnormale Pankreasfunktion				
1. *Fäkale Chymotrypsinaktivität*				
1.1. Total der Fälle	29	29	58	
1.2. Zahl d. Fälle mit Werten < 75 µg/g	2	2	4	7 } 16
1.3. Zahl d. Fälle mit Werten < 120 µg/g	2	3	5	9 }
1.4. Zahl d. Fälle mit Werten > 120 µg/g	25	24	49	84
2. *Fäkale Trypsinaktivität*				
2.1. Total der Fälle	28	29	57	
2.2. Zahl d. Fälle mit Werten < 20 µg/g	4	6	10	18 } 34
2.3. Zahl d. Fälle mit Werten < 30 µg/g	3	6	9	16 }
2.4. Zahl d. Fälle mit Werten > 30 µg/g	21	17	38	66
B. Normale Pankreasfunktion				
1. *Fäkale Chymotrypsinaktivität*				
1.1. Total der Fälle	53	45	98	
1.2. Zahl d. Fälle mit Werten < 75 µg/g	5	6	11	11 } 32
1.3. Zahl d. Fälle mit Werten < 120 µg/g	9	12	21	21 }
1.4. Zahl d. Fälle mit Werten > 120 µg/g	39	27	66	68
2. *Fäkale Trypsinaktivität*				
2.1. Total der Fälle	52	45	97	
2.2. Zahl d. Fälle mit Werten < 20 µg/g	12	10	22	23 } 34
2.3. Zahl d. Fälle mit Werten < 30 µg/g	4	7	11	11 }
2.4. Zahl d. Fälle mit Werten > 30 µg/g	36	28	64	66
C. Fragl. normale Pankreasfunktion				
1. *Fäkale Chymotrypsinaktivität*				
1.1. Total der Fälle		28	28	
1.2. Zahl d. Fälle mit Werten < 75 µg/g		4	4	14 } 50
1.3. Zahl d. Fälle mit Werten < 120 µg/g		10	10	36 }
1.4. Zahl d. Fälle mit Werten > 120 µg/g		14	14	50
2. *Fäkale Trypsinaktivität*				
2.1. Total der Fälle		27	27	
2.2. Zahl d. Fälle mit Werten < 20 µg/g		13	13	48 } 59
2.3. Zahl d. Fälle mit Werten < 30 µg/g		3	3	11 }
2.4. Zahl d. Fälle mit Werten > 30 µg/g		11	11	41

Normgrenze für Chymotrypsin von 75 µg/g hat den Vorteil, daß die Zahl der falschpositiven Resultate bei „normalen“ Kontrollen relativ niedrig bleibt (z. B. in Tab. 19: Untergruppe A: 7%, Untergruppe B: 11%, Untergruppe C: 14%). Nach unserer Erfahrung fallen bei dieser tiefen unteren Normgrenze auch zahlreiche Fälle mit mittel- bis leichtgradiger exokriner Pankreasinsuffizienz als „normal“ heraus. Die Heraufsetzung der unteren Normgrenze auf 120 µg/g bedingt umgekehrt eine relative Häufung von falschpositiven Resultaten, die aber unseres Erachtens nicht schwer ins Gewicht fällt, wenn die bekannten Leiden mit gehäuft falschpositiven Werten ausgeklammert werden.

Die Zusammenstellung unserer Fälle mit „normalem“ Pankreozymin-Secretintest (Tab. 19) gestattet daher keine sicheren Rückschlüsse auf die Korrelation zwischen Pankreozymin-Secretintest und Stuhlenzymaktivität bei „normalen“ Kontrollpersonen. Die in der früheren Zusammenstellung von 100 pankreasgesunden Kontrollfällen (Abb. 2 u. 3) verzeichnete Häufigkeit der falschpositiven Stuhlchymotrypsinwerte von etwa 10% resp. der entsprechenden Trypsinwerte von etwa 20% dürfte der Wirklichkeit näher liegen.

Unsere bisherigen Untersuchungen bei pankreasgesunden Kontrollpersonen und bei Fällen mit exokriner Pankreasinsuffizienz unterschiedlicher Intensität zeigen, daß *der diagnostische Wert der fäkalen Enzymdiagnostik vor allem darin liegt*, daß

1. die Mehrzahl der Fälle mit schwerer bis mittelschwerer exokriner Pankreasinsuffizienz damit erfaßt werden (fast alle Fälle von funktionell manifesten chronischen Pankreatitiden und Pankreascarcinomen),

2. die Stuhlenzymaktivität ein Hilfsmittel darstellt zur Abschätzung des Schweregrades der Pankreasinsuffizienz und gleichzeitig eine Kontrolle der Resultate des Pankreozymin-Secretintests ermöglicht,

3. Fälle mit Pankreasinsuffizienz auf einfache Weise über längere Zeit durch wiederholte Bestimmungen der fäkalen Enzymaktivität nachkontrolliert werden können und

4. eine große Zahl von Fällen mit klinischem Verdacht auf Pankreasaffektion auf Grund der normalen Stuhlenzymaktivität von der weiteren Abklärung mittels des aufwendigen Pankreozymin-Secretintests ausgeschlossen werden kann.

Die Stuhlenzymmethode ist jedoch ein diagnostisches Hilfsmittel, das wegen der falschpositiven und falschnegativen Resultate nur in Kombination mit dem Pankreozymin-Secretintest sinnvoll angewendet werden kann.

VI. Die Resultate der Pankreasfunktionsdiagnostik bei Pankreas-Carcinom und bei Pankreatitis

1. Beziehungen zwischen Klinik, Funktion und Morphologie bei Pankreasaffektionen im allgemeinen

Die Beziehungen zwischen Klinik, Funktion und Morphologie bei Pankreasaffektionen sind dominiert durch eine große Unbekannte, die Morphologie. Die Pankreasdiagnostik befindet sich noch heute wegen des praktisch vollständigen Fehlens geeigneter, zuverlässiger und einfacher Methoden zur Erfassung des strukturellen Aufbaus des Pankreas in einem, relativ zu den anderen Wissenszweigen der Gastroenterologie, „prähistorischen" Zustand, wie z. B. die Hepatologie vor Einführung der Leberbiopsie, Laparoskopie und der radiologischen Untersuchungsmethoden, oder die Dünndarmdiagnostik vor der Anwendung von Radiologie und Dünndarmbiopsie. Im weiteren hilft die Klinik (Anamnese und physikalischer Befund) bei der Interpretation der meisten Pankreasaffektionen nicht viel weiter, so daß die Pankreasdiagnostik praktisch ausschließlich auf Funktionsprüfungen basiert. Diese Situation ist aus verschiedenen Gründen unbefriedigend:

1. Eine exokrine Pankreasinsuffizienz ist zwar ein wichtiger Hinweis auf eine organische Pankreasaffektion, ein normaler Pankreozymin-Secretintest schließt jedoch das Vorliegen einer organischen Pankreasaffektion nicht aus (z. B. funktionell nicht manifeste, beginnende neoplastische oder chronisch-entzündliche Prozesse).

2. Die funktionellen Ausfallerscheinungen gestatten keine sicheren Rückschlüsse auf die Art der morphologischen Veränderungen (Tumor oder Entzündung), und umgekehrt kann von morphologisch festgestellten Läsionen nicht mit Sicherheit auf die dadurch bedingten funktionellen Ausfälle geschlossen werden.

3. Die Serum- (Urin-)enzymdiagnostik hat ihre bekannten Grenzen [*29*, *73*, *96*, *133*, *191*], und der Pankreozymin-Secretintest stellt sehr hohe personelle und technische Ansprüche, so daß dieser Test bisher nur an wenigen Zentren ausgeführt wird.

Die Manifestationen der Pankreasaffektionen können vom diagnostischen Standpunkt aus unter folgenden 3 hauptsächlichen Aspekten betrachtet werden: a) dem klinischen, b) dem funktionellen (Serumenzymdiagnostik, exokrine und endokrine Pankreasfunktion und c) dem morphologischen Aspekt. Zwischen dem Auftreten von morphologischen Veränderungen und den klinischen resp. funktionellen Manifestationen besteht, vor allem bei chronischen Pankreasaffektionen, in der Regel ein zeitliches Intervall von unterschiedlicher Länge. Dieser Umstand verunmöglicht häufig die sichere Erfassung von Pankreasaffektionen auf Grund einer einmaligen klinischen und funktionellen

Abklärung ohne gleichzeitige morphologische Objektivierung. In der Pankreasfunktionsdiagnostik muß daher in gewissen Fällen der Zeitfaktor als wichtiges zusätzliches Element mitberücksichtigt werden (Abb. 15). Bei perakuter Pankreatitis resp. chronisch fortgeschrittenen Pankreaserkrankungen decken sich klinisch-funktioneller und morphologischer Aspekt praktisch vollständig, so daß von den klinischen Symptomen und entsprechenden Funktionsprüfungsergebnissen mit großer Wahrscheinlichkeit

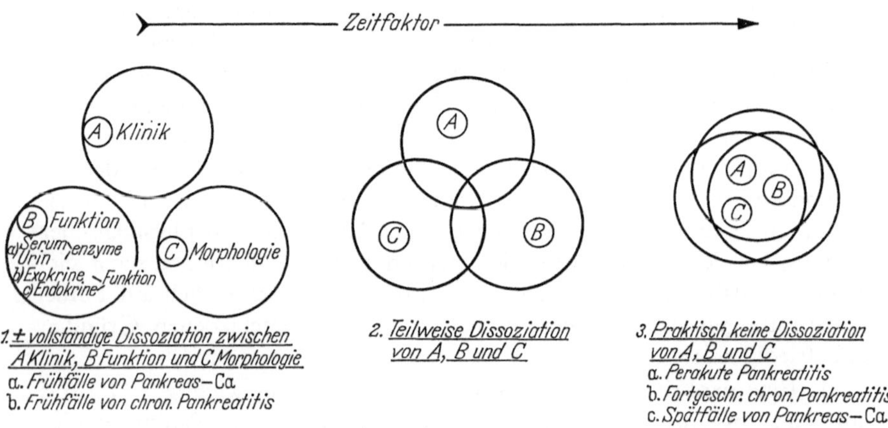

Abb. 15. Beziehungen der 3 diagnostischen Hauptaspekte der Pankreasaffektionen in Abhängigkeit vom Zeitfaktor. *Links außen:* Bei Frühfällen oder umschriebenen Läsionen von chronischen Pankreatopathien (Pankreatitis oder Carcinom) fehlen oft klinische oder funktionelle Erscheinungen: vollständige Dissoziation zwischen Klinik, Funktion und Morphologie. *Mitte:* Chronische Pankreatitis resp. Pankreascarcinom führen jedoch zu progressiver Parenchymzerstörung und bedingen daher im Verlauf der Zeit funktionelle Ausfallserscheinungen und teilweise klinische Symptome. Auch ohne morphologischen Beweis kann daher jede chronische Pankreatopathie durch den Nachweis der im Verlauf auftretenden, progressiven Funktionseinschränkung diagnostiziert werden. *Rechts außen:* Bei fortgeschrittenen chronischen Pankreatopathien und bei perakuter Pankreatitis finden sich i. a. charakteristische klinische Symptome und Funktionsausfälle, die Rückschlüsse auf das morphologische Substrat erlauben: keine Dissoziation zwischen Klinik, Funktion und Morphologie

auf das dem Prozeß zugrunde liegende morphologische Substrat geschlossen werden kann. Bei subakut-chronischen Pankreasaffektionen im Frühstadium besteht anderseits in den meisten Fällen eine vollständige Dissoziation der drei Hauptaspekte. In diese Gruppe gehören z. B. Fälle, die klinisch-funktionell „stumm" verlaufen und die bei Operation oder Autopsie als Zufallsbefund eine organische Pankreasaffektion aufweisen [*17*, *29*, *88*, *93*, *96*, *127*, *171*, *173*]. Zwischen diesen beiden Extremen bestehen fließende Übergänge, wie wir dies in Abb. 15 schematisch darzustellen versuchten. *Nun ist aber bekannt, daß subakut-chronische Pankreasaffektionen i. a. mit einer progressiven Destruktion des Pankreasparenchyms (resp. zunehmenden Funktionseinschränkung) und Obstruktion des Pankreasgangsystems einhergehen [29, 82, 96, 128, 219], (chronische Pankreatitis und Pankreas-Ca). Jede chronische Pankreasaffektion führt daher mit der Zeit zu funktionellen (± klinischen) Manifestationen. Auch ohne morphologische Untersuchung muß es aus diesem Grunde möglich sein, durch eine engmaschige Verlaufskontrolle in der Mehrzahl der Fälle zu einer sicheren Diagnose zu gelangen.*

Als zusätzlicher Faktor, der in Abb. 15 unberücksichtigt blieb, ist die Ätiologie zu erwähnen. Das in den letzten Jahren angesammelte Wissen über die zahlreichen möglichen auslösenden Ursachen entzündlicher Pankreasaffektionen [*57, 63, 73, 107, 177, 219*] bildet eine zunehmend breitere Basis, die bei der Interpretation von Pankreasaffektionen mithelfen kann. Der ätiologische Aspekt der Pankreatitis auf, den wir hier nicht näher eintreten, bietet anderseits noch viele Probleme, die der Abklärung harren.

Die Pankreasfunktionsdiagnostik ist im Rahmen dieser bekannten Grenzen einzusetzen und zu beurteilen. *In den folgenden beiden Kapiteln wollen wir die Funktionsdiagnostik in Beziehung zum klinisch-morphologischen Aspekt unserer Fälle diskutieren.* Das Krankengut dieser Kapitel ist wesentlich größer als im Kapitel V, da in vielen Fällen mit z. T. morphologisch gesicherter Diagnose nur die Stuhlenzymbestimmung, nicht aber der Pankreozymin-Secretintest ausgeführt wurde.

2. Befunde bei Pankreas-Carcinom

In den letzten $3^1/_2$ Jahren konnten wir bei 14 Fällen mit histologisch gesichertem Pankreaskopf-Carcinom (13 Adenocarcinome des Pankreaskopfes, davon 1 Fall mit Stat. nach Whipplescher Operation, 1 Fall mit Papillen-Ca) die Stuhlenzyme bestimmen. 8/14 Fälle wurden zusätzlich mittels des Pankreozymin-Secretintests untersucht [*81 b*]. Einige wesentliche klinische Angaben, die Resultate des Pankreozymin-Secretintests und der Stuhlenzymbestimmung sind in Tab. 20 aufgeführt. 3/8 Fälle (Fall 1–3) wiesen einen vollständig normalen Pankreozymin-Secretintest auf, und die total 5 präoperativen Stuhlchymotrypsinbestimmungen ergaben normale Werte [Mittelwert 211 μg/g (134–300)]. Die restlichen 11 Patienten zeigten konstant pathologisch erniedrigte Stuhlenzymaktivitäten [Mittelwert der präoperativen Chymotrypsinwerte 31 μg/g (4–85), Trypsinwerte 15,6 μg/g (3–71)]. Die Patientin (Fall 4) mit Papillen-Ca wies bei isoliertem Enzymmangel im Pankreozymin-Secretintest (Typ I von Lagerlöf) die höchsten fäkalen Chymotrypsinwerte auf (85 μg/g). (Beziehungen von Verschlußikterus und Stuhlenzymaktivität siehe auch S. 132 u. S. 140.)

Tabelle 20. *Klinisch-funktionelle Befunde bei 14 Pat. mit Pankreaskopf-Carcinom*

Fall-Nr.	Name	Alter	Geschlecht	Art und Dauer der klin. Symptome	Resultate des Pankreozymin-Secretintest: Post-Secr. (60′) Vol. (ml/kg)	Post-Secr. (60′) Max. HCO_3^--konz. (maeq/l)	Post-Pankreozymin (20′) Amylase (SE)	Post-Pankreozymin (20′) Chy-motr. (mg)	Post-Pankreozymin (20′) Tryps. (mg)	Datum von: P-S-test	Datum von: Op.	Datum von: Stuhlanalyse	Stuhlenzyme: Chymo-trypsin (µg/g)	Stuhlenzyme: Trypsin (µg/g)
1	Ku. R.	67	m	Ab 24.10. epigastr. Schmerz, Ikterus ↑ Inappetenz	2,6	101	95500	37,0	—	4.11. 1965	19.11. (palliat.)	11.11.65 20.1.66	245 (1) 392 (2)	72 (1) 77 (1)
2	La. K.	69	m	Ab Mitte Aug. 64 Meteorismus, Inapp., Gew. ↓, ∅ Ikt., ∅ Schm.	1,9	100	139800	64,4	55,2	21.1. 1965	19.2. (palliat.)	19.12.64 19.1.65	164 (1) 300 (2)	 58 (2)
3	Ma. J.	60	m	Ab Nov. 63 epigastr. Schmerzen, Meteorism. Gew. ↓, März 64 Ikterus ↑	2.3	103	120400	—	—	16.4. 1964	26.4. (palliat.)	23.4.64	134 (1)	11 (1)
4	Och. M. Papillen-Ca) (Tab. 14, Nr. 20)	52	w	Ab Ende Sept. 65 Juckreiz, ↑ Ikt., Gew. verlust-Inapp., ∅ Schmerz	0,6	97	4300	1,2	2,2	21.10. 1965	27.10. (radikal)	20.10.65 20.1.66	85 (2) 79 (2)	14 (1) 355 (1)
5	Ro. H. (Tab. 13, Nr. 4)	74	m	Ab anfangs Juni 65 Ikt. ↑, Gew. ↓, ∅ Schmerz	0,3 0,15	26 12	496 0	0,2 0	0,3 0	13.5. 17.9. 1965	31.5. (palliat.)	12.5.65 17.9.	6 (2) 6 (2)	9 (1) 12 (1)
6	Schw. E. (Tab. 13, Nr. 5)	74	w	Nov. 64 Rückenschmerz., ab 14.3.65 Ikterus ↑	0,3	25	20	0	0,01	24.3. 1965	7.4. (palliat.)	22.3.65 29.3. 5.5.	29 (2) 14 (1) 5 (1)	10 (1) 6 (1) 5 (1)
7	Weg. W. (Tab. 9, Nr. 8)	46	m	Ab Mitte Mai 63 epig. Druckgefühl, Gew. ↓, ab 1.8.63 Ikterus ↑	1,5	37	1700	—	—	29.8. 1963	14.8. (palliat.)	5.9.63	26 (2)	20 (2)

Tabelle 20 (Fortsetzung)

Fall-Nr.	Name	Alter	Geschlecht	Art und Dauer der klin. Symptome	Resultate des Pankreozymin-Secretintest: Post-Secr. (60′) Vol. (ml/kg)	Post-Secr. (60′) Max. HCO_3^--konz. (maeq/l)	Post-Pankreozymin (20′) Amylase (SE)	Post-Pankreozymin (20′) Chy-motr. (mg)	Post-Pankreozymin (20′) Tryps. (mg)	Datum von: P-S-test	Datum von: Op.	Datum von: Stuhlanalyse	Stuhlenzyme: Chymo-trypsin (µg/g)	Stuhlenzyme: Trypsin (µg/g)
8	We. K. (Tab. 13, Nr. 8)	77	m	Seit Mai 65 Schwäche ↑, seit Mitte Aug. 65 Ikt. ↑, ∅ Schmerz	0,2	30	10200	2,4	3,1	27.8. 1965	6. 9. (palliat.)	26.8.65	27 (2)	5 (1)
9	Ba. Ph.	80	m	Ab Ende Okt. 63 Ikterus ↑	—	—	—	—	—	—	24.12.63 (palliat.)	16.12.63	45 (1)	12 (1)
10	Fl. R.	55	m	Ab Ende Mai 64 Ikt., ↑ Pruritus, ∅ Schmerzen	—	—	—	—	—	—	6.7.64 (palliat.)	29.6.64 12.10.64	10 (1) 8 (2)	11 (1) 7 (2)
11	Kä. W.	55	m	Ab Mai 64 unkl. Abd.-Schmerzen, Sept. 64 Fieber, Probelap., Biopsie: „Chron., Pankr.“, Ende Dez. 64 Ikterus ↑	—	—	—	—	—	—	25.1.65 Ca !	16.1.65	38 (2)	15 (2)
12	Ra. A.	72	m	Febr. 65 Ikterus, Gew. ↓, AZ ↓	—	—	—	—	—	—	27.3.65 (Sektion)	11.3.65	52 (2)	71 (1)
13	Sch. O.	64	m	Ab Sept. 65 Ikt., ↑ Pruritus, Gew. ↓	—	—	—	—	—	—	3.10.65	1.10.65	4 (1)	3 (1)
14	Si. O.	60	m	Ende Jan. 62 Oberbauchschmerz, dann Ikterus ↑	—	—	—	—	—	—	15.3.62	17.2.64	41 (1)	3 (1)
	Durchschnittswert der präoperativen Enzymaktivität der Fälle 4—13												31 µg/g (4—85)	15,6 µg/g (3—71)

Bei Fall 1 mit normaler präoperativer Pankreasfunktion fielen die Stuhlenzymwerte 2 Monate nach Palliativoperation weiterhin normal aus (Chymotrypsin 392 µg/g, Trypsin 77 µg/g). Bei Fall 4 und 14 ergab die Stuhlchymotrypsinaktivität 3 Monate resp. 2 Jahre nach Radikaloperation pathologisch erniedrigte Werte. Der hochnormale fäkale postoperative Trypsinwert von 355 µg/g bei Fall 4 ist evtl. ein Hinweis für die beginnende Restitution der Pankreasfunktion. Die postoperativen Enzymaktivitäten bei den 4 palliativ operierten Fällen (Fall 5, 6, 7, 10) verblieben erwartungsgemäß tiefpathologisch [Mittelwert der Chymotrypsinaktivität: 27,5 µg/g (5–79)].

Das Resultat des Pankreozymin-Secretintests beim Pankreascarcinom hängt ab von der Größe und Lage des Tumors in bezug auf das Ausführungsgangsystem. Da nach anatomischen Studien in etwa 50% aller Menschen ein funktionstüchtiger Ductus accessorius Santorini bestehen soll [*56*, *118*, *144*, *148*], kann in solchen Fällen bei kompletem Verschluß des Ductus pancreaticus major (Wirsungi) im Pankreaskopfbereich der Ductus Santorini als „Sicherheitsventil" funktionieren und einen Abfluß für das restliche Pankreasgewebe sicherstellen. In solchen Situationen, wie auch in Fällen mit kleinen Tumoren, die primär von den Azinizellen ausgehen und erst sekundär auf das Gangsystem übergreifen oder bei umschriebenen Tumoren im Bereich von Pankreaskörper und -schwanz, ist ein normales Resultat des Pankreozymin-Secretintests zu erwarten [*81b*]. Diese durch die Pankreasstruktur bedingten Grenzen machen sich diagnostisch besonders schwerwiegend bemerkbar, da der Pankreozymin-Secretintest vorläufig praktisch das einzige Hilfsmittel für die frühzeitige Erfassung des Pankreascarcinoms darstellt, während bei den anderen Organen die Tumordiagnostik bekanntlich primär auf Methoden basieren kann, die die Strukturveränderungen erfassen (v. a. Palpation, Radiologie, Biopsie und Skopiemethoden). Eine Verbesserung der Tumordiagnostik soll die Cytologie des Pankreassaftes in Kombination mit dem Pankreozymin-Secretintest ermöglichen [*184*, *209*, *271*], eine Methode, mit der wir bisher noch keine praktischen Erfahrungen sammeln konnten.

Die hohe Versagerquote des Pankreozymin-Secretintests bei der Erfassung des Pankreaskopfcarcinoms in unserem Material (3/8 Fällen, d. h. etwa 30%) kann nicht verallgemeinert werden und ist vorwiegend dem Umstand zuzuschreiben, daß viele diagnostisch eindeutige Fälle mit Pankreaskopfcarcinom direkt auf die Chirurgie gelangen, während nur eine Selektion von diagnostisch schwierigen Fällen dem Internisten zugewiesen werden.

Dreiling et al. verfügen über die größte Erfahrung mit dem Secretintest bei Pankreascarcinomen. In einer neuesten Publikation [*72*] berichtet diese Forschergruppe über ihre Untersuchungsresultate bei 309 Fällen mit Pankreascarcinom, von denen 204 im Pankreaskopfbereich, 76 im

Corpus und 29 im Pankreasschwanz lokalisiert waren. Bei den 204 Fällen mit Pankreaskopf-Carcinom wurde der Secretintest und bei 56 dieser Patienten der kombinierte Pankreozymin-Secretintest ausgeführt. Die statistische Analyse der Resultate in dieser Gruppe ergab ausschließlich eine deutliche Verminderung der Mittelwerte des Totalvolumens, während die entsprechenden Mittelwerte der maximalen Bicarbonatkonzentration und der Amylaseausscheidung gegenüber der Norm praktisch unauffällig ausfielen unabhängig von der Art der Stimulation (Secretin resp. Pankreozymin-Secretin). Die Resultate dieses sehr großen Krankengutes scheinen die bereits früher von Dreiling et al. [*66*] aufgestellte These zu belegen, daß das Resultat des Secretin- resp. Pankreozymin-Secretintests bei Pankreasmalignomen gekennzeichnet ist durch eine sog. quantitative Sekretionsstörung, d. h. eine isolierte Verminderung des Totalvolumens bei normaler Bicarbonat- und Amylasesekretion. Im Gegensatz dazu spricht Dreiling et al. von einem qualitativen Defizit bei chronischer Pankreatitis (d. h. normales Volumen, Verminderung der Bicarbonat- resp. Amylasekonzentration und -ausscheidung). Diese Ansicht ist in neuester Zeit von verschiedenen Autoren in Frage gestellt worden [*36*, *42a*, *92*, *164*, *195*, *275*] und läßt sich auch auf Grund unserer beschränkten Erfahrung nicht bestätigen (Verminderung des Volumens unter 1,0 ml in nur 4/8 unserer Carcinomfälle). Im Prinzip scheint es richtig, daß bei Tumoren primär das obstruktive, bei chronischer Pankreatitis dagegen das destruktive Element überwiegt. Die These vom quantitativen und qualitativen Defizit ist aber wahrscheinlich nur vom theoretisch-statistischen Standpunkt aus richtig. In der Praxis sind die Überschneidungen zwischen reinem quantitativen und qualitativen Defizit bei Pankreascarcinom resp. chronischer Pankreatitis derart groß, daß diese mehr theoretische Unterscheidung bei der Interpretation der Befunde im Einzelfall diagnostisch meistens nicht weiterhilft [*36*, *81b*, *92*, *195*].

Entgegen den Ansichten von Dreiling *et al. steht in unserem Material in der Mehrzahl der Fälle von Pankreaskopfcarcinom eine Störung der Bicarbonat- und Enzymsekretion im Vordergrund.* In allen 5 funktionell manifesten Pankreaskopfcarcinomen war die duodenale Enzymkonzentration und -ausscheidung von Amylase, Chymotrypsin und Trypsin nach Pankreozyminreiz vermindert, und die maximale Bicarbonatkonzentration nach Secretin zeigte pathologische Werte in 4/5 dieser Fälle. Burton et al. fanden in 15/17 Fällen mit Pankreascarcinom eine Verminderung der duodenalen Enzymausscheidung nach Pankreozymin und in 12/17 eine Abnahme der maximalen Bicarbonatkonzentration nach Secretin. Lundh et al. [*163*] konnten mit ihrer Methode (fraktionierte Duodenalsaftuntersuchung nach Testmahlzeit) gleichfalls in allen 11 Fällen von Carcinomen im Pankreaskopf- resp. -corpusbereich tiefpathologische duodenale Trypsinwerte nachweisen, und McGowan et al. [*174*] berichteten über 6 Fälle mit Pankreascarcinom, die alle tiefpathologische fäkale „Trypsin"werte zeigten. Die konstant pathologisch verminderte Stuhlchymotrypsinaktivität bei unsern 11 funktionell manifesten Pankreascarcinomen bestätigt in Übereinstimmung mit neuesten Arbeiten den diagnostischen Wert der duodenalen resp. fäkalen Enzymdiagnostik für die Erfassung von Pankreaskopfcarcinomen [*42a*, *81b*, *111a*].

In der Differentialdiagnose des Verschlußikterus kommt dem Pankreozymin-Secretintest für die Lokalisierung des Abflußhindernis (Pankreaskopfcarcinom vs. Gallengangsobstruktion durch Stein oder Tumor) große praktische Bedeutung zu (S. 142).

3. Befunde bei entzündlichen Pankreasaffektionen

a) Bemerkungen zur Definition und Klassifikation der Pankreatitis

α) *Probleme der Definition der chronischen Pankreatitis*

In der Literatur bestehen stark divergierende Ansichten über die Definition der chronischen Pankreatitis und deren Abgrenzung von den übrigen entzündlichen Pankreasaffektionen. Für den Kliniker resultiert daraus ein großes Dilemma, das PERRIER kürzlich treffend mit den Worten umschrieb: "chronic pancreatitis means many things to many people" [*196*]. Hauptursache der Schwierigkeiten einer klaren Definition ist die eingangs erörterte Dissoziation der 3 diagnostischen Hauptaspekte bei subakut-chronischer Pankreatitis im Frühstadium und das Unvermögen, mit einfachen diagnostischen Hilfsmitteln die Strukturveränderungen des Pankreas zu erfassen. Der ursprünglich von COMFORT et al. [*47*] geprägte Begriff der chronisch-rezidivierenden Pankreatitis ist bei Anwendung von ausschließlich klinischen Kriterien (rezidivierende Schübe von akuter Pankreatitis) ohne Berücksichtigung von Funktion und Morphologie für den Kliniker heute ebenso wenig haltbar, wie die in der Pathologie vielerorts übliche Diagnose der chronischen Pankreatitis auf Grund von geringen interstitiellen entzündlichen Veränderungen unter Vernachlässigung von Klinik und Funktion („functio laesa!").

Die Einstellung der Kliniker gegenüber diesem vieldiskutierten Problem ist gekennzeichnet durch zwei extreme Standpunkte. Eine Gruppe von Untersuchern fordert für die Diagnose einer chronischen Pankreatitis entweder einen bioptisch-histologischen Beweis oder den eindeutigen radiologischen Nachweis von Pankreasverkalkungen [*66*, *177*, *211*, *219*]. Die zweite große Gruppe von „Extremisten" diagnostiziert eine chronische Pankreatitis auf Grund der Kombination von wenigen klinisch-funktionellen Kriterien, wie z. B. ungeklärter, linksseitiger Oberbauchschmerz über längere Zeit bei chronischem Äthylismus resp. Cholecystopathie mit geringgradigen Serumenzymveränderungen. Die Kriterien der ersten Gruppe verunmöglichen das Stellen einer Diagnose in fast allen Fällen, bei denen keine Indikation zur Laparotomie vorliegt. Ferner ist der diagnostische Aussagewert einer Pankreasbiopsie, die übrigens nicht ganz ungefährlich ist [*35*, *225*, *241*], umstritten, da die morphologischen Veränderungen der chronischen Pankreatitis zu Beginn häufig herdförmig sind [*35*, *74*, *128*, *192*, *220*], und weil die bioptische Diagnose einer chronischen Pankreatitis das Vorliegen eines kleinen Carcinoms im Papillenbereich nicht ausschließt (z. B. Tab. 20, Fall 11 [*28*, *34*]). Anderseits liefern die von der zweiten Gruppe angewandten Kriterien höchstens einen Hinweis, sind aber ungenügend, um eine chronische Pankreatitis zu diagnostizieren. Die verwirrenden, widersprüchlichen Angaben in der Literatur über Klinik, Biochemie, Häufigkeit und Ursache der chronischen Pankreatitis sind zu einem großen Teil bedingt durch die Vielzahl von unkritisch gestellten „Verlegenheitsdiagnosen".

β) Grundlagen der Klassifikation der entzündlichen Pankreasleiden

Verschiedene Experten und Expertengruppen haben sich in den letzten Jahren bemüht, die entzündlichen Pankreasleiden nach einheitlichen und praktisch brauchbaren Gesichtspunkten zu klassifizieren [*36*, *73*, *96*, *140*, *191*, *192*]. Der 1963 am Pankreas-Symposium in Marseilles unternommene Versuch, die Gesamtheit der klinischen, funktionellen und morphologischen Aspekte bei der Definition der Pankreatitis mitzuberücksichtigen, scheint mindestens für den momentanen Stand unserer Kenntnisse und unserer diagnostischen Möglichkeiten ein vielversprechender Anfang, auf internationaler Ebene eine Ordnung der Nomenklatur herbeizuführen. In dieser von Experten aus 7 verschiedenen europäischen Ländern einstimmig angenommenen Definition, die auch von Bockus in der neuen Auflage seines Buches übernommen wurde [*29*], werden folgende 4 Gruppen unterschieden:

1. Akute Pankreatitis.
2. Rezidivierende, akute Pankreatitis.

Bei diesen beiden akuten Formen erfolgt eine klinische und biologische Restitution, sobald die auslösende Ursache (z. B. Cholelithiasis) ausgeschaltet ist. Der Übergang einer akuten in eine chronische Pankreatitis ist ungewöhnlich, doch nicht ausgeschlossen.

3. Chronisch-rezidivierende Pankreatitis, definiert als chronische Pankreatitis mit akuten Exacerbationen.
4. Chronische Pankreatitis.

Bei diesen beiden Formen bleibt eine Pankreasschädigung, selbst nach Ausschaltung der primär auslösenden Ursache oder Faktoren (z. B. Äthylismus), zurück, die entweder pathologisch-anatomisch oder funktionell faßbar ist. Eine chronische Pankreatitis kann die Folge einer chronisch-rezidivierenden Pankreatitis sein oder kann sich von Beginn an als chronische Pankreatitis entwickeln. Gelegentlich kann sie aus einer akuten Pankreatitis entstehen. Die Unterscheidung zwischen der Gruppe 3 und 4 erfolgt auf Grund klinischer und nicht morphologischer Kriterien.

Diese Definition bildet eine gute Basis für die Einteilung entzündlicher Pankreasaffektionen. Vom praktischen klinischen Standpunkt aus möchten wir den Zeitfaktor in der Definition mitberücksichtigt sehen. Die Progression resp. Regression der klinisch-funktionellen Befunde kann die definitive Interpretation entzündlicher Pankreasaffektionen gestatten, die morphologisch nicht objektiviert sind. Bei morphologisch gesicherter chronischer Pankreatitis wird in Frühstadien gelegentlich eine normale oder nur geringgradig gestörte exokrine Pankreasfunktion beobachtet (z. B. Gruppe II, Fall 13 und Tab. 21, Fall 16). Im großen Krankengut von Dreiling et al. [*72*] soll eine solche Dissoziation zwischen Morphologie und Funktion in 3–5% der Fälle zu beobachten sein, und Marks et al. [*169*] fanden unter 34 verkalkenden, chronischen Pankreatitiden einen Fall mit normaler Pankreasfunktion. Diese Zahlen sind selbstverständlich nicht als absolute Größen zu betrachten, da die effektive Häufigkeit der chronischen Pankreatitis in einem klinischen Untersuchungsmaterial aus naheliegenden Gründen unberücksichtigt (d. h. unbekannt) bleibt. Im Verlauf der Krankheit muß diese Dissoziation zwischen funktionellen und morphologischen Befunden verschwinden, falls die heute allgemein vertretene Ansicht der progressiven Zerstörung des Pankreasparenchyms bei chronischer Pankreatitis als Tatsache akzeptiert wird. Bei der Formulierung dieser Aussage, die auf der großen Erfahrung zahlreicher anerkannter Experten beruht [*51*, *96*, *128*, *220*], ist selbstverständlich auf die Lücke im heutigen Wissen über die Beziehungen zwischen Klinik, Funktion und Morphologie hinzuweisen. Das aufgestellte Postulat dürfte jedoch in Zukunft höchstens dahin modifiziert werden, daß eine progressive Zerstörung des Pankreasgewebes evtl. nicht in allen, wohl aber in der Mehrzahl der Fälle zu beobachten ist.

γ) *Die diagnostischen Kriterien der chronischen Pankreatitis*

Auf Grund dieser Kriterien ist die Diagnose einer chronischen Pankreatitis praktisch sicher in Fällen, die (nach Ausschluß einer Neoplasie)

1. *biologisch*

a) die funktionelle Trias: exokrine Pankreasinsuffizienz, Diabetes mellitus und Steatorrhoe oder

b) im Verlauf der Beobachtung eine zunehmende exokrine Pankreasinsuffizienz aufweisen und/oder

2. *radiologisch* eindeutige Pankreasverkalkungen zeigen und/oder

3. *pathologisch-anatomisch* typische Veränderungen erkennen lassen, die nach Ausschaltung der auslösenden Ursache resp. Faktoren weiterbestehen resp. progressiv weiterschreiten.

Punkt 3 dieser Definition bedarf eines Kommentars. Die im Zusammenhang mit Gallensteinleiden auftretende akute oder rezidivierende akute Pankreatitis kann zu einer makroskopisch eindrücklichen, entzündlichen

Schwellung im Pankreaskopfbereich führen, die die Chirurgen auf Grund von Inspektion und Palpation nicht von einer schweren, herdförmigen chronischen Pankreatitis unterscheiden können. Diese harmlose „Cholecystopankreatitis" [*120*, *121*] oder „Satellitenpankreatitis" bildet sich nach operativer Sanierung der Gallenwege vollständig zurück [*177*]. Wir haben verschiedene solche Fälle Monate oder Jahre nach operativ-makroskopisch festgestellter „schwerer, chronischer Pankreatitis" im Pankreaskopfbereich mit Hilfe des Pankreozymin-Secretintests untersucht und in allen Fällen eine normale exokrine Pankreasfunktion gefunden (S. 120). Diese Fälle gehören nach den obigen Kriterien nicht in die Gruppe der chronischen Pankreatitis, sondern sind den rezidivierenden akuten Formen zuzurechnen. Die gleiche Einschränkung gilt für die „Satellitenpankreatitis", die an Kontaktstellen zu krankhaften Prozessen der Nachbarsorgane vorkommt, wie z. B. bei Magen-Duodenalulcera, Magencarcinom, Colonprozeß usw. [*177*] und für geringgradige, klinisch „stumme", als Zufallsbefund festgestellte, morphologische Pankreasläsionen, die z. B. bei Lebercirrhose und anderen Grundleiden beschrieben wurden [*22*, *52*, *63*, *220*, *239*].

Verschiedene Untersucher haben betont, daß auch das Vorliegen von Pseudocysten nach durchgemachter akuter Pankreatitis nicht unbedingt als Hinweis auf eine chronische Pankreatitis gedeutet werden könne, da nach operativer Sanierung dieser Läsionen häufig eine vollständige Abheilung und eine Restitution der Funktion erfolgt [*128*, *220*].

Das charakteristische *Hauptmerkmal des morphologischen Aspekts der chronischen Pankreatitis ist die progressive Zerstörung des Parenchyms verbunden mit einer irregulären, proliferativen Sklerose, die zu einer eigentlichen Cirrhose des Organs führen.* Die Veränderungen sind entweder herdförmig, segmentär oder diffus.

Gleiche pathologisch-anatomische Veränderungen sind bei ätiologisch unterschiedlichen Formen von chronischer Pankreatitis zu beobachten [*192*]. Typische morphologische Befunde, die in wechselnder Kombination vorkommen, sind folgende:

Sklerose herdförmig oder diffus, perilobulär, evtl. intralobulär, z. T. in Verbindung mit Lipomatose.

Häufig Inseln von gut erhaltenem exokrinem Drüsengewebe trotz fortgeschrittener Sklerose.

Dilatation größerer oder kleinerer Ausführungsgänge.

Cysten oder Pseudocysten mit oder ohne Kommunikation zum Gangsystem, z. T. intra-, z. T. extrapankreatisch.

Frische Nekroseherde.

Unterschiedlich ausgeprägte, entzündliche Infiltrate.

Kalkdichte Konkremente meist im Gangsystem, selten Parenchymverkalkungen.

Im allgemeinen gut erhaltener Inselapparat.

Falls weder radiologisch nachweisbare Pankreasverkalkungen noch morphologische Befunde für die Sicherung der Diagnose einer chronischen Pankreatitis verwendet werden können, muß auf die klinischen und funktionellen Befunde abgestellt werden.

Die genaue Verlaufskontrolle der exokrinen Pankreasfunktion (progressive Verschlechterung bei chronischer Pankreatitis) *bildet in der Diagnose der chronischen Pankreatitis den sichersten Ersatz für den fehlenden morphologischen Beweis*. Diese indirekte Beweisführung wird wesentlich erleichtert durch die Verwendung der Stuhlenzymmethode in Ergänzung zum Pankreozymin-Secretintest.

Die Verlaufskontrolle der exokrinen Pankreasfunktion ist vor allem bei Fällen mit ein- bis mehrmaligen Schüben von akuter Pankreatitis und bei Patienten mit leichtgradiger exokriner Pankreasinsuffizienz (ohne Symptome einer Pankreatitis) von großer Bedeutung. Normalerweise erfolgt nach durchgemachter akuter Pankreatitis eine vollständige Erholung der exokrinen Pankreasfunktion innerhalb von 1–3 Wochen [*73*], und dieses Verhalten ist auch für die rezidivierende, akute Pankreatitis charakteristisch. Bei einer chronisch-rezidivierenden Pankreatitis unterbleibt nicht nur die Normalisierung der exokrinen Pankreasfunktion nach durchgemachtem Schub, sondern es erfolgt eine progressive Funktionseinschränkung mit zunehmender Dauer des Leidens.

Auf Grund der oben diskutierten Definition unterteilen wir unser Material der entzündlichen Pankreasaffektionen in 3 Hauptgruppen:

Chronische Pankreatitis (27 Fälle).

Status nach akut-subakuter Pankreatitis mit persistierender Pankreasschädigung (16 Fälle).

Status nach akuter Pankreatitis ohne nachweisbaren Residualschaden (14 Fälle).

b) **Chronische Pankreatitis** (eigenes Material)

Die chronische Pankreatitis ist in der Schweiz im Gegensatz zu Frankreich und den USA relativ selten [*107*, *108*, *195*]. Bei rigoroser Anwendung der besprochenen Definition können 21/27 unserer Fälle (Tab. 21: Fall 1-21) praktisch mit Sicherheit als chronische Pankreatitis interpretiert werden, bei 6 weiteren Fällen ist die Diagnose sehr wahrscheinlich (Fall 22–27), jedoch nicht sicher erwiesen. Einen Teil unserer Fälle mit klinisch-funktionellem Verdacht auf chronische Pankreatitis haben wir vorläufig in einer speziellen Untergruppe (Tab. 23) zusammengefaßt, bei der versucht werden soll, die potentielle Entwicklung in Richtung auf eine chronische Pankreatitis durch weitere Verlaufskontrollen sicherzustellen.

α) Diagnostische Kriterien der chronischen Pankreatitis im eigenen Material

7/27 unserer Fälle (Tab. 21, Fall 1–7) gehören in die Gruppe der calcifizierenden chronischen Pankreatitis, 6 weitere Fälle (Fall 8–13) sind histologisch gesichert, und bei den restlichen 14 Fällen stützt sich die Diagnose auf die klinisch-funktionellen Befunde. In dieser letzten Gruppe ist die Diagnose der chronischen Pankreatitis in 5/14 Fällen charakterisiert durch die Funktionstrias: schwer pathologischer Pankreozymin-Secretintest, Diabetes, Steatorrhoe (Fall 14, 15, 17, 18, 20), während bei Fall 16 typische, rezidivierende Schmerzkrisen, Verschlechterung des Pankreozymin-Secretintests innert 9 Monaten von hochnormal auf knapp normale Werte, und vor allem der bei 2 Operationen (Oktober 1964 resp. Januar 1966) erhobene konstante Inspektions- und Palpationsbefund einer schweren, auf den Pankreaskopfbereich beschränkten, Pankreatitis (keine Cholelithiasis oder Cholecystitis, Pankreatographie: frei durchgängiger, kaum dilatierter Ductus Wirsungi) diese Diagnose praktisch sichern (keine Biopsie im Pankreaskopfbereich; reseziertes Pankreasschwanzstück histologisch unverändert). 2 weitere Patienten (Fall 20/21) sind Geschwister mit Kleinwuchs, Diabetes und Steatorrhoe seit Kindheit ohne Schübe von Pankreatitis (spontane Regression der Steatorrhoe bei Fall 21 ab 6. Lebensjahr). Bei Eltern und Großeltern besteht je 1 Fall von Diabetes mellitus. Die Art dieser wahrscheinlich hereditären Form von chronischer Pankreatopathie ist noch ungeklärt, doch scheinen die 2 Fälle nicht in eine der bisher beschriebenen Formen von familiärer Pankreatitis hineinzugehören [*31*, *38*, *89*, *98*, *99*, *112*, *232*, *235*, *256*]. Anhaltspunkte für Aminacidurie, Mucoviscidosis, Hyperparathyreoidismus, Hyperlipämie, Coeliakie oder diabetische Enteropathie fehlen. Ätiologisch vollständig unklar sind ferner die 2 anderen kindlichen Fälle mit Pankreatopathie (Fall 26, 27) ohne familiäre Belastung, die beide an einer kurz nach Geburt aufgetretenen, wahrscheinlich pankreatogenen Steatorrhoe leiden (Hypoplasie des Pankreas?; Coeliakie und Mucoviscidosis in beiden Fällen mit größter Wahrscheinlichkeit ausgeschlossen). Bei Fall 19 besteht eine schwere exokrine Pankreasinsuffizienz bei vorbestandener primärer biliärer „Cirrhose“ (Gallenwege intraoperativ frei), und in den letzten 4 Fällen (Fall 22–25) weisen Klinik und deutlich pathologischer Pankreozymin-Secretintest mit großer Wahrscheinlichkeit auf eine chronische Pankreatitis. Eine Verlaufskontrolle konnte leider in 3/4 Fällen nicht durchgeführt werden.

β) Resultate des Pankreozymin-Secretintests und der Stuhlenzymaktivität

5/27 Fälle dieser Gruppe (Fall 12, 13, 21, 26, 27), bei denen wir keinen Pankreozymin-Secretintest ausgeführt haben, zeigten konstant pathologische Stuhlchymotrypsinwerte [Mittelwert 43,2 μg/g (5–102)]. Die

Tabelle 21. *Funktionelle Befunde*

I. Chron. Pankreatitis

Fall-Nr.	Name	Alter	Geschlecht	1. Pankreozymin-Secretintest: Post-Secr. (60′) Vol. (ml/kg)	Max. HCO_3^--konz. (maeq/l)	Post-Pankr. (20′) Amylase (SE)	Chymotryp. (mg)	Tryp. (mg)	Datum von P-S-test	Stuhlanalyse
1	Fä. M. (Tab. 13, Nr. 6)	50	m	1,9	15	1700	0,13	0,19	9/64	9/64 1/66
2	Li. W. (Tab. 9, Nr. 5)	55	m	1,6	30	5400	—	—	4/64	4/64 6/64
3	We. W. (Tab. 9, Nr. 6)	36	m	1,6	31	790	—	—	10/63	9/63 3/64
4	Kr. F. (Tab. 9, Nr. 2)	24	m	3,0	14	3200	—	—	9/63	9/63
5	Wa. A. (Tab. 13, Nr. 2)	65	m	1) 1,8	40	3000	—	—	10/63	10/63 3/64
				2) 1,3	10	1500	1,3	2,1	8/65	2/65 1/66
6	Ri. E. (Tab. 13, Nr. 11)	38	m	1) 0,9	42	19200	—	—	2/64	2/64 6/64 12/64
				2) 0,9	54	28100	2,5	3,7	8/65	8/65 12/65
7	Fi. H. (Tab. 14, Nr. 13)	33	m	1,0	92	21600	6,9	8,6	1/66	1/66

II. Chron. Pankreatitis

Fall-Nr.	Name	Alter	Geschlecht	Vol. (ml/kg)	Max. HCO_3^--konz. (maeq/l)	Amylase (SE)	Chymotryp. (mg)	Tryp. (mg)	P-S-test	Stuhlanalyse
8	Ka. G. (Tab. 9, Nr. 3)	68	m	1,7	22	6700	—	—	11/63	11/63
9	He. F. (Tab. 9, Nr. 10)	39	m	0,2	13	21800	—	—	10/63	10/63
10	Mü. J. (Tab. 14, Nr. 18)	54	m	1) 0,6 2) 0,8	70 103	1200 5100	— 4,0	— 8,1	9/63 1/65	1/64 1/65
11	Zw. F. (Tab. 13, Nr. 10)	69	m	2,0	38	18600	5,3	13,1	10/64	9/64 10/64

bei chronischer Pankreatitis
und Pankreasverkalkungen

2. Stuhlenzyme		3. Diabetes + latent ++ manif. +++ schwer	4. Steatorrhoe (g/24 Std)	5. Leberprofil			
Chymotr. (μg/g)	Trypsin (μg/g)			Datum	Bili (< 1,5 mg-%)	Alk. Ph. (<6 BE)	Brom. (< 5%)
4/8	7/15	++	26,2	9/64	N*	N	N
5	20						
42	29	+++	(1/62) = 30,6	1/62	N	N	N
6/12/7	—		(4/64) = 39,6	4/64	N	N	N
9	31	+++	73	9/63	N	N	?
62/48	—						
18	21	+	6,9	5/63	N	N	N
				9/63	1,2	8,6	1,5
65	—	+	(7/61) = 19	10/63	0,8	15,4	?
74/98	83/130						
39/38	53		(7/62) = 24	2/65	0,7	11,5	?
30	126						
207/123	530/60	+		1/64	N	N	?
104							
142/141	83			12/64	N	N	?
45/90	59		(8/65) = 10,0	8/65	N	N	?
54/52							
100/200	24/222	—	13	1/66	N	N	N

(histologisch gesichert)

Chymotr.	Trypsin	Diabetes	Steatorrhoe	Datum	Bili	Alk. Ph.	Brom.
28/14	30/30	+++	(11/62) = 15,7	9/61	2,3	25,8	?
		(terminal)	(4/63) = 12,6	2/62	0,7	30,8	2,5
				10/62	4,7	18,2	?
				2/63	0,3	15,8	?
				5/63	0,3	13,8	?
72	43	+	?	10/63	0,6	10,0	1
				11/63	0,5	17,3	?
				3/64	1,1	31,1	?
40	11	—	(9/62) = 9,2	6/61	N	N	N
36/37/8	12/12			3/62	N	N	N
				9/62	N	N	5
				1/65	0,2	7,5	10
134	29	+	6,8	9/64	0,4	21,6	5
87/53	15/19			10/64	0,4	12,2	?

* N = normal

Tabelle 21

Fall-Nr.	Name	Alter	Geschlecht	1. Pankreozymin-Secretintest: Post-Secr. (60′) Vol. (ml/kg)	Post-Secr. (60′) Max. HCO_3^--konz. (maeq/l)	Post-Pankr. (20′) Amylase (SE)	Post-Pankr. (20′) Chymo-tryp. (mg)	Post-Pankr. (20′) Tryp. (mg)	Datum von P-S-test	Datum von Stuhl-analyse
12	Bä. H.	40	m	—	(Stat. n. BII 1955)				—	1/64
										6/64
										2/65
										1/66
13	Ma. P.	55	m	—	—	—	—	—	—	9/64
										10/64
	III. Chron. Pankreatitis (durch Klinik									
14	Bl. E.	49	m	1) 0,7	11	1300	—	—	9/63	9/63
	(Tab. 13, Nr. 1)			2) 0,3	18	380	0,14	0,24	10/65	10/65
										11/65
										1/66
										2/66
15	Bu. H.	33	m	1) 1,5	34	2400	—	—	10/63	10/63
	(Tab. 13, Nr. 3)			2) 0,6	31	3400	2,6	2,5	2/65	2/65
										3/65
16	De. K.	38	m	1) 1,6	106	880500	105,6	48,6	10/64	10/64
										3/65
				2) 1,0	66	94100	23,3	32	7/65	7/65
17	Pf. H.	53	w	1,1	26	4000	2	2,9	4/65	11/64
	(Tab. 13, Nr. 7)									2/65
18	Dö. P.	52	m	1,0	38	6000	1,7	2,7	2/66	2/66
	(Tab. 13, Nr. 9)									
19	Hä. B.	40	w	1) 2,9	45	22300	12,5	22,0	9/64	8/64
	(Tab. 13, Nr. 12)									9/64
										4/65
										7/65
		42	w	2) 2,9	55	11000	2,9	9,1	2/66	2/66
20	Mä. F.	15	m	1,7	27	1800	—	—	2/64	2/64
	(Tab. 9, Nr. 4)									3/64
21	Mä. V.	18	w	—	—	—	—	—	—	3/64
	(Schwester v. 20)									8/64
22	Kü. E.	58	w	1,5	36	25300	—	—	2/64	3/64
	(Tab. 9, Nr. 11)									

(Fortsetzung)

2. Stuhlenzyme		3. Diabetes + latent ++ manif. +++ schwer	4. Steatorrhoe (g/24 Std)	5. Leberprofil			
Chymotr. (μg/g)	Trypsin (μg/g)			Datum	Bili (< 1,5 mg-%)	Alk. Ph. (<6 BE)	Brom. (< 5%)
5	7	+++	(1/62) = 3,9	10/62	0,1	6	3
10/10	—		(1/64) = 11	3/63	1,2	10,2	1,5
20/20	19			1/64	0,5	7,6	?
5	16			1/65	0,2	5,6	?
				1/66	0,4	5,4	?
62/102	40/80	+	(11/61) = 0,8	12/58	N*	N	11
45/40/71	35/21/60			11/61	N	N	4
				9/64	N	N	19
				10/64	N	N	?
und Funktionsprüfungen ± gesichert)							
27/43	47/44	+	(9/63) = 38,2	9/63	N	N	N
10/9	12		(11/65) = 33	10/65	N	N	7
1	13						
5	15						
5	18						
19	25	+	(10/63) = 28	10/63	N	N	?
27	15		(2/65) = 19	2/65	N	N	?
26/24/11	12						
138/127	20/22	+		10/64	N	N	N
94/98	25			7/65	N	N	N
170/38	44/12		(7/65) = 5	10/65	0,4	13,2	?
22/26	14	+++	(11/62) = 27	1/62	N	N	?
27	18		(4/65) = 15	11/62	N	N	N
				4/65	N	N	?
3/1	6	++	28,2	2/66	N	N	?
42/55	12/7	—	(9/64) = 30	8/64	2,4	47,4	46
45/59	10						
80/72	12			4/65	2,4	41,4	32
45/2	10						
105	18		(2/66) = 16	1/66	1,2	50,4	?
32/0	20/9	+++	54		?	?	?
21	18						
55		+	?		?	?	?
13	40						
99/82	38/21	—	—	2/64	N	N	N

* N = normal

Tabelle 21

Fall-Nr.	Name	Alter	Geschlecht	1. Pankreozymin-Secretintest: Post-Secr. (60′) Vol. (ml/kg)	Max. HCO_3^--konz. (maeq/l)	Post-Pankr. (20′) Amylase (SE)	Chymotryp. (mg)	Tryp. (mg)	Datum von P-S-test	Stuhlanalyse
23	Schö. M. (Tab. 9, Nr. 14)	60	m	2,5	41	36500	—	—	5/64	1/65
24	Zo. R. (Tab. 9, Nr. 18)	62	w	3,2	57	9000	—	—	9/63	9/63
25	Le. H. (Tab. 9, Nr. 13)	77	m	1,6	48	1000	—	—	3/64	3/64 5/64 11/64 1/65
26	Bo. N. (∅ Mucoviscidosis) (∅ Coeliakie [Biopsie, Diät])	3	w	—	—	—	—	—	—	3/64
27	Spo. L.	1/2	w	—	—	—	—	—	—	12/64 1/65 2/65 3/65
				(Fraktionierte Duodenalsaftanalyse nach Pankreozymin-Secretin: Trypsin prakt. = 0 Amylase, Chymotrypsin u. Lipase ±)						
Normalwerte: ($\bar{x}$—2σ)				1,0	60	33000	10,5	13,2		

† Empirisch ermittelt.

durchschnittliche fäkale Trypsinaktivität betrug 28,5 μg/g (7—80), falsch-negativ normale Trypsinwerte fanden sich in 3/5 dieser Fälle. Von den restlichen 22 Fällen, die mit dem Pankreozymin-Secretintest untersucht wurden, wiesen je ein Fall ein normales Resultat (Fall 16) resp. eine nur leichtgradige Sekretionsstörung (Fall 7) (isolierter, duodenaler Enzymmangel vom Typ I nach LAGERLÖF) auf, während in den anderen 20 Fällen eine schwere bis mittelschwere exokrine Pankreasinsuffizienz bestand. Die in Tab. 21 angeführten Einzelwerte der zahlreichen Stuhlanalysen bei den 27 Fällen lassen einerseits die relative Konstanz der pathologisch erniedrigten Enzymaktivität im Stuhl bei multiplen, gleichzeitigen Bestimmungen (Fall 1, 2, 5, 6, 10, 12, 13, 17—19, 25) und anderseits in gewissen Fällen eine Tendenz zur progressiven Abnahme der Enzymaktivität bei längerer Beobachtungszeit erkennen (Fall 2, 5, 6, 14, 16, 25). Die Konstanz

(Fortsetzung)

2. Stuhlenzyme		3. Diabetes + latent ++ manif. +++ schwer	4. Steatorrhoe (g/24 Std)	5. Leberprofil			
Chymotr. (μg/g)	Trypsin (μg/g)			Datum	Bili (< 1,5 mg-%)	Alk. Ph. (<6BE)	Brom. (< 5%)
27/24	10	—	?	5/64	N*	N	10
				1/65	N	N	13
51	54	—	4,8	8/63	N	N	?
				9/63	N	N	?
139/725	110	+	?	8/64	N	N	?
445/778	—						
29/29	—	++	?	10/64	N	N	?
11/9	11						
87/51	45/26	—	17,7				
14	11						
33	17	—	++	(Ø Mucoviscidosis)			
19	2			(Ø Coeliakie)			
29/14	8/12						
> 120†	> 30†		< 7,0		< 1,5	< 4,0	< 5

* N = normal

der pathologisch erniedrigten Stuhlenzymwerte bei wiederholten Bestimmungen ist ein wesentlicher Faktor, der die Zuverlässigkeit der Stuhlenzymmethode bei exokriner Pankreasinsuffizienz bestätigt. Zur Illustration dieser Beobachtung ist in Abb. 16 die Streuung der Einzelwerte der Stuhlchymotrypsinaktivität bei Fällen mit chronischer Pankreatitis, Pankreascarcinom und Mucoviscidosis graphisch dargestellt. Im Gegensatz dazu steht die im allgemeinen große Streuung der Einzelwerte bei normalen Kontrollpersonen, die aus Abb. 17 ersichtlich ist.

Trotz der relativ kurzen Verlaufskontrolle von meistens maximal knapp 2 Jahren, weisen verschiedene Befunde bei den entsprechend kontrollierten Fällen mit chronischer Pankreatitis auf eine progressive Verschlechterung der Pankreasfunktion. Bei 4 der total 27 Fälle mit chronischer Pankreatitis bestanden zu Beginn des Leidens normale Stuhlenzym-

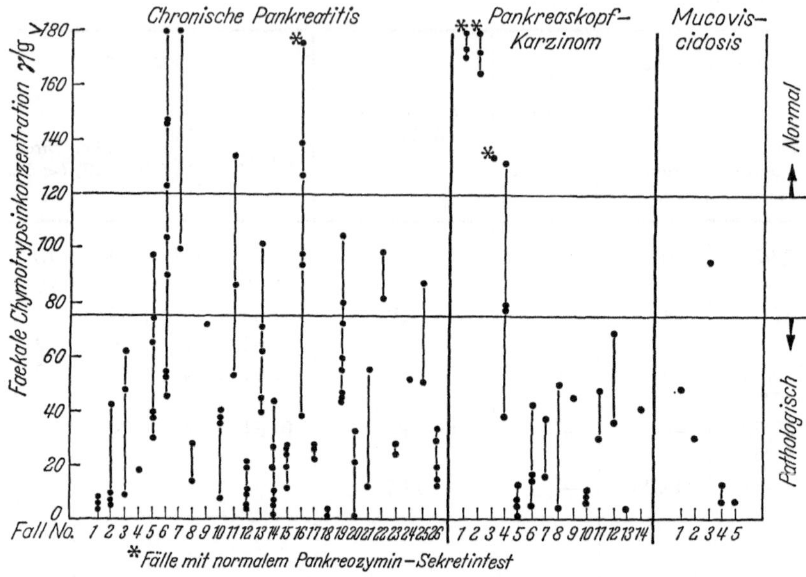

Abb. 16. Verteilung der Stuhlchymotrypsinwerte bei 26 Fällen mit chronischer Pankreatitis (97 Bestimmungen), 14 Fällen mit Pankreaskopf-Ca (33 Bestimmungen) und 5 Fällen mit Mucoviscidosis. Die vertikalen Linien verbinden Werte von wiederholten Bestimmungen beim gleichen Individuum im Verlauf von Monaten und Jahren (vgl. Tab. 20, 21). Beachte die Konstanz der pathologisch erniedrigten Enzymaktivität bei den Fällen mit pathologischem Pankreozymin-Secretintest

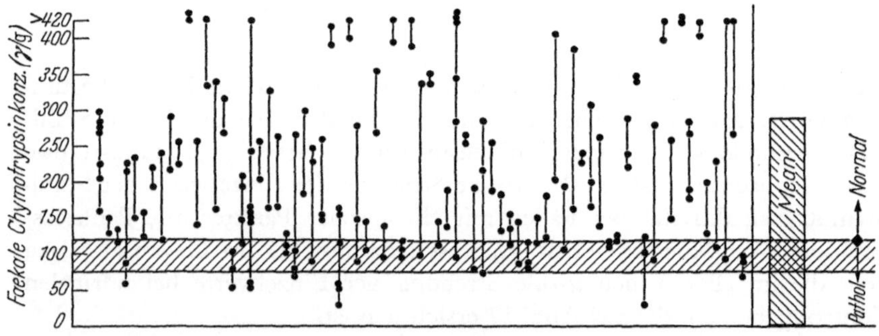

Abb. 17. Verteilung der Stuhlchymotrypsinwerte bei 73 gesunden Kontrollfällen (186 Bestimmungen). Die vertikalen Linien verbinden Werte von wiederholten Bestimmungen beim gleichen Individuum. Im Gegensatz zu Abb. 16 findet sich in dieser Gruppe i. a. eine große Streuung der Einzelwerte beim gleichen Fall

aktivitäten (Fall 6, 7, 16, 25), davon wiesen 2 entweder eine normale (Fall 16) resp. eine mittelschwer gestörte Pankreasfunktion auf (Fall 6). 3 dieser Fälle (Fall 6, 16, 25), die über 1 Jahr verfolgt werden konnten, zeigten im Verlauf der Kontrolle einen progredienten Abfall der Stuhlchymotrypsinaktivität in den pathologischen Bereich (z. B. Fall 6, Abb. 18),

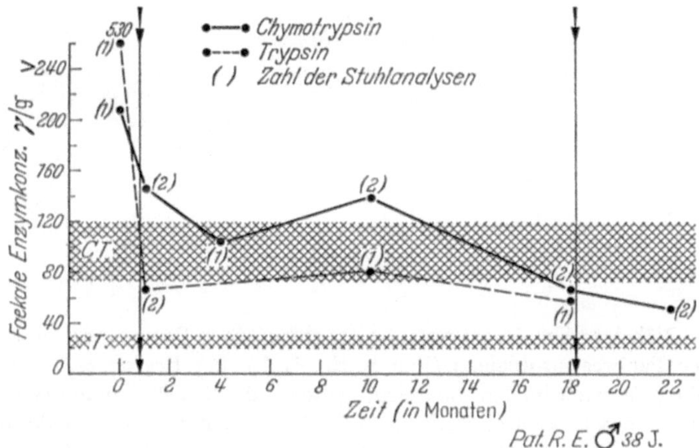

Abb. 18. 2jähriger Krankheitsverlauf einer chronischen, verkalkenden Pankreatitis mit mittelschwerer exokriner Pankreasinsuffizienz, kontrolliert mit Hilfe von Pankreozymin-Secretintest und wiederholten Stuhlenzymbestimmungen (Fall R. E., 38 J.). Der kontinuierliche, parallele Abfall der Stuhlenzymaktivitäten im Verlauf von 2 Jahren weist auf eine progressive Funktionseinschränkung (resp. Parenchymzerstörung) hin, trotzdem der Pankreozymin-Secretintest im gleichen Zeitraum keine signifikante Veränderung erkennen läßt. Die Dissoziation zwischen pathologischer Chymotrypsin- und normaler Trypsinaktivität ist typisch für eine nicht sehr schwere exokrine Pankreasinsuffizienz.

Pankreozymin-Secretintest

I.	II.
Volumen: 0,9 ml/kg/60 min:	Volumen: 0,9 ml/kg/60 min:
Max. HCO_3^- konz.: 42 maeq/l:	Max. HCO_3^- konz.: 54 maeq/l:
Amylase: 20'000 SE/20 min	Amylase: 28'000 SE/20 min:
	Chymotrypsin: 2,5 mg/20 min:
	Trypsin: 3,7 mg/20 min

der in Fall 16 mit einer eindeutigen Verschlechterung des Pankreozymin-Secretintests einherging. Eine progrediente Funktionsabnahme im Pankreozymin-Secretintest ließen weitere 3 Fälle erkennen (Fall 5, 14, 19) [paralleles Absinken der fäkalen Chymotrypsin- und Trypsinwerte im Fall 14 (Abb. 19) resp. der Chymotrypsinaktivität allein im Fall 5].

Diese Befunde, die an größerem Krankenmaterial über längere Zeit zu überprüfen sind, scheinen den Wert der Stuhlenzymdiagnostik zur

Erfassung der progressiven Funktionseinbuße bei chronischer Pankreatitis zu unterstreichen.

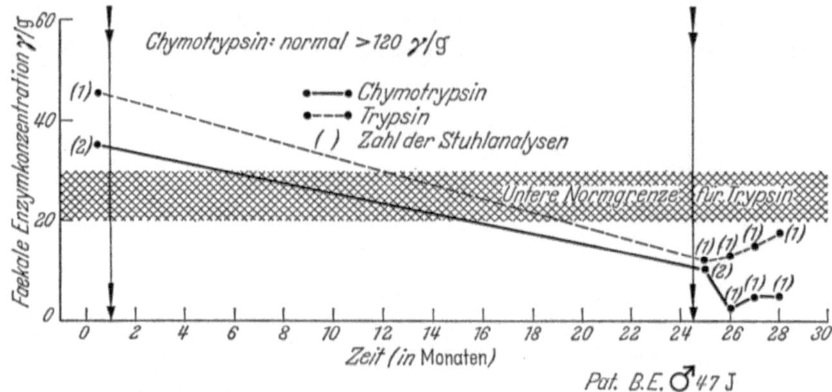

Abb. 19. 2jähriger Krankheitsverlauf einer chronischen Pankreatitis mit schwerer exokriner Pankreasinsuffizienz (Fall B. E., 47 J.). Zu Beginn liegt die Stuhltrypsinaktivität noch im Normbereich, während die fäkalen Chymotrypsinwerte von Beginn an pathologisch ausfallen. Die Verschlechterung des Pankreozymin-Secretintests und das sukzessive Absinken der Stuhlenzymaktivität sind wahrscheinlich Folge der progressiven Parenchymzerstörung. Die gleichzeitige Reduktion der fäkalen Chymotrypsin- und Trypsinaktivität auf pathologische Werte ist charakteristisch für eine schwere exokrine Pankreasinsuffizienz.

Pankreozymin-Secretintest

I.	II.
Volumen: 0,7 ml/kg/60 min:	Volumen: 0,3 ml/kg/60 min:
Max. HCO_3^- konz.: 11 maeq/l:	Max. HCO_3^- konz.: 18 maeq/l:
Amylase: 1500 SE/20 min	Amylase: 382 SE/20 min:
	Chymotrypsin: 0,14 mg/20 min:
	Trypsin: 0,24 mg/20 min

γ) *Ätiologische Faktoren*

Einige wesentliche Angaben über Ätiologie und Klinik sind in Tab. 22 zusammengefaßt. In 7/23 adulten Fällen (exkl. Fall 20, 21, 26, 27), evtl. in 9 (4 davon mit calcifizierender Pankreatitis), dürfte ein chronischer Äthylismus für die chronische Pankreatitis verantwortlich sein. Keiner dieser Fälle wies klinisch-biochemisch Anhaltspunkte für eine Lebercirrhose auf [2 Fälle (Nr. 10, 13) autoptisch periportale Fibrose, 2 Fälle (Nr. 6, 15) bei Operation keine Cirrhose]. Total 10 Fälle blieben ätiologisch ungeklärt, und bei 4 Fällen bestanden verschiedene Ursachen (Fall 12: Stat. nach stumpfem Abdominaltrauma mit Pankreasruptur, Fall 9: Stase in der zuführenden Schlinge nach Billroth II, Fall 22: peripapilläres Duodenaldivertikel und Morphinismus, Fall 25: primäre Papillenstenose).

Tabelle 22. *Klinische Befunde bei chronischer Pankreatitis*

Name	Jahrg.	Geschl.	Ätiologie	Begleitleiden	Schmerz	Gew. ↙ (in kg)	Steatorrhoe (Siehe Tab. 21)	Diabetes mell. (Siehe Tab. 21)	Ikterus	Komplikation
1. Fä. M.	1914	♂	Alkohol	∅	++ (1949–1954)	8	++	++	∅	∅
2. Li. W.	1909	♂	Alkohol? (Vésicule exclue)	Depression	++ (1950–1959)	10	++	+++	∅	∅
3. Wei. W.	1928	♂	Alkohol	∅	++ (1951–1964)	10	++	+++	∅	∅
4. Kr. F.	1933	♂	?	∅	++ (1960–1963)	28	∅	+	+	Milzvenen-thromb.
5. Wa. A.	1898	♂	?	Interstit. Nephritis	∅	10	++	+	±	Funikul. Myelose
6. Ri. E.	1926	♂	Alkohol?	∅	++ (1962–1964)	—	+	+	∅	∅
7. Fi. H.	1933	♂	?	∅	++ (1964/65)	8	+	—	∅	∅
8. Ka. G.	1895	♂	?	γ-glob.↑ Nephrot. Syndrom	∅	10	+	+	+	
9. He. Fr.	1924	♂	Afferent loop?	B II 1956	++ (1961–1963)	6	?	+	+	
10. Mü. J.	1910	♂	Alkohol	Hyperlipämie (äthyl.?)	± (1961–1965)	9	+	—	—	Ulcus duod. perf. 1965
11. Zw. F.	1895	♂	?		∅	—	—	+	±	∅
12. Bä. H.	1925	♂	Bauchtrauma	B II 1955	++ (1958–1963)	—	+	+++	±	∅

Tabelle 22 (Fortsetzung)

Name	Jahrg.	Geschl.	Ätiologie	Begleitleiden	Schmerz	Gew. ↙ (in kg)	Steatorrhoe	Diabetes mell. (Siehe Tab. 21)	Ikterus	Komplikation
13. Ma. P.	1910	♂	Alkohol	Lungentbc.	± (1958—1964)	9	—	+	∅	Pylorusstenose b. Ulcus duod. 1964
14. Bl. E.	1916	♂	?	∅	± (1953—1965)	6	++	+	∅	∅
15. Bu. H.	1932	♂	Alkohol	∅	++ (1961—1965)	9	++	+	∅	∅
16. De. K.	1926	♂	?	∅	++ (1964/65)	30	∅	+	±	
17. Pf. H.	1911	♀	Alkohol	Hyperlipämie (äthyl. ?)	++ (1961/62)	13	++	+++	∅	∅
18. Dö. P.	1914	♂	?	∅	∅	25	++	++	∅	∅
19. Hä. B.	1924	♀	?	Prim. biliäre „Cirrhose“	∅	∅	++	∅	±	Ulcus duod. + Blutung 1965
20. Mä. F.	1948	♂	Hereditär?	∅	∅	++	++	+++	∅	∅
21. Mä. V. (Schwester v. 20)	1946	♀	Hereditär?	∅	∅	++	(++)	+	∅	∅
22. Kü. E.	1906	♀	? Duodenaldivertikel	Mo-Sucht	++ (1941—1961) + (1964)	?	∅	∅	+	∅
23. Schö. M.	1904	♂	Alkohol	∅	∅	∅	?	∅	∅	∅
24. Zo. R.	1901	♀	?	∅	∅	4	∅	∅	∅	∅
25. Le. H.	1887	♂	Prim. Papillenstenose Op. 1960+63 ∅ Steine	∅	∅	15	?	++	+	Pylorusstenose 1964 Ulcus?
26. Bo. N.	1961	♀	Kongenital?	∅	∅	++	++	∅	∅	∅
27. Spo. L.	1964	♀	Kongenital?	Ödeme, Hypoproteinämie	∅	++	++	∅	∅	

Bei den 7 Fällen mit chronischer, calcifizierender Pankreatitis handelt es sich ausschließlich um Männer. Das durchschnittliche Alter bei Beginn der Krankheit betrug 35 Jahre (20–61 J.), bei der Stellung der Diagnose 42 Jahre (31–61 J.). In bezug auf Alter- und Geschlechtsverteilung lassen sich diese Patienten in die Gruppe der primär verkalkenden Pankreatitis von SARLES einordnen [*220*]. Im Gegensatz zu den 79 Fällen von SARLES ist jedoch ein schwerer chronischer Alkoholismus nur in 2/7 unserer Fälle mit Sicherheit und in 2 weiteren Fällen mit Wahrscheinlichkeit als ätiologischer Faktor anzunehmen, während in 3 Fällen die Ursache unklar blieb.

Die restlichen 5/9 Patienten mit wahrscheinlich äthylisch bedingter, nicht-verkalkender, chronischer Pankreatitis (4 Männer, 1 Frau, Fall 10, 13, 15, 17, 23) wiesen bei Beginn des Leidens ein Durchschnittsalter von 47,6 J. (29–60 J.) auf. Die Diagnose wurde bei diesen Fällen durchschnittlich $1^1/_2$ Jahre nach Beginn der ersten Symptome gestellt. Das deutlich höhere Durchschnittsalter und das Fehlen von Pankreasverkalkungen sprechen eher gegen die Zugehörigkeit dieser Fälle in die Gruppe der calcifizierenden Pankreatitis von SARLES (Verkalkungen sind nach SARLES nicht obligat oder treten oftmals erst spät auf).

In Übereinstimmung mit den Angaben in der Literatur [*29*, *47*, *96*, *169*, *177*, *220*] finden sich praktisch keine primären Cholecystopathien unter unseren 23 adulten chronischen Pankreatitiden (mit Ausnahme von Fall 2 mit vésicule exclue). Als besondere Fälle hervorzuheben sind die chronische Pankreatitis nach traumatischer Pankreasruptur (Fall 12) und Fall 8, der nach SARLES [*220*] der speziellen Untergruppe der primären, nicht verkalkenden chronischen Pankreatitis mit Hyper-γ-Globulinämie zuzuordnen wäre. Die große Zahl der ätiologisch ungeklärten Fälle (10 F.) von chronischer Pankreatitis entspricht den Erfahrungen von HOWAT [*128*] und zeigt die große Lücke, die in bezug auf die ätiologische Einteilung der chronischen Pankreatitis nach wie vor besteht.

δ) *Klinische und biologische Manifestationen und Komplikationen*

Unter den klinischen Manifestationen standen bei 12/23 adulten Fällen die heftigen, *rezidivierenden epigastrischen Schmerzattacken* im Vordergrund, 7 Fälle verliefen schmerzlos (Fall 5, 8, 11, 18, 19, 24, 25), und bei den restlichen 4 Fällen bestand nur geringgradiges epigastrisches Druckgefühl (Fall 10, 13, 14, 23). In unserem Material überwiegt somit der chronisch-rezidivierende Typ von Pankreatitis, doch ist die schmerzlose Form [*17*, *93*, *185*] gleichfalls auffallend häufig. Die meistens sehr beträchtliche *Gewichtsabnahme* im Verlauf der Krankheit ging in gewissen Fällen der Steatorrhoe resp. dem manifesten Diabetes voraus (z. B. Fall 4, 13, 16) und dürfte zum Teil direkt mit dem Grundleiden und den dadurch bedingten Beschwerden wie Inappetenz, Nausea, Erbrechen im Zusammenhang stehen.

Die Mehrzahl unserer Fälle wies in Übereinstimmung mit den Angaben in der Literatur einen latenten und leichtgradigen (13/23 Fälle) resp. seltener einen schweren insulinabhängigen *Diabetes mellitus* auf (4/23 Fälle). Eine normale Glucosetoleranz zeigten die restlichen 6 Patienten (25%) [davon 1 mit calcifizierender Pankreatitis (Fall 7)].

Bei 9/23 adulten Fällen fand sich eine ausgeprägte *Steatorrhoe* (quantitative Bestimmung nach VAN DE KAMER) [durchschnittlich 37 g Fett/24 Std (26–73)], und in 5 weiteren Fällen war diese leichtgradig [durchschnittlich 12 g/24 Std (9–16)]. 6 Fälle zeigten eine normale Fettbilanz, und bei 3 Patienten wurde die Untersuchung nicht ausgeführt. Wie in der Literatur wiederholt hervorgehoben worden ist [*29*, *73*, *163*, *219*], muß die exokrine Pankreasfunktion wesentlich eingeschränkt sein, bevor eine Steatorrhoe auftritt. Die durchschnittliche duodenale Amylaseausscheidung (pro 20 min nach Pankreozymin) lag in unseren Fällen mit deutlicher Steatorrhoe bei etwa 2'600 SE (790–5'400), in den Fällen mit leichter Steatorrhoe dagegen bei 15'3000 SE (5'100–28'000) (Tab. 21). Die Angaben in der Literatur über die Häufigkeit der Steatorrhoe bei chronischer Pankreatitis schwanken zwischen 13–50% [*40a*, *51*, *64*, *68*, *169*, *250*]. Dank der systematischen Durchführung der quantitativen Stuhlfettbestimmung ist in unserem Krankengut eine Steatorrhoe in 60% der Fälle (14/23 F.) nachzuweisen und damit relativ häufiger als nach den Angaben anderer Untersucher. Diabetes mellitus und Steatorrhoe werden i. a. als Spätmanifestation der chronischen Pankreatitis betrachtet, wobei der Diabetes häufiger und im allgemeinen früher auftritt als die Steatorrhoe. Die Verteilung in unserem Material ist folgende: Diabetes und Steatorrhoe: 11/23 Fälle (Fall 1, 2, 3, 5, 6, 8, 12, 14, 15, 17 und 18), Diabetes ohne Steatorrhoe: 6 Fälle (Fall 4, 9, 11, 13, 16 und 25), Steatorrhoe ohne Diabetes: 3 Fälle (Fall 7, 10, 19), kein Diabetes, keine Steatorrhoe: 3 Fälle (Fall 22–24). In Übereinstimmung mit den Erfahrungen anderer Autoren [*81a*] fehlten in unserem Material trotz der Häufigkeit von Steatorrhoe wesentliche Mangelerscheinungen (Eiweiß, Vitamine, Mineralien).

Die häufigste Komplikation der chronischen Pankreatitis ist in unserem Krankengut ein *partielles oder komplettes Verschlußsyndrom*. Ein rezidivierender Verschlußikterus (Fall 4, 8, 25) resp. ein partielles Verschlußsyndrom (Fall 9, 16) zwang zur ein- bis mehrmaligen operativen Sanierung der extrahepatischen Gallenwege in 5/23 adulten Fällen (kein primäres Gallenwegsleiden). Bei weiteren 4 Patienten (Tab. 21) bestand zeitweise oder anhaltend eine erhöhte alkalische Phosphatase von über 6 BE (Fall 5, 10, 11 und 12), wahrscheinlich bedingt durch ein partielles Verschlußsyndrom. Allerdings ist eine osteogene Ursache für die erhöhte alkalische Phosphatase bei gewissen Fällen nicht sicher auszuschließen, vor allem bei denjenigen mit normalem Bromsulfaleintest. In allen Fällen mit Verschlußsyndrom stellt sich das schwierige differentialdiagnostische

Problem zwischen chronischer Pankreatitis und Pankreasneoplasma [*29*, *203*, *229*, *270*].

Ein gehäuftes Auftreten von *Ulcus duodeni* bei chronischer Pankreatitis ist bekannt [*73*, *125*, *188*, *198*, *204*, *267*]. In unserem Material konnte in 3 Fällen ein Ulcus beobachtet werden (Fall 10, 13, 19), und die in Fall 25 operativ verifizierte Pylorusstenose war sehr wahrscheinlich gleichfalls Folge eines Duodenalulcus. Von speziellem Interesse ist die bei Fall 5 beobachtete *funikuläre Myelose* (normale Magenacidität und normale Dünndarmhistologie), die auf Vitamin B 12-Injektionen prompt verschwand. Ein weiterer Fall (Nr. 18) zeigte bei normalen Magensäureverhältnissen einen deutlich pathologischen Schillingtest (4,5%/24 Std) ohne nachweisbare neurologische Ausfallerscheinungen. Die Rolle der Pankreassekretion für die Vitamin B 12-Resorption ist vorläufig noch weitgehend ungeklärt [*189*, *258*].

c) Status nach akuter Pankreatitis mit persistierender Pankreasschädigung

Nach allgemeiner Erfahrung erfolgt nach einem Schub von akuter Pankreatitis innerhalb von 1–3 Wochen eine vollständige Restitution der morphologischen Struktur und der exokrinen und endokrinen Pankreasfunktion [*36*, *68*, *73*, *129*]. Das Eintreten resp. Nichteintreten der prompten, vollständigen Abheilung nach durchgemachter akuter Pankreatitis ist ein entscheidendes diagnostisches Kriterium für die Unterscheidung zwischen rezidivierender akuter Pankreatitis einerseits und chronisch-rezidivierender Pankreatitis anderseits. Die Entscheidung über die definitive Einordnung eines Falls von „akuter" Pankreatitis läßt sich häufig erst durch eine längere Verlaufskontrolle fällen.

In unserem Material verfügen wir über 16 Fälle, die nach durchgemachter akut-subakuter Pankreatitis funktionelle Ausfallserscheinungen oder organische Restläsionen des Pankreas aufweisen und bei denen die potentielle Entwicklung in Richtung auf eine chronische Pankreatitis im jetzigen Zeitpunkt noch nicht mit Sicherheit ausgeschlossen werden kann. In 12/16 Fällen wurde der Pankreozymin-Secretintest 1- bis 2mal ausgeführt (Tab. 23). 4 Fälle (Fall 3, 5, 11 und 12) ohne duodenale Funktionsanalyse sind auf Grund von klinischer Vorgeschichte und operativem Befund hier einzureihen. Histologische Unterlagen stehen in keinem dieser Fälle zur Verfügung, und der bei 12/16 Fällen im Anfangsstadium der Erkrankung erhobene operative makroskopische Inspektions- und Palpationsbefund gestattet keine sicheren diagnostischen Rückschlüsse, so daß es indiziert ist, diese Fälle provisorisch in einer gesonderten Gruppe zusammenzufassen.

In dieser Gruppe nicht eingeschlossen sind zahlreiche weitere Fälle, die im Pankreozymin-Secretintest eine exokrine Pankreasinsuffizienz

Tabelle 23. *Klinisch-funktionelle Befunde bei 16 Patienten mit Spätschäden nach Pancreatitis acuta*

Fall-Nr.	Name	Alter	Geschlecht	Klinische Angaben (*U*) = Ursache (*K*) = Komplikationen	Resultate des Pankreozymin-Secretintest: Post-Secr. (60′) Vol. (ml/kg)	Post-Secr. (60′) Max. HCO_3^--konz. (maeq/l)	Post-Pankr. (20′) Amylase (SE/20′)	Post-Pankr. (20′) Chymo-tryp. (mg)	Post-Pankr. (20′) Tryps. (mg)	Datum von: P-S-test	Datum von: Stuhl-analys.	Stuhlanalyse: Chymotr. (µg/g)	Stuhlanalyse: Trypsin (µg/g)
1	Fä. S.	31	w	Akute, nekrotisier. Pankr. (I/57)	0,9	110	14300	5	1,1	11/65	11/65	140	247
	(Tab. 14,			Rezidiv. Schmerzattacken (1957–1965)								70	
	Nr. 17)			*U*: ? *K*: a) Pseudocysten: Op. 12/57							12/65	210	630
				u. 8/59							2/66	45/46	670
				b) Milzvenenthromb.,									
				Splenkt. 59									
				c) Rez. Melaena 1957–65 (U?)									
				d) Pylorusstenose 1965									
				e) Diabetes mellitus seit 1957									
2	Sto. K.	25	m	Akute, nekrotisier. Pankr. (12/64)	0,8	66	9600	5,0	2,9	11/65	2/65	122	700
	(Tab. 14,			*U*: Dysenterie? *K*: a) Diabetes latens								347	
	Nr. 15)			b) Bauchwandfistel							10/65	37	25
											11/65	51/56	36
3	Wa. S.	43	w	Akute, nekrotisier. Pankreatitis	—	—	—	—	—	—	5/65	11/6	
				(5/53–2/54 hospit., 3 × op.)							2/66	2	6
				U: ? *K*: a) Diabetes mellitus	Stat. nach GE + Braunscher Anastomose								
				b) Pseudocyste (Op. 9/53)									
				c) Pylorusstenose (Op. 12/53)									
4	Mü. N.	34	m	Subak. nekrotisier. Pankreatitis I)	2,8	64	6000	4,5	4,6	1/66	1/66	135	14
	(Tab. 14,			(Op. 2/66)								175	
	Nr. 16)			*U*: Äthyl, *K*: ∅ II)	2,0	59	7900	2,8	6,0	2/66	2/66	33/42	78

Tabelle 23 (Fortsetzung)

Fall-Nr.	Name	Alter	Geschlecht	Klinische Angaben (*U*) = Ursache (*K*) = Komplikationen	Resultate des Pankreozymin-Secretintest: Post-Secr. (60′) Vol. (ml/kg)	Post-Secr. (60′) Max. HCO_3^--konz. (maeq/l)	Post-Pankr. (20′) Amylase (SE/20′)	Post-Pankr. (20′) Chymotryp. (mg)	Post-Pankr. (20′) Tryps. (mg)	Datum von: P-S-test	Datum von: Stuhlanalys.	Stuhlanalyse: Chymotr. (μg/g)	Stuhlanalyse: Trypsin (μg/g)
5	Mei. H.	30	m	Subak. nekrotisier. Pankreatitis	—	—	—	—	—	—	11/65	22	42
				(Op. 12/65)							12/65	122	154
				U: Äthyl, *K*: Diabetes latens									
6	Gr. C.	36	m	Rez., akute Pankreatitis (1963—1964)	1,4	65	11000	—	—	11/63	12/63	1000	465
	(Tab. 10,			*U*: Äthyl, *K*: a) Pseudocyste							11/64	860	545
	Nr. 22)			b) Akute Hämatemesis							12/64	645	400
				(Magenfistel, Op. 11/64)									
				c) Diabetes latens									
7	Ka. H.	44	m	Chron. rez. Pankr. ? (1958—1965)	0,9	72	1300	0,35	1,1	11/65	11/65	64/73	13/9
	(Tab. 14,			*U*: Äthyl, *K*: Diabetes latens							3/66	76/70	5
	Nr. 14)												
8	Sche. G.	34	m	Rez. akute Pankr. (1963—1964) I)	1,8	62	74900	—	—	6/64	6/64	40/58	24
	(Abb. 21)			(Op. 1963)							7/64	48/70	—
				U: Äthyl, *K*: ∅ II)	0,7	83	96200	15,1	23,2	6/65	11/64	90	44
											6/65	180/125	42
											7/65	140/160	54
9	Kr. E.	48	w	Rez. akute Pankreatitis (1964—1965)	0,9	62	16300	5,6	12,5	9/65	9/65	270	525
	(Tab. 15,			*U*: ?, *K*: Diabetes latens								185	
	Nr. 29)										1/66	160	1020
												270	
10	Za. A.	55	m	Rez. akute Pankr. (1963—1965) I)	1,6	16	30900	0,8	1,5	11/65	11/65	140	247
				(Op. III/64) II)	1,4	13	27800	5,8	11,8	1/66		220	
				U: ?, *K*: Part. Verschlußsyndrom			Stat. nach B II 1958						

Tabelle 23 (Fortsetzung)

Fall-Nr.	Name	Alter	Geschlecht	Klinische Angaben (*U*) = Ursache (*K*) = Komplikationen	Resultate des Pankreozymin-Secretintest Post-Secr. (60′) Vol. (ml/kg)	Max. HCO_3^--konz. (maeq/l)	Post-Pankr. (20′) Amylase (SE/20′)	Chymo-tryp. (mg)	Tryps. (mg)	Datum von P-S-test	Stuhl-analys.	Stuhlanalyse Chymotr. (µg/g)	Trypsin (µg/g)
11	Ju. E.	67	m	Stat. n. akuter Pankreatitis 1961	—	—	—	—	—	—	3/65	83/74	20
				U: Äthyl, *K*: Milzvenenthrombose + rez. Oesoph. varicenblutungen (Op. 1965)							2/66	22/33	7
12	Schm. M.	30	m	Pankreaspseudocyste (3 Op. 1964/65)			Stat. nach B II 1961			—	2/65	60	
				U: Trauma (1964), *K*: Diabetes latens							3/65	72/50	51
13	Ha. H.	69	m	Cholecystopankreatitis (9/63) I)	0,5	35	10400	(präop.)		9/63	—	—	—
				U: Choledocholith, *K*: Ikterus (9/63)									
				(Op. 10/63) II)	3,2	77	33300	(postop.)		5/64	2/64	450	470
											3/64	215	426
												722	
14	Ko. R. (Tab. 15, Nr. 30)	59	w	Cholecystopankreatitis (10/65)	0,9	54	34400	7	15,6	10/65	10/65	140	150
				U: Cholecyst. acuta, *K*: ∅ (Op. 11/65)									
15	Ko. F. (Tab. 15, Nr. 31)	59	m	Cholecystopankreatitis (4/65)	0,5	50	28200	1,4	2,3	4/65	5/65	99/144	290
				U: Cholelithiasis, *K*: Diabetes latens							3/66	342	3480
				(Op. 5/65)								645	
16	Ste. J. (Tab. 9, Nr. 15)	74	m	Cholecystopankreatitis (11/63) I)	1,2	43	45500	—	—	1/64	2/64	95/73	38
				U: Cholecyst. acuta, *K*: Diabetes lat.							8/64	24/41	58/58
				(∅ Op.) II)	0,6	57	155400	29	35,2	8/65	9/65	45/32	52
				Normalwerte $\bar{x} - 2\sigma$		60	33000	10,5	13,2			> 120†	> 30†
				$\bar{x} - 3\sigma$		40,6	20000	6,6	8,0				

† Empirisch ermittelt.

unterschiedlicher Schwere aufwiesen (Tab. 14/15, Fall 19–36) (z. B. Fälle mit schwerem chronischem Alkoholismus, Zievesyndrom, Verschlußikterus usw.), die aber wegen des Fehlens entsprechender klinischer Symptome oder biochemischer und morphologischer Befunde nicht mit Sicherheit in diese Gruppe von Fällen mit Stat. nach akuter Pankreatitis eingereiht werden können. Die Gesamtzahl der potentiell chronischen Pankreatitis ist somit in unserem Material größer als diejenige der Fälle mit erwiesener Diagnose und illustriert einmal mehr die große Bedeutung, die bei Fehlen des morphologischen Beweises der regelmäßigen Verlaufskontrolle für die definitive Klassifikation des Einzelfalls zukommt.

α) *Fälle mit Stat. nach schwerer akuter resp. rezidivierender akut-subakuter Pankreatitis*

Die wesentlichen klinisch-funktionellen Angaben unserer 16 Fälle sind in Tab. 23 zusammengefaßt. Der Verlauf bei den ersten 5 Fällen (Fall 1–5) ist charakterisiert durch das Auftreten von Pankreasnekrosen und z. T. infizierten Pseudocysten nach klinisch-biochemisch perakuter Pankreatitis (Fall 1–3), resp. klinisch nicht sicher erfaßter, wahrscheinlich subakuter Pankreatitis (Fall 4 und 5). In allen 5 Fällen bedingte der schwere, z. T. stürmische Krankheitsverlauf eine längere Hospitalisierung und 1 bis mehrere operative Eingriffe zur Sanierung der Pseudocysten resp. der rezidivierenden Bauchwandfisteln.

Die nächsten 6 Patienten (Fall 6–11) leiden unter rezidivierenden Schüben von akut-subakuter Pankreatitis. Abgesehen vom weniger stürmischen Krankheitsgeschehen unterscheiden sich diese Fälle wenig von den ersten 5 Patienten (Fall 1–5), und die klinisch-ätiologischen Merkmale beider Gruppen stimmen weitgehend überein. Es handelt sich um 3 Frauen und 8 Männer. Das durchschnittliche Alter betrug zu Beginn des Leidens 37,3 Jahre (23–63 J.). Ätiologisch spielt ein chronischer Äthylabusus bei 6 Männern (Fall 4–8 und 11) eine entscheidende Rolle, bei Fall 2 besteht Verdacht auf eine infektiöse Genese der Pankreatitis (Dysenterie [*261*]), und bei 4 Patienten (3 Frauen, Fall 1, 3, 9 und 1 Mann, Fall 10) ist die Ursache unbekannt (keine Anhaltspunkte für Äthylabusus, Cholecystopathie, endokrines oder metabolisches Grundleiden).

Ein wesentliches Hauptmerkmal dieser Gruppe von 11 Fällen ist das niedere Durchschnittsalter von etwa 37 Jahren bei Beginn der Erkrankung. Sarles et al. messen der unterschiedlichen Altersverteilung von chronischer resp. akuter Pankreatitis große Bedeutung zu. Die relative Häufung der akuten Pankreatitis bei älteren Individuen (Durchschnittsalter nach Sarles et al. [*220*] bei 70 Fällen: 50 Jahre, nach Haemmerli et al. [*108*] bei 217 Fällen: 52 Jahre, nach Thal [*251*] bei 36 Fällen: 59 Jahre) ist nach Sarles et al. ein wichtiges Argument gegen die Hypothese, die chronische (calcifizierende) Pankreatitis [Durchschnittsalter nach Sarles et al. bei 79 Fällen:

37,2 Jahre (6–62 J.)] stelle ein Endstadium nach zahlreichen durchgemachten akuten Pankreatitisschüben dar. Ein weiteres wesentliches Unterscheidungsmerkmal ist nach SARLES et al. die unterschiedliche Häufigkeit von Cholelithiasis, die in 38 seiner 70 Fälle von akuter Pankreatitis nachzuweisen war gegenüber nur einem Fall unter 79 Patienten mit chronischer, calcifizierender Pankreatitis. Unsere 11 Fälle mit Pankreasläsionen nach durchgemachter akuter Pankreatitis unterscheiden sich somit sowohl in bezug auf das Durchschnittsalter wie auch durch das Fehlen von Cholelithiasis von den gewöhnlichen Formen von akuter Pankreatitis. Anderseits gestatten selbstverständlich diese Parallelen mit der chronischen Pankreatitis in unserem kleinen Krankengut keine sicheren Rückschlüsse, vor allem, da der Beweis des Vorliegens einer chronischen Pankreatitis durch weitere Verlaufskontrollen zuerst noch zu erbringen ist.

Der Pankreozymin-Secretintest konnte bei 3/11 Patienten dieser Untergruppe nicht durchgeführt werden (Fall 3, Stat. nach Gastroenterostomie und Brownscher Anastomose, Fall 5: stark reduzierter Allgemeinzustand, Fall 11: rezidivierende Oesophagusvaricenblutungen). Bei 3 Patienten (Fall 1, 2, 4) fand sich in der fraktionierten Duodenalsaftuntersuchung 2 Wochen, 11 Monate, resp. 8 Jahre nach Beginn der akuten Pankreatitis ein schwerer isolierter Enzymmangel [Mittelwerte der 3 Fälle: maximale Bicarbonatkonzentration 80 maeq/l (64–110), Enzymausscheidung pro 20 min nach Pankreozymin: Amylase: 10'000 SE (6–14'300), Chymotrypsin: 4,1 mg (2,9–5,0), Trypsin: 3,6 mg (1,1–5,0)]. Die Beziehungen der Stuhlenzymwerte zu den Resultaten des Pankreozymin-Secretintests sind bei diesen Patienten zum Teil schwierig zu analysieren, da bei einem Teil der Fälle der entzündliche Prozeß im Pankreas persistiert, und die mehrfachen Stuhlenzymbestimmungen zu verschiedenen Zeitpunkten das dynamische Geschehen im Pankreas wahrscheinlich besser wiedergeben als der einmalige Pankreozymin-Secretintest. Zur Stützung dieser These können wir im Moment nur wichtige Hinweise aus Einzelbeobachtungen vorbringen. Fall 1 ist in dieser Beziehung ein typisches Beispiel, das die Schwierigkeiten der Interpretation dokumentiert. Der 1. Schub einer perakuten Pankreatitis liegt bei dieser 31jährigen Patientin 8 Jahre zurück. Mit dem ersten Schub trat ein schwerer Diabetes mellitus auf, der seither anhaltend mit Insulin behandelt werden mußte (20–30 E Zinkprotamin-Insulin). Trotz der zweimaligen operativen Sanierung der Pseudocyste (1958/59) bestehen heute weiterhin Zeichen von anhaltender Aktivität des Pankreasprozesses [unklare Fieberschübe, zeitweise Leukocytose, erhöhte Senkung, rezidivierende epigastrische Schmerzattacken, progressive Stenosierung der Gastroduodenostomie seit 1963 bei Status nach Billroth I (1959), intermittierende Schübe von ungeklärter Melaena seit 1957 und radiologische Anhaltspunkte für raumfordernden Prozeß im Pankreaskopfbereich], so daß auf Grund des langen, praktisch kontinuierlichen aktiven

Krankheitsgeschehens und des schweren Diabetes mellitus theoretisch eine ausgeprägte exokrine Pankreasinsuffizienz zu erwarten ist. Gegen eine weitgehende Pankreaszerstörung spricht hingegen bei dieser Patientin die gute maximale Bicarbonatkonzentration duodenal (110 maeq/l nach Secretin) und das Fehlen von Steatorrhoe (3,6 g/24 Std). Der isolierte, duodenale Enzymmangel (Typ I nach LAGERLÖF), die zeitweise praktisch

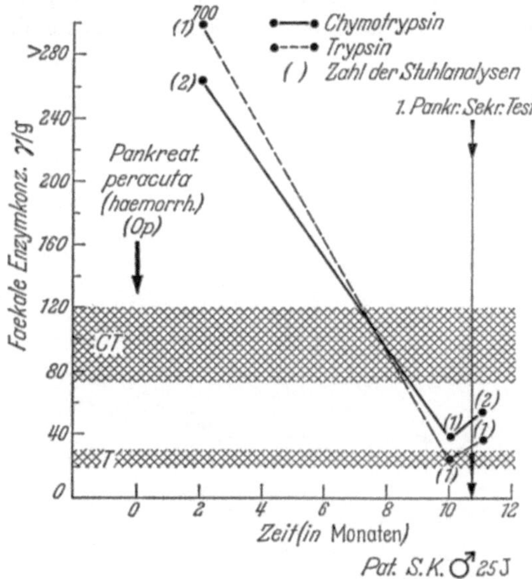

Abb. 20. Verlaufskontrolle bei Patient mit Status nach perakuter, nekrotisierender Pankreatitis (operativ verifiziert) (Fall S. K., 25 J.). Der parallele, sukzessive Abfall der Stuhlenzymaktivität von hochnormal auf pathologische Chymotrypsin- resp. niedere Trypsinwerte im Verlauf von 10 Monaten nach akutem Pankreatitisschub spricht für eine progressive exokrine Pankreasinsuffizienz. Der Pankreozymin-Secretintest, 10 Monate nach der Pankreatitis, bestätigt den Befund (Sekretionsstörung Typ I nach LAGERLÖFF). Pankr.-Secretintest: Volumen: 0,8 ml/kg/60 min, Max. HCO_3^- konz.: 66 maeq/l, Amylase: 9600 SE/20 min, Chymotrypsin: 2,9 mg/20 min, Trypsin: 5,0 mg/20 min

normalen Stuhlchymotrypsinwerte (140, 210, 70, 45, 46 µg/g), sowie die hochnormale fäkale Trypsinaktivität (247, 630, 670 µg/g) lassen somit als vorläufige Interpretation den Schluß zu, daß die exokrine Pankreasfunktion dieser Patientin weniger stark eingeschränkt ist, als dies auf Grund des klinischen Verlaufs zu erwarten wäre. Die Stuhlenzyme bilden in diesem und in anderen ähnlich gelagerten Fällen einen wichtigen, zusätzlichen Faktor, der in Ergänzung und unabhängig vom Pankreozymin-Secretintest mithilft, die exokrine Pankreasfunktion quantitativ zu schätzen. Bei Fall 2 wiesen anderseits wiederholte Stuhlenzymbestimmungen auf eine progressive Verschlechterung der exokrinen Pankreasfunktion hin (Abb. 20). Der 11 Monate nach Beginn der akuten Pankreatitis erstmals durchgeführte Pankreozymin-Secretintest zeigte eine schwere, isolierte Enzymsekretionsstörung. Bei 2 Patienten (Fall 4, 5) ist die Verlaufskontrolle noch zu kurz, während bei Fall 3 leider kein Pankreozymin-Secretintest ausgeführt werden konnte. Die Vermutung des Vorliegens einer ausgeprägten exokrinen Pankreasinsuffizienz bei dieser 43jährigen Patientin (Fall 3) stützt sich auf die anamnestisch schwere, akute Pankreatitis mit

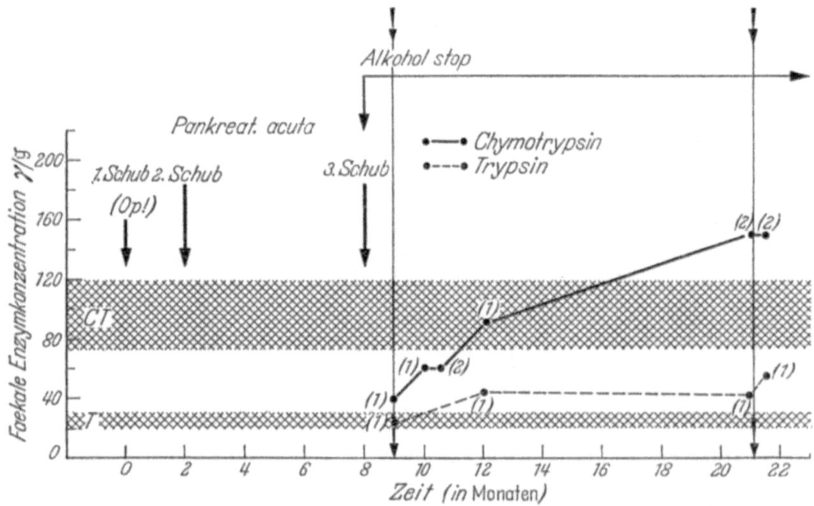

Abb. 21. Verlaufskontrolle der exokrinen Pankreasfunktion nach 3 akuten Schüben von Pankreatitis (1963/64) bei schwerem Äthylabusus (Fall S. G., 34 J.). Nach dem 3. Schub von Pankreatitis (Juni 1964) Beginn der Abstinenz. Der parallele, kontinuierliche Anstieg der Stuhlenzymaktivität von wiederholt pathologischen Werten auf konstant normale Werte im Verlauf von einem Jahr weist, in Verbindung mit den Resultaten des Pankreozymin-Secretintests, auf eine vollständige Erholung der exokrinen Pankreasfunktion hin

Pankreozymin-Secretintests

I.	II.
Volumen: 1,8 ml/kg/60 min:	Volumen: 0,7 ml/kg/60 min:
Max. HCO_3^- konz.: 62 maeq/l:	Max. HCO_3^- konz.: 83 maeq/l:
Amylase: 74‘900 SE/20 min:	Amylase: 96‘200 SE/20 min:
	Chymotrypsin: 15,1 mg/20 min:
	Trypsin: 23,2 mg/20 min:

Ausbildung einer großen, infizierten Pseudocyste 1953 (9 Monate Hospitalisierung), die plötzliche Entwicklung eines insulinabhängigen Diabetes mellitus 1965 (60 E Insulin lente), 12 Jahre nach Beginn der akuten Pankreatitis (keine familiäre Belastung, keine Adipositas) und auf 3 deutlich pathologische Stuhlchymotrypsinwerte (11/6/2 µg/g) im Verlauf von 9 Monaten (Stuhltrypsinkonzentration 6 µg/g).

5/11 Patienten (Fall 6–10) kamen durchschnittlich 4 Wochen (3–6) nach Beginn des letzten Schubes von akuter Pankreatitis zur Durchführung des Pankreozymin-Secretintests. In 3 Fällen (Fall 6, 7, 9) fand sich ein isolierter Enzymmangel, im Fall 10 bei 2maliger Kontrolle eine Verminderung der Enzymsekretion und der maximalen Bicarbonatkonzentration (Status nach Billroth II, technisch?, s. S. 148) und bei Fall 8 ein scheinbar normaler Befund. Dieser letzte Fall (Abb. 21) ist insofern von Interesse, als bei 5 Stuhlbestimmungen im Verlauf des Jahres 1964 konstant erniedrigte Chymotrypsinwerte nachgewiesen wurden [Mittelwert 61 µg/g (40–90)]. Nachdem der Pateint seit Juni 1964 abstinent lebte, zeigte er bei 4 weiteren Bestimmungen ab Juni 1965 konstant normale Stuhlchymotrypsinwerte [Mittelwert 151 µg/g (125–180)]. Die Stuhltrypsinaktivität ließ eine parallele Besserung erkennen und im 2. Pankreozymin-Secretintest (Juni 1965) war die exokrine Pankreasfunktion besser als 1 Jahr vorher. Leider wurden bei der ersten Untersuchung nur die duodenalen Amylasemengen bestimmt, und die Frage bleibt somit offen, ob die deutlich verminderten Stuhlenzymwerte des Jahres 1964 evtl. Folge einer isoliert verminderten duodenalen Chymotrypsin- und Trypsinausscheidung waren.

Bei den Fällen 6, 9, 10 sprechen die wiederholt normalen Stuhlenzymwerte trotz des pathologischen Pankreozymin-Secretintests gegen eine schwerere, progressive exokrine Pankreasinsuffizienz. Anderseits deuten bei Fall 7 sowohl die Pankreasfunktionseinbuße wie auch die konstant niederen Stuhlenzymwerte im Verlauf von 4 Monaten auf eine mittelschwere Pankreasschädigung. Der latente Diabetes mellitus und die leichtgradige Steatorrhoe stützen diese Ansicht. Obschon bei Fall 11 bisher kein Pankreozymin-Secretintest durchgeführt werden konnte (rezidivierende Oesophagusvaricenblutungen bei Milzvenenthrombose und Stat. nach akuter Pankreatitis) ergeben die im Abstand von 9 Monaten 4mal bestimmten, konstant erniedrigten Stuhlchymotrypsinwerte in Verbindung mit der Vorgeschichte starken Verdacht auf eine chronische Pankreatitis.*

Bei Fall 12 liegt eine besondere Situation vor. Wie Pat. Bä, H. mit histologisch gesicherter chronischer Pankreatitis (Tab. 21, Nr. 12) machte dieser Patient ein stumpfes Bauchtrauma durch und entwickelte im Anschluß daran eine Pseudocyste, die 1 Jahr später operativ saniert wurde. Wegen des Stat. nach Billroth II wurde bei diesem Fall auf die Durchführung eines Pankreozymin-Secretintests verzichtet. 3 Stuhlchymotrypsinwerte, die mit 50, 60 resp. 72 µg/g deutlich unterhalb der Norm liegen,

*Der inzwischen durchgeführte Pankreozymin-Secretintest ergab eine schwere exokrine Pankreasinsuffizienz.

weisen auf die mögliche Entwicklung in Richtung auf eine posttraumatische, chronische Pankreatitis hin [*73*]. Diese Vermutung wird unterstützt durch den bei der Operation erhobenen Inspektions- und Palpationsbefund. Zudem besteht bei diesem Fall eine pathologische Glucosetoleranz und eine mäßige Steatorrhoe. Beide Befunde, wie auch die Stuhlenzymwerte, sind jedoch mit Vorsicht zu interpretieren, da gleiche Abnormitäten z. T. auch ohne Pankreasschädigung bei Status nach Magenresektion zu beobachten sind (siehe S. 148) [*30*, *49*, *85*, *162*].

Bei den 12 Patienten dieser Gruppe, die vorläufig als Einzelbeobachtungen den Wert der Stuhlenzymmethode für die Verlaufskontrolle dokumentieren, ist eine weitere, regelmäßige Nachkontrolle vorgesehen. Von ganz besonderem Interesse wird es sein, festzustellen, ob diese postpankreatitischen Spätschäden (z. T. bis 12 Jahre nach durchgemachter Pancreatitis acuta) progredient verlaufen, stationär bleiben oder sich z. T. zurückbilden können.

β) *Fälle mit Cholecystopankreatitis*

Die 4 letzten Fälle (Fall 13–16) können auf Grund des klinisch-biochemischen und z. T. operativen Befundes mit größter Wahrscheinlichkeit als Cholecystopankreatitis interpretiert werden, die bekanntlich im allgemeinen nach Sanierung des Gallenwegsleidens vollständig abheilt [*120*, *121*, *177*]. Die exokrine Pankreasinsuffizienz manifestierte sich in den 4 Fällen während des Höhepunktes der Cholecystopankreatitis vor allem durch eine verminderte maximale Bicarbonatkonzentration [Mittelwert 45 maeq/l (35–54)], während die Amylaseausscheidung in 2 Fällen nicht und in 2 Fällen wenig bis deutlich eingeschränkt war [Mittelwert 29′600 SE/20 min (10′400–45′500)]. Die duodenale Chymotrypsinausscheidung, die nur bei einer Patientin (mit normalen duodenalen Amylasemengen) bestimmt wurde, war hingegen deutlich erniedrigt (7 mg/20 min). Die Stuhlchymotrypsinwerte lagen bei den 3 Fällen, die entsprechend abgeklärt wurden, unter resp. knapp über der Normgrenze [Mittelwert 110 μg/g (73–144)]. 2/4 Fälle konnten mittels des Pankreozymin-Secretintests nachkontrolliert werden (Fall 13, 16). Bei beiden Patienten normalisierte sich die Pankreasfunktion weitgehend nach Abklingen der akuten Beschwerden. 2 Patienten (Fall 13, 15), bei denen die Cholecystektomie ausgeführt wurde, zeigten postoperativ hochnormale fäkale Enzymaktivitäten [Mittelwert für Chymotrypsin: 481 μg/g (215–645) resp. für Trypsin: 1094 μg/g (426–3′480)], während Fall 16 $1^1/_2$ Jahre nach konservativer Therapie der akuten Cholecystopankreatitis trotz Normalisierung des Pankreozymin-Secretintests weiterhin pathologische Stuhlchymotrypsinwerte aufwies. Auf dieses relativ typische Verhalten der Stuhlenzymkonzentration bei Stat. nach Cholecystektomie resp. Cholelithiasis kommen wir unten zurück (S. 137, 132).

γ) *Häufigkeit der funktionellen Spätschäden nach akuter Pankreatitis*

Dreiling et al. ziehen auf Grund ihrer sehr großen Erfahrung die zweifellos richtige Schlußfolgerung, daß für die Diagnose der akuten Pankreatitis dem Pankreozymin-Secretintest keine Bedeutung zukommt [*72*, *73*], da während des Höhepunktes der Erkrankung der Pankreozymin-Secretintest nicht durchgeführt werden kann, und schon 3–7 Tage später in über 50% der Patienten eine normale exokrine Pankreasfunktion nachzuweisen ist. Dagegen hat nach Dreiling et al. der Pankreozymin-Secretintest in diesen Fällen prognostische Bedeutung, indem ein pathologisches Resultat auf eine persistierende und eventuell progrediente Pankreasschädigung hinweist. Bei 113 Fällen, die 1–14 Tage nach durchgemachter akuter Pankreatitis mittels des Secretintests untersucht wurden, fanden diese Autoren [*72*] zwar normale Mittelwerte für die 3 duodenalen Parameter, hingegen ein vermindertes Volumen in 24%, eine verminderte Sekretion von Bicarbonat in 33% resp. von Amylase in 42% der Patienten. Diese Befunde ergeben allerdings kein zuverlässiges Bild über die Häufigkeit von persistierenden Pankreasschäden nach abgelaufener akuter Pankreatitis, weil in dieser Gruppe der Secretintest in der frühen Erholungsphase (erste 2 Wochen) durchgeführt wurde. In einer anderen interessanten Untersuchungsserie von 48 Fällen mit Stat. nach akuter Pankreatitis wurde von Dreiling die Häufigkeit von Residualschäden in Abhängigkeit von der Dauer der Erholungsphase abgeklärt [*68*]. Bei 23 dieser Gruppe, die innerhalb der ersten 16 Tage nach Beginn der Pankreatitis untersucht wurden, fanden sich verminderte Werte für Volumen in 4/23, für Bicarbonatkonzentration und Amylaseausscheidung in je 9/23 Fällen. Die restlichen 25 Patienten kamen 3 Wochen bis 25 Jahre nach abgelaufener Pancreatitis acuta zur Untersuchung und wiesen verminderte Werte für Volumen in 6/25, für Bicarbonatkonzentration und Amylaseausscheidung in je 4/25 Fällen (16%) auf. Die Resultate in dieser letzten Gruppe, die auf ein nicht allzu seltenes Vorkommen von persistierenden Pankreasschäden nach abgelaufener akuter Pankreatitis hinweisen, müssen jedoch zweifellos an einem größeren, unselektionierten Krankenmaterial überprüft werden, um eine sichere Grundlage für die Abschätzung der Häufigkeit solcher postpankreatitischer Spätschäden zu erhalten.

Gesamthaft betrachtet lassen diese Zahlen und unsere Erfahrungen einen gewissen Zweifel an der vor allem von Sarles et al. [*220*] vertretenen Ansicht aufkommen, daß der Übergang einer akuten in eine chronische Pankreatitis eine extreme Seltenheit darstellt. Es ist durchaus denkbar, daß mit den neuesten Fortschritten der Therapie, die vor allem den schweren Formen von akuter Pankreatitis zugute kommt, in Zukunft mehr Patienten mit persistierenden und eventuell progredienten Pankreasschäden nach akuter Pankreatitis zur Beobachtung kommen werden. Nach unserer bisherigen Erfahrung ist die Stuhlenzymdiagnostik in der Nachkontrolle dieser Fälle über längere Zeit besonders wertvoll, und sie dürfte daher für die Abklärung dieser hochinteressanten, ungelösten Probleme von großem Nutzen sein.

d) Status nach akuter Pankreatitis ohne nachweisbare Residuen

Von den 14 Fällen dieser Untergruppe wurden 8 Patienten durchschnittlich 4 Jahre (2 Monate bis 14 Jahre) nach akuter Pankreatitis mittels des Pankreozymin-Secretintests abgeklärt, und dieser ergab regelmäßig ein praktisch normales Resultat (Tab. 24). Bei den restlichen 6 Fällen [durchschnittlich $1^1/_2$ Jahre nach akuter Pankreatitis (1 Monat bis 6 Jahre)] konnte nur die Stuhlenzymaktivität untersucht werden. 3/14 Fälle wiesen in total 4/25 Stuhlbestimmungen 1 bis mehrere pathologische Chymotrypsinwerte unter 120 μg/g auf. Bei einem dieser Patienten (Fall 8) lag ein Chymotrypsinwert unterhalb unserer Normgrenze (Pankreozymin-Secretintest normal), und die 2 anderen Fälle (Fall 1, 4) zeigten neben einzelnen pathologischen mehrere normale Stuhlchymotrypsinwerte und ein praktisch normales Resultat im Pankreozymin-Secretintest. In dieser Untergruppe scheint somit eine vollständige funktionelle Erholung nach akuter Pankreatitis in allen Fällen eingetreten zu sein.

Das Durchschnittsalter in dieser Untergruppe (8 Frauen, 6 Männer) lag zu Beginn der akuten Pankreatitis bei 50 Jahren (36–75 Jahre). In 6 Fällen ist ätiologisch ein primäres Gallenwegsleiden (Cholelithiasis), in 3 Fällen ein chronischer Äthylismus anzunehmen, und 5 Fälle blieben ätiologisch ungeklärt. Diese Zahlen stehen in guter Übereinstimmung mit den entsprechenden Angaben in der Literatur (S. 115 [*29*, *125*, *169*]).

4. Mucoviscidosis

Die Befunde bei 5 Fällen mit gesicherter Mucoviscidosis, bei denen wir die Stuhlenzymbestimmung durchführen konnten, bestätigen den von anderen Autoren an umfangreichem Krankenmaterial festgestellten, großen diagnostischen Wert der Stuhlenzymmethode bei diesem Leiden [*12a*, *31*, *80a*, *174*, *179*, *180a*, *218*, *234*].

Entsprechend der i. a. ausgeprägten exokrinen Pankreasinsuffizienz bei cystischer Pankreasfibrose zeigten die 5 untersuchten Kinder [1 Mädchen, 4 Knaben, Durchschnittsalter 9 Monate (2–12 Monate)] in 6 Bestimmungen eine durchschnittlich schwer pathologisch erniedrigte Stuhlenzymaktivität [Chymotrypsin: 33 μg/g (7–95), resp. Trypsin: 20,4 μg/g (8–30)]. Bei einem 1jährigen Knaben wurden vor Fermentsubstitutionstherapie Stuhlchymotrypsin- resp. -trypsinwerte von 7 resp. 25 μg/g festgestellt, während der Substitutionstherapie (4 g Pankrotanon/die) dagegen solche von 45 resp. 126 μg/g. *Um Fehlbeurteilungen zu vermeiden, muß die Substitutionstherapie für mindestens 4–5 Tage vor Durchführung der Stuhlenzymbestimmung abgesetzt werden* [*117*].

Tabelle 24. *Klinisch-funktionelle Befunde bei 14 Patienten mit Status nach akuter Pankreatitis ohne Residualschaden*

Fall-Nr.	Name	Alter	Geschlecht	Klinische Angaben (U) = Ursache (K) = Komplikationen	Resultate des Pankr.-Secr.test: Post-Secr. (60′) Vol. (ml/kg)	Post-Secr. (60′) Max. HCO_3^--konz. (maeq/l)	Post.-Pankr. (20′) Amylase (SE)	Post.-Pankr. (20′) Chymotr. (mg)	Post.-Pankr. (20′) Tryps. (mg)	Datum von: P-S-test	Datum von: Stuhlanalyse	Stuhlenzyme: Chymotr. (µg/g)	Stuhlenzyme: Trypsin (µg/g)
1	He. B.	69	w	Cholecystopankreatitis (1961)	1,6	56	64500	—	—	5/64	4/64	104	30
				U: Cholelithiasis							1/65	112	32
				1959 Cholecystekt.							4/65	164/111	28/18
				1961 Choledochoduodenostomie								200	
				K: Diabetes seit 1961									
2	Kn. R.	59	m	Cholecystopankreatitis (12/63)	0,8	70	54200	13,4	21,4	10/65	5/64	338	392
				U: Cholelithiasis, *K*: ∅							3/65	180	25
				Cholecystekt. 1/64							9/65	160	50
3	Ku. H.	44	w	1. Ak. Pankreatitis: 10/58 op.	1,8	87	51200	—	—	5/64	5/64	337	600
				2. Ak. Pankreatitis: 8/62								245	
				U: Äthyl-Schlafmittelabusus, *K*: ∅									
4	Me. A.	61	m	Subak. Pankreatitis (7/63)	2,3	54	85200	16,7	26,6	9/65	8/65	220	162
				U: Äthyl ++, Cholelithiasis								92	
				K: Lebercirrhose							10/65	250	38
												205	
5	Pe. A.	37	m	Cholecystopankreatitis (6/63)	2,2	105	51600	—	—	4/64	4/64	857	80
				U: Cholelithiasis, *K*: ∅									
				Cholecystekt. 8/63									
6	Sa. G.	30	w	Ak. Pankreatitis (9/63)	1,2	68	43800	—	—	1/64	5/64	273	20
				U: ?, *K*: ∅	3,5	70	44400	—	—	7/64			

Tabelle 24 (Fortsetzung)

Fall-Nr.	Name	Alter	Geschlecht	Klinische Angaben (*U*) = Ursache (*K*) = Komplikationen	Resultate des Pankr.-Secr.test: Post-Secr. (60′)		Post.-Pankr. (20′)			Datum von		Stuhlenzyme	
					Vol. (ml/kg)	Max. HCO_3^--konz. (maeq/l)	Amylase (SE)	Chymotr. (mg)	Tryps. (mg)	P-S-test	Stuhlanalyse	Chymotr. (µg/g)	Trypsin (µg/g)
7	Sche. A.	55	w	Cholecystopankreatitis (1950) *U*: Cholelithiasis, *K*: ∅	3,2	93	129000	—	—	5/64	5/64	137	10
8	Zü. T.	44	w	Cholecystopankreatitis (1956) (Op.)	2,8	86	99300	—	—	2/64	2/64	104	45
9	Br. W.	75	m	Akute Pankreatitis 1959 *U*: ?, *K*: ∅	—	—	—	—	—	—	9/65	240	132
10	Do. R.	45	w	Akute Pankreatitis 8/9/65 *U*: Cholelithiasis, *K*: ∅	—	—	—	—	—	—	9/65	725	—
11	Du. E.	54	w	Akute Pankreatitis (8/64) *U*: ?, *K*: ∅	—	—	—	—	—	—	9/64	168	148
12	Fa. A.	56	m	Akute Pankreatitis (10/64)	—	—	—	—	—	—	11/64	135	325
				U: ?, *K*: Diabetes seit 1962	—	—	—	—	—	—	1/65	205	
13	Ho. P.	33	m	Akute Pankreatitis (11/65) *U*: Äthyl, *K*: ∅	—	—	—	—	—	—	1/66	390	1920
14	Kr. U.	53	w	Rezidiv. akute Pankreatitis *U*: Allergie?, *K*: ∅	—	—	—	—	—	—	11/64	355	450
				Normwerte: $\bar{x} - 2\sigma$		60	33000	10,5	13,2			> 120†	> 30†
				$\bar{x} - 3\sigma$		40,6	20000	6,6	8,0				

† Empirisch ermittelt.

Die praktisch 100%ige Treffsicherheit der Stuhlenzymdiagnostik bei cystischer Pankreasfibrose sowohl in bezug auf die Chymotrypsin- wie auch die Trypsinaktivität stützt unsere früher gemachte Beobachtung, daß eine gleichzeitige Verminderung beider Enzyme im Stuhl einen wichtigen Hinweis darstellt für eine schwere, fortgeschrittene Pankreasläsion (S. 82).

VII. Resultate der Pankreasfunktionsprüfung bei chronischem Äthylismus und bei diversen Magen-Darmleiden

Der chronische Äthylismus ist der ätiologisch wichtigste, bekannte Faktor der chronischen Pankreatitis. Bei der akuten Pankreatitis spielen zusätzlich die Gallenwegserkrankungen eine entscheidende Rolle. Es stellt sich daher die Frage, ob die exokrine Pankreasfunktion bei klinisch asymptomatischen Fällen dieser beiden Gruppen gehäuft Pankreasschädigungen erkennen läßt. Wegen der Häufigkeit einer Mitbeteiligung der Leber, sowohl bei chronischem Äthylismus, wie auch bei Gallenwegsleiden, scheint es sinnvoll, die Befunde bei Hepatopathien in diesem Zusammenhang mitzuberücksichtigen.

1. Befunde bei chronischem Äthylismus

Ausgeschlossen von dieser Gruppe von 54 Patienten mit anamnestisch schwerem chronischem Äthylismus sind alle Fälle mit Laennecscher Lebercirrhose (15 Fälle, siehe S. 130) und die im Kapitel der entzündlichen Pankreasaffektionen besprochenen Fälle (18 Fälle, siehe S. 96, 111, 122). In 7/21 der verbleibenden Fälle wurde der Pankreozymin-Secretintest ausgeführt. Bei 3/7 dieser Patienten ohne klinische Anhaltspunkte für akute Pankreatitis konnte mit dem Pankreozymin-Secretintest eine Pankreasschädigung festgestellt werden. 2 dieser Patienten (Hi, A., Ke, E.) wiesen klinisch ein klassisches Zievesyndrom auf [*141a*, *274*], die 3. Patientin (Wa, H.) mußte wegen toxischer Hepatopathie und hämorrhagischer Diathese hospitalisiert werden. Fall Wa, H. und Hi, A. sind oben diskutiert worden (S. 67, Tab. 15: Fall 27, 28) und von Fall Ke, E. besitzen wir leider nur das Resultat des Pankreozymin-Secretintests, dagegen keine Stuhlenzymuntersuchung. Die Pankreasschädigung dieser 3 Fälle manifestierte sich vor allem in einem isolierten Enzymmangel [Mittelwerte der 3 Fälle: Volumen: 0,9 ml/kg (0,5–1,6), maximale Bicarbonatkonzentration: 60 maeq/l (57–62), Enzymausscheidung pro 20 min: Amylase: 12'700 SE (4'100–21'100), Chymotrypsin: 7,3 mg (2,2–10,0) und Trypsin: 10 mg (2,3–21,9)]. Der für akute Pankreasschädigung typische Befund des isolierten Enzymmangels erwies sich in den 2 entsprechend kontrollierten Fällen als praktisch sicher reversibel.

Bei Fall Hi, A. ergab die Kontrolle des Pankreozymin-Secretintests nach 6 Wochen Hospitalisation (resp. Abstinenz) einen vollständig normalen Befund (Abb. 22), und die rasche Normalisierung der Stuhlenzymaktivitäten beim 2. Fall wies auf eine prompte Erholung der Pankreasfunktion (7–10 Tage nach Absetzen des Alkohols) hin.

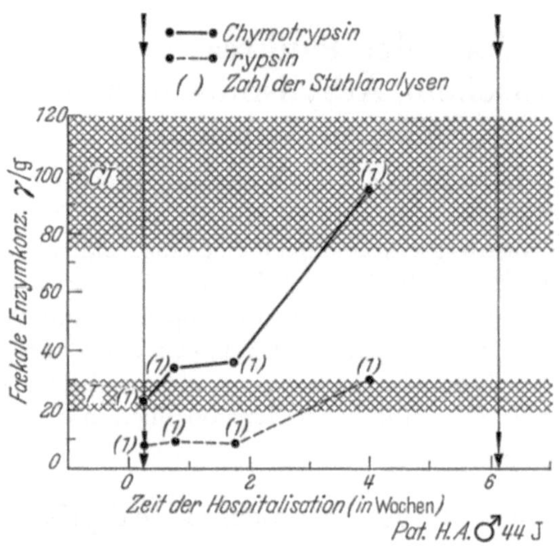

Abb. 22. Klinisch „stumme" Pankreasschädigung bei klassischem Zieve-Syndrom (Fall H. A., 44 J.). Spontane Remission der Pankreasfunktion im Verlauf einer 6wöchigen Hospitalisation (Abstinenz). Parallele Normalisierung des Pankreozymin-Secretintests und der Stuhlenzymaktivität

Pankreozymin-Secretintests

I.	II.
Volumen: 0,6 ml/kg/60 min:	Volumen: 0,8 ml/kg/60 min:
Max. HCO_3^- konz.: 62 maeq/l:	Max. HCO_3^- konz.: 57 maeq/l:
Amylase: 12'900 SE/20 min:	Amylase: 90'000 SE/20 min:
Chymotrypsin: 9,8 mg/20 min:	Chymotrypsin: 35,3 mg/20 min:
Trypsin: 22 mg/20 min:	Trypsin: 34,4 mg/20 min:

Die 4 weiteren Fälle dieser Gruppe, die mit dem Pankreozymin-Secretintest abgeklärt wurden, zeigten eine normale Pankreasfunktion, und die Stuhlchymotrypsinwerte lagen im Normbereich. Bei 14/21 Fällen verfügen wir nur über Stuhlenzymresultate. Eine Äthylica (anamnestisch keine akute Pankreatitis), die in 4 sukzessiven Bestimmungen konstant pathologische Stuhlchymotrypsinwerte aufwies [durchschnittlich 29 µg/g (15–51), Trypsinwerte 62 resp. 8 µg/g], konnte wegen einer riesigen, paraoesophagealen Hiatushernie nicht intubiert werden. Trotz des Fehlens zusätzlicher objektiver Parameter darf bei diesem Fall eine schwerere äthylische Pankreasschädigung mit größter Wahrscheinlichkeit angenommen werden.

Die durchschnittliche Stuhlchymotrypsin- resp. Stuhltrypsinaktivität bei 17/21 Fällen (nach Ausschluß der 4 Fälle mit nachgewiesener resp. sehr wahrscheinlicher exokriner Pankreasinsuffizienz) betrug 242 µg/g (80–530) resp. 351 µg/g (9–1920) (34 Einzelbestimmungen).

Betrachten wir die Erfahrungen bei den 3/21 (resp. wahrscheinlich 4) Fällen mit äthylisch induzierten, klinisch „stummen" Pankreasschäden im Zusammenhang mit den oben besprochenen Befunden bei äthylisch bedingter akuter und chronischer Pankreatitis, scheint sich die Annahme aufzudrängen, daß bei chronischem Äthylismus Pankreasläsionen unterschiedlicher Intensität vorkommen [*73*, *96*], und scheinbar fließende Übergänge bestehen zwischen den klinisch inappercepten, subakuten (z. T. reversiblen) Pankreasschädigungen (Fall Hi, A. und Wa, H.), den persistierenden Pankreasläsionen nach klinisch eindeutiger akuter oder subakuter Pankreatitis (Tab. 23, Fälle 4–8) und der chronischen Pankreatitis (Tab. 22, z. B. Nr. 1: 1952 akute Pankreatitis, operativ verifiziert, 1964 chronische Pankreatitis mit Pankreasverkalkungen, Fall 15: 1962 akute Pankreatitis, operativ verifiziert, 1963 sichere chronische Pankreatitis). Die bisher im Sinne einer "pilot-study" durchgeführten Erhebungen erlauben keine generellen Schlußfolgerungen über die Häufigkeit von klinisch „stummen" Pankreasläsionen bei schwerem chronischem Äthylismus. Die bei den 4/21 Fällen zufällig entdeckten Funktionsstörungen des Pankreas bilden anderseits eine interessante Ausgangsbasis für weitere Untersuchungen in dieser Richtung.

2. Befunde bei Hepatopathien

Die Mittelwerte der Stuhlenzymaktivität bei verschiedenen Gruppen von leberkranken Patienten sind in Tab. 25 zusammengefaßt. Diese Voruntersuchungen bei total 69 Patienten wurden hauptsächlich durchgeführt um abzuklären, ob bei verschiedenen Leberleiden vermehrt pathologisch erniedrigte Stuhlenzymwerte auftreten, wie wir dies auf Grund von Erfahrungen bei einer Reihe von anfänglich untersuchten Fällen erwarteten. Die Resultate bei den 69 Fällen zeigen gesamthaft durchschnittliche Enzymaktivitäten für Chymotrypsin und Trypsin, die im Bereich des Mittelwerts unserer Kontrollserie resp. teilweise höher liegen. Auch die Verteilung der Stuhlenzyme der einzelnen Fälle (Abb. 23) entspricht praktisch derjenigen normaler Kontrollpersonen.

α) *Hämochromatose*

Die 5 Fälle mit klinisch und histologisch gesicherter Hämochromatose, von denen 4 mittels des Pankreozymin-Secretintests abgeklärt wurden, zeigten keine Anhaltspunkte für eine exokrine Pankreasinsuffizienz (Tab. 26).

Tabelle 25. *Durchschnittliche fäkale Chymotrypsin- und Trypsinaktivität bei Hepatopathien und Gallenwegsleiden*

	Zahl der Fälle	Zahl der Bestimmg.	Chymotrypsin µg/g Mittel	Chymotrypsin µg/g Streuung	Zahl der Bestimmg.	Trypsin µg/g Mittel	Trypsin µg/g Streuung
I. Hepatopathien							
1. Akute Hepatitis bzw. Stat. nach	9	16	338	165—580	8	126	11—575
2. Chron. cholostat. Hepatopathie	4	8	209	74—362	8	166	19—602
3. Äthylische Cirrhosen	15	24	252	28—985	22	139	9—485
4. Hämochromatose	5	10	264	123—438	8	214	32—799
5. Fettleber	5	7	271	135—346	6	271	26—605
6. Chron. Hepatitis + idiopathische Cirrhosen	31	58	330	30—1070	49	116	10—577
II. Gallenwegsleiden							
1. Cholelithiasis	23	40	202	62—674	31	112	10—1100
2. Stat. nach Cholecystek.	53	95	469	45—5325	74	277	8—2725
3. Verschlußikterus							
3.1. Gallengangs-Ca	7	13	66	17—148	12	19	9—37
3.2. Steinverschl.	7	14	60	16—100	10	11	6—14
Normalwerte: Mittelwert			290			124	
untere Normgrenze			120			30	

Alle Stuhlenzymwerte lagen im Normbereich mit Durchschnittswerten für Chymotrypsin von 264 µg/g (123–438) und für Trypsin von 214 µg/g (32–799).

Pankreas und Leber sind bei der Hämochromatose praktisch immer gleichzeitig befallen. Die histologisch ähnlichen Veränderungen in beiden Organen (Fibrose und Hämosiderose), der Diabetes mellitus und die verminderte duodenale Bicarbonatkonzentration (nach Secretin) sind verschiedentlich als Hinweise für ein gehäuftes Auftreten einer chronischen Pankreatopathie mit exokriner und endokriner Pankreasinsuffizienz bei Hämochromatose gedeutet worden. Im weiteren wird, gestützt auf die Tatsache einer vermehrten intestinalen Eisenresorption bei exokriner Pankreasinsuffizienz [*55*, *55a*, *145*, *179a*, *190*], in neuster Zeit die These vertreten, die Hämochromatose sei die Folge einer primären Pankreasinsuffizienz [*27*, *54*, *55b*, *190*]. Diese Hypothese findet in unserem Krankengut keine Bestätigung. Die bei 2 der 4 entsprechend abgeklärten Fällen festgestellte verminderte duodenale Bicarbonatkonzentration (45 resp. 46 maeq/l) ist wahrscheinlich vorwiegend Folge eines Verdünnungseffektes (Totalvolumen: 4,2 resp. 8,6 ml/kg/60min). Die durchschnittliche totale Bicarbonatausscheidung lag in unseren 4 Fällen hochnormal [16,4 maeq/60 min (7,3–27,6)] und spricht zusammen mit der unauffälligen Enzymsekretion (nach Pankreozymin) gegen das Vorliegen einer exokrinen Pankreasinsuffizienz (siehe auch S. 131).

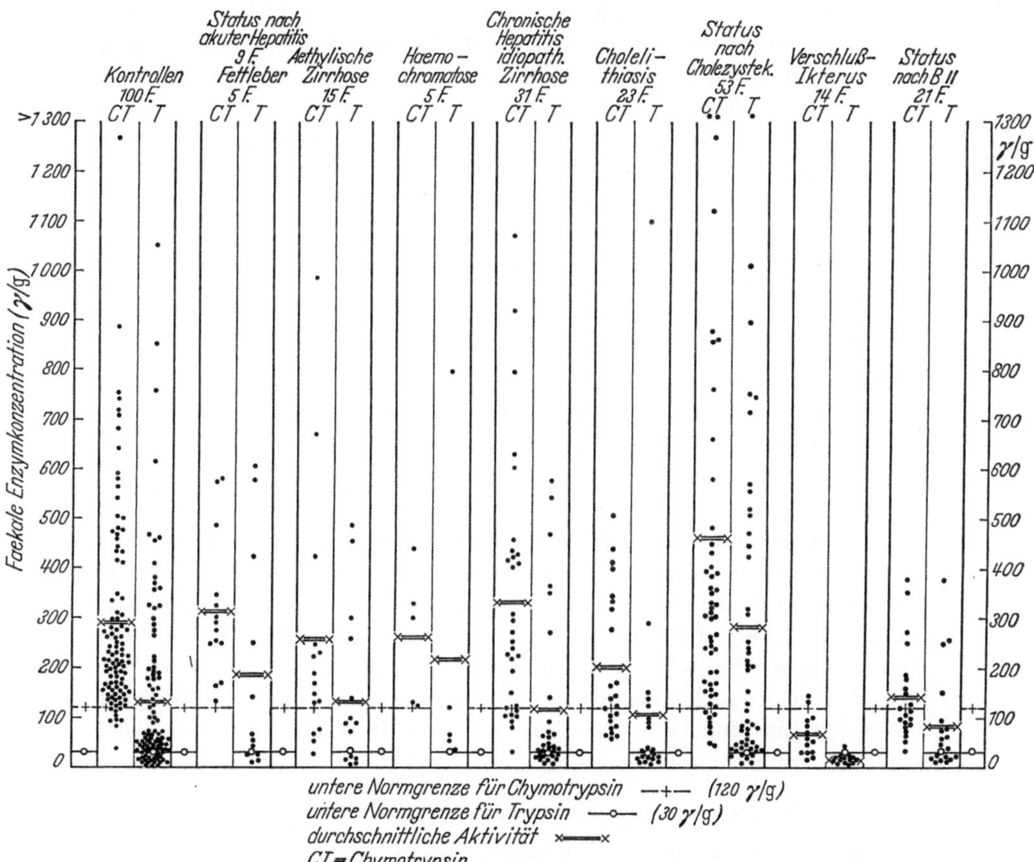

Abb. 23. Die Stuhlenzymaktivität bei Hepatopathien, Erkrankungen der extrahepatischen Gallenwege und bei Status nach Billroth II. Bei Verschlußikterus (Gallengangs-Ca oder Choledocholithiasis) sind die Stuhlenzymaktivitäten praktisch konstant erniedrigt. Bei Cholelithiasis finden sich gehäuft falschpositiv erniedrigte Stuhlenzymwerte, während bei Stat. nach Cholecystektomie auffallend hohe Stuhlenzymaktivitäten vorliegen. Die Verteilung der Einzelwerte und der Durchschnittswerte bei diffusen akuten oder chronischen Hepatopathien entspricht derjenigen der Kontrollpersonen. Pathologisch niedere Stuhlenzymwerte finden sich auch gehäuft bei Stat. nach Billroth II (inadaequate neuro-hormonale Stimulation des Pankreas durch Ausschaltung von Antrum, Duodenum und N. vagus)

β) *Akute Virushepatitis, Fettleber, cholostatische Hepatopathien*

Bei 9 Fällen mit Status nach akuter Hepatitis, 5 Fällen mit Fettleber und 4 Fällen mit chronisch-cholostatischer Hepatopathie (2 extrahepatischer, 2 intrahepatischer Genese) fanden sich keine Anhaltspunkte für eine exokrine Pankreasinsuffizienz. Der in 5/8 dieser Fälle ausgeführte Pankreozymin-Secretintest ergab normale Befunde (Tab. 26). Die fäkale Chymotrypsinaktivität fiel in 17/18 Fällen normal aus (Trypsinaktivität normal in 9/16 Fällen), und die bei einer Patientin mit primärer biliärer „Cirrhose" gefundenen tiefpathologischen Chymotrypsinaktivitäten müssen in Anbetracht der normalen exokrinen Pankreasfunktion als falschpositive Werte interpretiert werden. Über eine weitere Patientin mit primärer biliärer „Cirrhose" (in dieser Gruppe nicht eingeschlossen), die eine mittelschwere exokrine Pankreasinsuffizienz aufwies, ist oben berichtet worden (Tab. 13, Fall 12).

γ) *Alkoholische Lebercirrhosen*

In 4/15 Fällen mit äthylisch bedingter Laennecscher Cirrhose wurden erniedrigte Stuhlchymotrypsinkonzentrationen festgestellt. Die fäkale Trypsinaktivität war in total 6/15 Fällen erniedrigt, unter anderem bei allen 4 Fällen mit pathologischen Chymotrypsinwerten. Von den 4 Patienten konnte einer wegen des stark reduzierten Allgemeinzustandes bei massiv dekompensierter Cirrhose nicht weiter abgeklärt werden, die restlichen 3 Fälle wiesen in der fraktionierten Duodenalsaftanalyse eine praktisch normale exokrine Pankreasfunktion auf. Das Resultat des Pankreozymin-Secretintests bei total 9 Fällen dieser Gruppe war gekennzeichnet durch ein durchschnittlich hohes Totalvolumen (4,6 ml/kg/60 min), das, wie bei den Fällen von Hämochromatose, z. T. mit einer relativ erniedrigten maximalen Bicarbonatkonzentration (bei normaler totaler Bicarbonatausscheidung) einherging (Tab. 26).

δ) *Chronische Hepatitis und nicht-alkoholische Cirrhosen*

Unter den 31 Fällen mit chronischer Hepatitis resp. cryptogenetischer Cirrhose waren die fäkalen Enzymaktivitäten für Chymotrypsin 8 mal, für Trypsin 11 mal pathologisch erniedrigt. 5/8 dieser Fälle wurden dem Pankreozymin-Secretintest zugeführt, der in 3 Fällen [2 posthepatitische Cirrhosen (siehe Abb. 13: Fall 7, 8 und 1 idiopathische Cirrhose mit Stat. nach kurzdauerndem Verschlußikterus)] einen „Grenzbefund" ergab [Mittelwerte: Volumen 2,4 ml/kg/60min, maximale Bicarbonatkonzentration 71 maeq/l (55–95), Amylase 27'600 SE/20 min (26'800–28'400), Chymotrypsin 9,5 mg/20 min (8,5–10,5), Trypsin 22,6 mg/20 min (1 Fall)]. Einer der 3 Fälle mit „Grenzbefund" zeigte bei einer Nachkontrolle 1 Jahr später einen vollständig normalen Pankreozymin-Secretintest (Tab. 15, Fall 33). Die fäkale Enzymaktivität normalisierte sich gleichzeitig weitgehend

(Anstieg des Chymotrypsins von 60 auf 117 μg/g, des Trypsins von 30 auf 38 μg/g). Bei den restlichen 3 Fällen mit pathologisch erniedrigten Stuhlchymotrypsinwerten ergab die Nachkontrolle in einem Fall hochnormale Enzymwerte (Chymotrypsin 535 resp. 265 μg/g, Trypsin 265 μg/g), in einem Fall steht die Kontrolle noch bevor, während der 3. Patient in der Zwischenzeit ad exitum kam.

ε) *Pankreasfunktion bei chronischen, diffusen Hepatopathien*

Unsere bisherigen Resultate bei 69 Fällen ergeben keine sicheren Hinweise für eine Häufung von chronischen Pankreopathien (resp. exokriner Pankreasinsuffizienz) bei diversen akuten und chronischen Leberleiden, doch müssen auch diese Untersuchungen noch an größerem Krankenmaterial über längere Zeit weitergeführt werden. Die Angaben in der Literatur zu diesem Problem sind uneinheitlich und zum Teil widersprüchlich. Ein gehäuftes Vorkommen von Fibrose und degenerativen Veränderungen im Pankreas bei Patienten mit Lebercirrhose ist belegt durch verschiedene pathologisch-anatomische Studien. Diese Veränderungen werden von gewissen Untersuchern der gleichzeitigen toxischen Einwirkung von Alkohol auf Leber und Pankreas zugeschrieben [*39*, *239*, *244*] und von anderen als Folge der Lebercirrhose (und der Eiweißstoffwechselstörung) interpretiert [*146*, *203*, *243*]. Anderseits sind in unselektioniertem Autopsiematerial häufig ähnliche histologische Veränderungen unterschiedlicher Intensität im Pankreas zu beobachten (15–95% aller Fälle) [*22*, *23*, *52*, *63*], so daß die pathologisch-anatomischen Untersuchungsergebnisse über die Beziehungen zwischen Alkohol, Leber und Pankreas mit Vorsicht zu interpretieren sind. Desgleichen besteht keine Einigkeit über die Häufigkeit von funktionellen Ausfallserscheinungen des Pankreas bei Lebercirrhose. Gross et al. [*95*] fanden z. B. keine sichere Häufung von Pankreasfunktionsstörungen bei Cirrhose, während nach Angaben anderer Autoren bis über 40% der Patienten mit äthylischer Cirrhose Anhaltspunkte für eine chronische Pankreatitis aufweisen sollen [*257*, *268*, *277*]. Unsere Erfahrungen decken sich mit denjenigen zahlreicher anderer Untersucher, die im Secretintest bei diversen Hepatopathien ein durchschnittlich hohes Totalvolumen und eine relativ niedere maximale Bicarbonatkonzentration bei normalen Bicarbonatmengen nach Secretin gefunden haben [*86*, *92*, *95*, *131*, *149*, *158*, *169*, *210*, *277*]. Diese „diskordante Sekretionsstörung“ (nach Dreiling) kann jedoch nicht als sicherer Hinweis auf eine chronische Pankreatitis gewertet werden. Bei fortgeschrittener, schwerer Lebercirrhose sind anderseits vor allem wegen des beeinträchtigten Eiweißstoffwechsels sekundäre Rückwirkungen auf die Enzymsekretion des Pankreas zu erwarten, wie dies in einzelnen unserer Fälle festzustellen war [*277*]. Die Seltenheit einer Lebercirrhose bei Fällen mit chronischer Pankreatitis in unserem Material bestätigt die Beobachtungen anderer Untersucher [*29*, *73*, *75*, *169*, *220*] und ist in diesem Zusammenhang von besonderem Interesse.

3. Befunde bei Erkrankungen der extrahepatischen Gallenwege

Bei Patienten mit Status nach Cholecystektomie fanden sich die höchsten durchschnittlichen Stuhlenzymwerte und in Fällen von Verschlußikterus konstant sehr tiefe Enzymaktivitäten. Wir haben daher unsere Fälle mit Gallenwegsleiden in 3 Hauptgruppen unterteilt a) Cholelithiasis, b) Verschlußikterus, c) Status nach Cholecystektomie, um den Einfluß von „Galle" resp. Gallenwegserkrankungen auf die Pankreassekretion und die Stuhlenzymaktivität analysieren zu können (Tab. 25, 26).

a) Cholelithiasis

Trotz der normalen durchschnittlichen Stuhlenzymaktivitäten bei den 23 Fällen mit Cholelithiasis, wiesen etwa 50% (11/23) niedere Stuhlchymotrypsinwerte auf (Abb. 23) [Mittelwerte der 11 Fälle: Chymotrypsin 91 µg/g (62–123), Trypsin 56 µg/g (11–290)]. Der Pankreozymin-Secretintest, der 13mal durchgeführt wurde, ergab in allen Fällen eine normale Bicarbonat- und Enzymsekretion (Tab. 26). In Anbetracht der i. a. ungestörten Pankreasfunktion müssen die gehäuft beobachteten erniedrigten Stuhlenzymwerte, deren Ursache vorläufig unklar bleibt, als wahrscheinlich falschpositive Resultate interpretiert werden.

b) Verschlußikterus

Die Resultate bei 14 Fällen mit extrahepatischem Gallengangsverschluß (7 durch Carcinome, 7 durch Steine) führen zur vorläufigen Schlußfolgerung, daß die fäkale Enzymaktivität bei Verschlußikterus praktisch immer erniedrigt ist. In der Differentialdiagnose des Verschlußikterus sind wir daher auf den Pankreozymin-Secretintest angewiesen.

α) *Gallengangscarcinome*

Aus naheliegenden Gründen unterscheiden wir in dieser Gruppe zwischen Fällen mit hochsitzendem Gallengangscarcinom (Ductus pancreaticus im allgemeinen offen) und den Fällen mit Steinverschluß (Pankreasausführungsgang z. T. mitbetroffen). 6/7 Fälle mit Gallengangscarcinom (alle operativ-histologisch verifiziert) wurden mittels des Pankreozymin-Secretintests abgeklärt, der in 3 Fällen normal ausfiel (Tab. 26). 2 Patienten mit einem Verschlußikterus von über 4 Wochen Dauer zeigten eine Tendenz zu verminderter Enzymsekretion (Tab. 14, Fall 22, Abb. 13, Fall 6), was sehr wahrscheinlich mit dem schweren Grundleiden und der zunehmenden Leberschädigung im Zusammenhang stand. Eine weitere Patientin wies außer des hochsitzenden Gallengangs-Ca einen stenosierenden Papillenprozeß bei Cholelithiasis auf (operativ-autoptisch bestätigt),

Tabelle 26. *Befunde bei Hepatopathien und Gallenwegsleiden: Korrelation zwischen den Resultaten des Pankreozymin-Secretintests und den Stuhlenzymaktivitäten*

	Zahl der Fälle	Resultate des Pankreozymin-Secretintest					Stuhlenzymkonz.	
		Post-Secretin (60′)		Post-Pankreozymin (20′)				
		Vol. (ml/kg)	Max. HCO_3^--konz. (maeq/l)	Amylase (1/1000 SE)	Chymotr. (mg)	Trypsin (mg)	Chymotr. (µg/g)	Trypsin (µg/g)
I. Hepatopathien								
1. u. 5. *Ak. Hepatitis u. Fettleber*								
a) Mittelwerte	3	1,9	68	101,2	70,0 (1)*	47,5 (1)*	250	99,5
b) Streuung		0,9—2,6	66—72	56,4—130,2			140—357	11—250
2. *Chron. cholostat. Hepatopathie*	2	1,2/3,0	76/80	71,8/433,1	49,5/59,5	26,3/38,4	172	24
3. *Äthyl. Cirrhosen*								
a) Mittelwerte	9	4,6	62,3	49,5	24,3 (3)*	41,6 (3)*	220	100
b) Streuung		2,3—6,4	46—82	21—104	16,7—29,9	26,6—62,5	28—590	9—400
4. *Hämochromatose*								
a) Mittelwerte	4	5,0	54.2	55,7	20,6 (2)*	23,4 (2)*	384	623
b) Streuung		3,1—8,6	45—65	22—91,5	16—25,3	19,5—23,3	160—1060	32—1530
6. *Chron. Hepatitis u. Cirrh., ätiolog.?*								
a) Mittelwerte	11	2,1	74,4	50,2	18,4 (5)*	21,9 (5)*	315	62
b) Streuung		0,9—4,3	46—100	15—150	8,5—34,6	17,4—27,5	30—1060	18—183

* Anzahl der Fälle, bei denen entsprechende Bestimmungen durchgeführt wurden.

Tabelle 26 (Fortsetzung)

	Zahl der Fälle	Resultate des Pankreozymin-Secretintest: Post-Secretin (60′)		Post-Pankreozymin (20′)			Stuhlenzymkonz.	
		Vol. (ml/kg)	Max. HCO_3^--konz. (maeq/l)	Amylase (1/1000 SE)	Chymotr. (mg)	Trypsin (mg)	Chymotr. (µg/g)	Trypsin (µg/g)
II. Gallenwegsleiden								
1. *Cholelithiasis*								
a) Mittelwerte	13	1,5	82,0	77,8	22,0 (9)*	28,0 (9)*	133	34
b) Streuung		0,6—4,0	58—120	39—155,4	10,2—36,0	14,1—45,5	32—565	9—90
2. *Stat. n. Cholecystekt.*								
a) Mittelwerte	22	2,0	81,8	68,7	22,3	22,4	321	168
b) Streuung		0,6—4,0	58—105	17—160,5	10,8—50,9	14,4—36,0	32—1060	8—570
c) Vol. > 2,0: Mittelwerte	13	2,6	86	74,6	27,3	26,4	414	175
d) Vol. < 2,0: Mittelwerte	9	1,2	76	60,4	18,5	18,4	219	160
3. *Verschlußikterus*								
3.1. *Gallengangs-Ca*								
a) Mittelwerte	6	1,3	86,5	47,6	? (3)*	? (3)*	69	20
b) Streuung		0,5—2,9	58—100	7—151,2	0,4—15,2	0,9—13,2	14—161	9—52
3.2. *Steinverschluß*								
a) Mittelwerte	7	1,1	67,5	34,8	11,0	11,9	60,5	11
b) Streuung		0,4—2,0	27—99	3—77,4	2,9—43,8	2,4—34,8	10—101	5—16
Normalwerte $\bar{x}$		1,7	97	91	27,0	36,4	290	124
$\bar{x} - 2\sigma$			60	33,2	10,5	13,2	120†	30†

* Anzahl der Fälle, bei denen entsprechende Bestimmungen durchgeführt wurden.

† Empirisch ermittelt.

der sich im Pankreozymin-Secretintest in einem isolierten Enzymmangel manifestierte (Tab. 14, Fall 21). Praktisch unabhängig von der exokrinen Pankreasfunktion waren in diesen 6 Fällen und in einem 7. Fall (Pankreozymin-Secretintest nicht ausgeführt) die Stuhlenzymwerte deutlich erniedrigt [Tab. 25: Mittelwert für Chymotrypsin 66 µg/g (17–148), für Trypsin 19 µg/g (9–37)]. Die tiefpathologischen Stuhlenzymwerte dürften

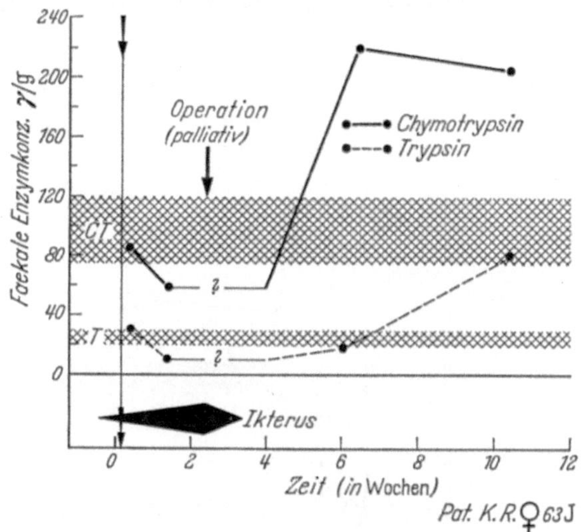

Abb. 24. Pathologisch erniedrigte Stuhlenzymwerte trotz normaler exokriner Pankreasfunktion bei Patient mit Verschlußikterus infolge eines hochsitzenden Gallengangs-Ca. (Fall K. R., 63 J.). Rasche Normalisierung der Stuhlenzymaktivität nach palliativ-operativer bili-digestiver Fistel. Pankr.-Secretintest: Volumen: 1,1 ml/kg/60 min, Max. HCO_3^- konz.: 100 maeq/l, Amylase: 151'000 SE/20 min, Chymotrypsin: 15,2 mg/20 min, Trypsin: 13,2 mg/ 20 min

somit in erster Linie durch einen „gallenabhängigen" Faktor bedingt sein. Mit zunehmender Dauer des Verschlußikterus tritt wahrscheinlich zusätzlich eine Enzymsekretionsstörung des Pankreas hinzu.

Postoperative Kontrollen bei 3/7 Fällen zeigten eine Normalisierung der Stuhlenzymaktivität nach palliativ-operativen Eingriffen (bilidigestive Fistel) (z. B. Abb. 24) [Mittelwerte für Chymotrypsin der 3 Fälle: *präoperativ* 88 µg/g (32–148), *postoperativ* 339 µg/g (190–705), für Trypsin *präoperativ* 22 µg/g (9–37), *postoperativ* 41 µg/g (17–56)].

β) *Choledocholithiasis*

Prinzipiell stellt sich beim steinbedingten Verschlußikterus das gleiche Problem. Im Gegensatz zum hochsitzenden Gallengangscarcinom liegt aber der steininduzierte Verschluß häufig in Papillennähe und bedingt in vielen Fällen eine gleichzeitige Obstruktion des Ductus pancreaticus major, d. h. eine Pankreasfunktionsstörung, die mit dem Pankreozymin-Secretintest auf einfache Weise zu erfassen ist. Bei allen 7 Fällen mit praktisch totalem Verschlußsyndrom wurde der Pankreozymin-Secretintest ausgeführt. In 3/7 Fällen wies die erniedrigte maximale Bicarbonatkonzentration und die verminderte Enzymsekretion auf eine Mitbeteiligung des Pankreas (siehe Tab. 14: Fall 23, 24, 26) [Mittelwerte der 3 Fälle: maximale Bicar-

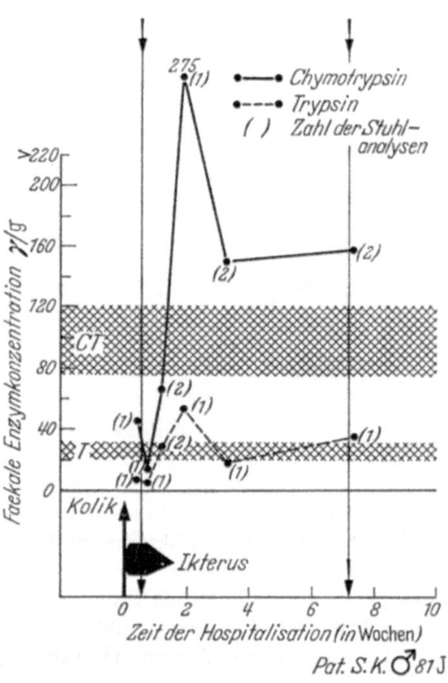

Abb. 25. Verlaufskontrolle der exokrinen Pankreasfunktion bei Patient mit Verschlußikterus infolge von Choledocholithiasis (Fall S. K., 81 J.). Der deutlich pathologische Pankreozymin-Secretintest zu Beginn (Sekretionsstörung Typ II nach Lagerlöf) spricht für einen gleichzeitigen, subtotalen Verschluß des Ductus choledochus und pancreaticus (Papillenstein). Nach spontaner Rückbildung des Ikterus prompter Anstieg der Stuhlenzymaktivität von pathologischen Werten in den Normbereich und weitgehende Normalisierung des Pankreozymin-Secretintests

Pankreozymin-Secretintest

I.	II.
Volumen: 0,4 ml/kg/60 min:	Volumen: 0,5 ml/kg/60 min
Max. HCO_3^- konz.: 25 maeq/l:	Max. HCO_3^- konz.: 65 maeq/l:
Amylase: 3'400 SE/20 min:	Amylase: 16'500 SE/20 min:
Chymotrypsin: 2,9 mg/20 min:	Chymotrypsin: 9,4 mg/20 min:
Trypsin: 2,4 mg/20 min	Trypsin: 13,4 mg/20 min

bonatkonzentration 35 maeq/l (25–54), Amylase 14'300min SE/20 min (3'400 bis 23'000), Chymotrypsin 3,0 mg/20 min (2,8–3,2), Trypsinausscheidung 4,0 mg/20 min (2,4–5,1)], und in einem weiteren Fall bestand ein isolierter Enzymmangel (siehe Tab. 14, Fall 25), während bei den restlichen 3 Fällen eine normale Pankreasfunktion vorlag. Die Stuhlenzymaktivitäten lagen hingegen, in Übereinstimmung mit den Befunden bei carcinombedingtem Verschlußikterus, bei allen 7 Fällen tiefpathologisch [Mittelwerte für Chymotrypsin bei *3 Fällen mit normaler Pankreasfunktion* 62 μg/g (16–100), für Trypsin 20 μg/g (11–34), bei den *4 Fällen mit gestörter Pankreasfunktion* Mittelwert für Chymotrypsin 59 μg/g (29–95), für Trypsin 11 μg/g (6–14)]. Nach spontaner Rückbildung des steinbedingten Verschlußsyndroms oder operativer Sanierung des Gallenwegleidens erfolgte im allgemeinen eine rasche Normalisierung der Stuhlenzymwerte (und des Pankreozymin-Secretintests), wie wir dies in einigen Verlaufskontrollen feststellen konnten (Abb. 25 und Tab. 27).

Ein partielles Verschlußsyndrom scheint die Stuhlenzymaktivität im allgemeinen nicht zu beeinflussen, außer bei Prozessen im Papillenbereich und in gewissen Fällen von Cholelithiasis (siehe oben).

Die Häufigkeit von falschpositiv erniedrigter Stuhlenzymaktivität schränkt den Wert dieser Methode für die Differentialdiagnose des Verschlußikterus verschiedener Genese ein. In allen Fällen von Verschlußikterus sollte daher primär der Pankreozymin-Secretintest ausgeführt werden, der in der Mehrzahl der Fälle die Lokalisierung des Gallenabflußhindernis erlaubt (S. 142).

c) Status nach Cholecystektomie

Bei Patienten mit Status nach Cholecystektomie beobachteten wir interessanterweise gehäuft hohe Stuhlenzymaktivitäten. Bei 53 cholecystektomierten Fällen betrugen die Mittelwerte für Chymotrypsin 469 μg/g (45–5325), für Trypsin 277 μg/g (8–2725) (Tab. 25, 26). Auch in dieser Gruppe fanden sich anderseits 8 Fälle, die aus nicht ersichtlichen Gründen pathologisch erniedrigte Stuhlchymotrypsinwerte aufwiesen (Abb. 23). Die relative Häufigkeit der Fälle mit hochnormalen fäkalen Chymotrypsinaktivitäten (über 500 μg/g) (Abb. 23) beläuft sich in der Kontrollserie auf 13% (13/100 Fälle), bei diversen Hepatopathien auf 13% (9/69 Fälle), bei Cholelithiasis auf 4% (1/23 Fälle) und bei Status nach Cholecystektomie auf 19% (10/53 Fälle). Die Neigung zu hochnormalen fäkalen Trypsinaktivitäten (über 300 μg/g) bei Stat. nach Cholecystektomie ist noch ausgeprägter (30% resp. 15/51 Fälle) im Vergleich zu entsprechend hohen Trypsinwerten in 15% der Kontrollserie (15/100 Fälle), in 20% der Hepatopathien (13/69 Fälle) und in nur 5% bei Cholelithiasis (1/21 Fälle). Der bei 22/53 Fällen mit Status nach Cholecystektomie durchgeführte Pankreozymin-Secretintest zeigte, in Übereinstimmung mit den Befunden anderer

Tabelle 27. *Korrelation zwischen Ikterus und Pankreasfunktion: Verlaufskontrolle bei 4 Fällen mit steinbedingtem Verschlußikterus*

Patient	Leberprofil			Stuhlenzyme			Pankreozymin-Secretintest		
	Datum	Bili (mg-%)	Alk. Ph. (BE)	Datum	Chymotr. (µg/g)	Trypsin (µg/g)	Datum		
1. *Sch. K.* (1884)	15. 3. 65	15,4	8,4					(Typ II n. Lagerlöf)	
(Abb. 25)	17. 3.	21,9	10,6	17. 3.	44	6	19. 3.:	*1. Test:*	
Spontane								Vol.:	0,4 ml/kg/60 min
Remission				19. 3.	14	5		Max. HCO_3^-:	25 maeq/l
	22. 3.	6,3	6,8	22. 3.	100	11		Amylase:	3400 SE/20 min
					132	45		Chymotr.:	2,9 mg/20 min
	25. 3.	4,3	5,1					Trypsin:	2,4 mg/20 min
								Bili:	28 mg-%
				26. 3.	275	42	2. 6.:	*2. Test:* (prakt. normal)	
				3. 5.	144	17		Vol.:	0,5 ml/kg/60 min
					135			Max. HCO_3^-:	65 maeq/l
	2. 6.	1,0	4,0	2. 6.	146	33		Amylase:	16500 SE/20 min
					150			Chymotr.:	9,4 mg/20 min
								Trypsin:	13,4 mg/20 min
								Bili:	29 mg-%
2. I. R. (1941)	19. 2. 65	4,4	8,8				3. 3.:	*1. Test:* (prakt. normal)	
	24. 2	4,7	16,2	24. 2.	100	11		Vol.:	0,6 ml/kg/60 min
					101			Max. HCO_3^-:	97 maeq/l
Spontane								Amylase:	77400 SE/20 min
Remission	26. 2.	0,3	11,8					Chymotr.:	43,8 mg/20 min
				9. 3.	1270	165		Trypsin:	34,8 mg/20 min
	15. 3.	0,6	3,0					Bili:	18 mg-%
3. *Gr. R.* (1908)	13. 5. 65	13,8	13,0				17. 5.:	*1. Test:* (prakt. normal)	
				14. 5.	23	12		Vol.:	1,4 ml/kg/60 min
					10			Max. HCO_3^-:	99 maeq/l
	18. 5.	16,0	13,2					Amylase:	41700 SE/20 min

Tabelle 27 (Fortsetzung)

Patient	Leberprofil			Stuhlenzyme			Pankreozymin-Secretintest		
	Datum	Bili (mg-%)	Alk. Ph. (BE)	Datum	Chymotr. (µg/g)	Trypsin (µg/g)	Datum		
								Chymotr.:	8,0 mg/20 min
Spontane Remission				10. 9.	130	55		Trypsin:	12,8 mg/20 min
					110			Bili:	< 0,5 mg-%
4. *Ob. M.* (1904)	8. 12. 64	5,7	14,3					(Typ I n. Lagerlöf)	
				15. 12.	85	10	18. 12.		
	17. 12.	4,6	11,6				1964:	*1. Test:*	
				18. 12.	37	11		Vol.:	0,6 ml/kg/60 min
	23. 12.	5,1	14,8					Max. HCO_3^-:	84 maeq/l
Operation								Amylase:	17400 SE/20 min
+ T-drain.	(29. 12. 64)							Chymotr.:	6,0 mg/20 min
	23. 1. 65	1,2	7,8					Trypsin:	9,7 mg/20 min
								Bili:	< 0,5 mg-%
				25. 1. 65	62	19	27. 10.		
				10. 2.	135	—	1965:	*2. Test* (prakt. normal):	
T-drain entfernt	(11. 6. 65)							Vol.:	2,0 ml/kg/60 min
	27. 9. 65	0,5	9,8					Max. HCO_3^-:	88 maeq/l
				5. 10.	120	28		Amylase:	65000 SE/20 min
	2. 11. 65	0,6	4,1					Chymotr.:	30,7 mg/20 min
				10. 1. 66	140	32		Trypsin:	32,8 mg/20 min
					125			Bili:	18 mg-%
Normalwerte		Bili < 1,5	AP < 4,0		CT > 120	T > 30		Vol.:	> 1,0 ml/kg/60 min
								Max. HCO_3^-:	> 60 maeq/l
								Amylase:	> 33000 SE/20 min
								Chymotr.:	> 10,5 mg/20 min
								Trypsin:	> 13,2 mg/20 min
								Bili:	> 10 mg-%

Untersucher, bis auf ein relativ hohes, durchschnittliches Totalvolumen keine wesentlichen Abweichungen von der Norm resp. den Resultaten bei Cholelithiasis [*1*, *36*, *92*]. Die basale Sekretion, die allerdings wegen der großen individuellen Schwankungen weniger leicht zu beurteilen ist, ließ gleichermaßen bei cholecystektomierten Fällen keine eindeutigen Abweichungen gegenüber Kontrollpersonen erkennen. Anderseits wiesen die Patienten mit einem durchschnittlich hohen Totalvolumen nach Secretin (über 2 ml/kg/60 min), gegenüber denjenigen mit niederem Volumen, höhere durchschnittliche duodenale und fäkale Enzymwerte auf (Tab. 26). Diese an kleinem Krankenmaterial durchgeführten Untersuchungen gestatten jedoch keine sicheren Schlußfolgerungen. Das gegensätzliche Verhalten der fäkalen Enzymaktivitäten bei Verschlußikterus resp. Status nach Cholecystektomie ist anderseits vom pathophysiologischen Standpunkt aus hochinteressant und weist auf direkte Beziehungen zwischen „Gallenfaktor“ und Stuhlenzymaktivität.

d) Die Beziehungen zwischen „Gallenfaktor“, Pankreasenzymsekretion und Stuhlenzymaktivitäten

Der Faktor „Galle“ kann theoretisch auf folgende 3 Arten den Enzymgehalt des Darmes beeinflussen:

1. Die „Galle“ im Duodenum stimuliert resp. inhibiert die Enzymsekretion des Pankreas.

2. Die „Hyperbilirubinämie“ beeinflußt die Pankreasenzymausscheidung.

3. Der intestinale „Gallengehalt“ wirkt sich im Verlauf der Darmpassage auf den Abbau der Pankreasenzyme aus.

Unsere Untersuchungen liefern keine sicheren Hinweise für eine enzymstimulierende Wirkung des duodenalen „Gallenfaktors“. Die in den meisten Fällen von totalem Verschlußikterus (außer bei Dauer von über etwa 4 Wochen resp. Papillenprozeß) gefundene, ungestörte Pankreasenzymsekretion nach Pankreozyminreiz und das Fehlen von sicheren Anhaltspunkten für eine „Hypersekretion“ von Enzymen bei Status nach Cholecystektomie schließen selbstverständlich diese Möglichkeit nicht unbedingt aus. Es wäre vielmehr denkbar, daß zwar das Pankreas in diesen Fällen auf exogen zugeführtes Pankreozymin normal anspricht, daß aber die Bildung oder Ausschüttung von endogenen Pankreashormonen bei Fehlen von Galle resp. übermäßig reichlichem Gallenzufluß verändert ist. Die Ansichten in der Literatur über die Wirkung der Galle auf die Pankreassekretion sind geteilt. Mellanby [*176*] postulierte 1926 eine stimulierende Wirkung der Galle auf die Pankreassekretion und Forell et al. [*84*, *84a*] haben kürzlich erneut diese These aufgegriffen und durch eigene Untersuchungen zu belegen versucht. Andere, namhafte Forscher gelangten jedoch zu einer gegenteiligen Ansicht [*150*, *151*, *152*, *201*, *253*, *263a*]. Dieses Problem steht daher weiterhin zur Diskussion.

Der Einfluß der „Hyperbilirubinämie" auf die Pankreassekretion bildete die Fragestellung für Tierexperimente einer amerikanischen Untersuchergruppe [*150*, *151*]. Ein akuter Verschlußikterus führt nach diesen Untersuchungen bei Ratten zu einer Hypersekretion des Pankreas, die nach ungefähr 5 Std einsetzt und bis 7 Tage anhält. Bei Ratten und Hunden wird ferner die secretinstimulierte, nicht aber die basale Pankreassekretion durch parenterale Applikation eines Natrium-Dehydrocholsäurepräparates verstärkt. Nach diesen Ergebnissen müßte theoretisch in unseren Fällen von Verschlußikterus eine vermehrte Pankreassekretion erwartet werden (verzögerter Secretinabbau durch die geschädigte Leber?). In Wirklichkeit stellten wir eine eher reduzierte durchschnittliche Volumensekretion fest. Die häufig protrahierte Dauer des Verschlußikterus und die Auswirkungen des Grundleidens auf den Allgemein- und Ernährungszustand komplizieren die Verhältnisse beim Menschen und erschweren den Vergleich der akuten tierexperimentellen Untersuchungsergebnisse mit den Befunden in unserem Krankengut. Die gleichen Untersucher und eine weitere Forschergruppe [*263a*] beobachteten ferner eine Hypersekretion des Pankreas nach Ableitung der Galle via eine interne Fistel ins Jejunum, was auf eine mögliche Hemmung der Pankreassekretion durch Galle im Duodenum hinzuweisen scheint und in direktem Widerspruch steht zu den Ansichten von Forell et al. [*84*, *84a*].

Schlußendlich ist theoretisch die Möglichkeit in Betracht zu ziehen, daß der „Gallenfaktor" nicht die pankreatogene Enzymsekretion beeinflußt, sondern die Stuhlenzymaktivität durch Einwirkungen auf den Enzymabbau im Verlauf der Darmpassage modifiziert. Bekanntlich sind bei beschleunigter Darmpassage gehäuft erhöhte Stuhlenzymaktivitäten festzustellen, und eine mögliche Beziehung zwischen Gallensaftvolumen und intestinaler Motilität bei Status nach Cholecystektomie wäre zu prüfen. In diesem Zusammenhang muß auch an die Steatorrhoe (resp. die dadurch bedingte vergrößerte Stuhlmasse) bei Verschlußikterus gedacht werden. Nach unseren Erfahrungen bei Steatorrhoe verschiedener Genese (S. 30) kommt dieser Faktor allerdings nicht als alleinige Ursache für die konstant erniedrigten Stuhlenzymaktivitäten bei Verschlußikterus in Frage. Die Wirkung des „Gallenfaktors" scheint nicht unbedingt im Duodenum erfolgen zu müssen. Bei 2/3 Fällen mit Gallengangs-Ca, die postoperativ nachkontrolliert wurden und dabei im Gegensatz zum präoperativen Befund hochnormale fäkale Enzymaktivitäten aufwiesen, bestand der Palliativeingriff in einer Hepaticojejunostomie. Die „Galle", als wichtige Voraussetzung einer normalen Stuhlenzymaktivität, scheint in diesen Fällen wirksam gewesen zu sein trotz Umgehung des Duodenums.

Der Wirkungsmechanismus des Faktors „Galle“ auf den Enzymgehalt des Darms (Summe von Pankreassekretion und intestinalem Enzymabbau) ist, wie unsere Ausführungen zeigen, noch ungeklärt und wird durch unsere Beobachtungen über die Stuhlenzymaktivitäten bei Cholelithiasis, Verschlußikterus resp. Status nach Cholecystektomie um einen zusätzlichen Aspekt erweitert, der im Zusammenhang mit dem gesamten, komplexen Problem noch zu erforschen ist.

Die erniedrigten Stuhlenzymaktivitäten bei Verschlußikterus infolge Pankreaskopfcarcinom sind im Gegensatz zu den soeben diskutierten Befunden nicht primär „gallenabhängig“, sondern beruhen auf der gestörten Pankreasenzymsekretion. Die bei 4 dieser Fälle durchgeführte Nachkontrolle ergab nach palliativ-operativer Behebung des Verschlußikterus weiterhin tiefpathologische Stuhlenzymwerte (Tab. 20, Fall 5, 6, 7, 10). Immerhin dürfte der Verschlußikterus bei Pankreaskopf-Ca die Tendenz zu pathologisch verminderten Stuhlenzymaktivitäten potenzieren. In Einzelfällen wurden allerdings trotz des Verschlußikterus normale Stuhlenzymwerte beobachtet (Tab. 20, Fall 1 u. 3).

e) Die Bedeutung des Pankreozymin-Secretintests für die Differentialdiagnose des Verschlußikterus

Der Pankreozymin-Secretintest gestattet die separate Prüfung einerseits der Gallenblasenfunktion und andererseits der Durchgängigkeit von extrahepatischen Gallenwegen resp. Pankreasausführungsgangsystem.

Da die Stuhlenzymmethode bei der Differentialdiagnose zwischen pankreatogenem und nicht-pankreatogenem Verschlußikterus versagt, ist man in diesen Fällen auf den Pankreozymin-Secretintest angewiesen, der in den meisten Fällen erlaubt, die Lokalisation des Hindernisses in bezug auf das Pankreas- resp. extrahepatische Gallengangssystem zu eruieren.

In Abb. 26 sind die anatomischen Beziehungen zwischen extrahepatischen Gallenwegen, Pankreasausführungsgangssystem und Duodenum schematisch dargestellt, die als Grundlage der Funktionsdiagnostik zu berücksichtigen sind. Bei normalen Kontrollpersonen erfolgt während 3–20 min nach der Pankreozymininjektion die gleichzeitige Entleerung von hochkonzentrierter Galle und von enzymreichem, wenig voluminösem Pankreassaft ins Duodenum. Volumen und Bilirubinkonzentration dienen als Parameter der Gallenblasenfunktion und der Durchgängigkeit der extrahepatischen Gallenwege, die Enzymausscheidung läßt anderseits vor allem den Funktionszustand des Pankreasparenchyms abschätzen. Die anschließende Secretininjektion bewirkt eine voluminöse, bicarbonatreiche Pankreassaftsekretion, die abhängig ist von der Durchgängigkeit des Pankreasausführungsgangsystems und der hydrokinetischen Pankreasfunktion. Je nach Lokalisation der Obstruktion in einem der zwei Ausführungsgangsysteme lassen sich auf Grund des Pankreozymin-Secretintests folgende 4 klassische Typen unterscheiden:

Typ a: Verschluß des Ductus cysticus resp. Status nach Cholecystektomie: Bilirubinkonzentration duodenal nach Pankreozymin i. a. unter 10 mg-%. Vermindertes Volumen duodenal nach Pankreozymin.

Typ b: Kompletter Verschluß des Ductus hepato-choledochus: Bilirubinkonzentration duodenal während der ganzen Untersuchung unter 0,2 mg-%. Sehr niedriges Volumen nach Pankreozymin.

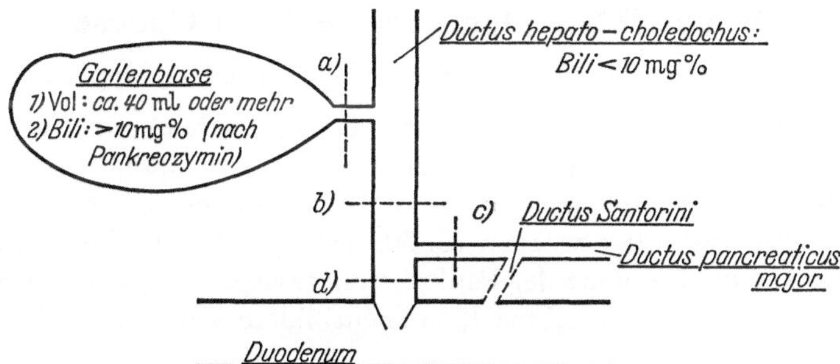

Abb. 26. Schema der Beziehungen zwischen extrahepatischen Gallenwegen und Pankreasausführungsgangsystem. Im Schema sind 4 typische Verschlußlokalisationen eingezeichnet (Typ a—d, siehe Text), die, auf Grund der dadurch bedingten Funktionsausfälle, mit Hilfe des Pankreozymin-Secretintests erfaßt werden können

Bei Typ a) und b) ist die Pankreassekretion ungestört, d. h. normale Enzymsekretion nach Pankreozymin resp. unauffällige Volumen- und Bicarbonatsekretion nach Secretin.

Typ c: Verschluß des Ductus pancreaticus major: Guter Bilirubinanstieg und normales Volumen nach Pankreozymin bei niedriger bis fehlender Enzymausscheidung. Stark verminderte Volumen- und Bicarbonatsekretion nach Secretin.

Typ d: Verschluß von Ductus choledochus und Ductus pancreaticus major (Papillenprozeß): Praktisch keine Gallen- und Pankreassekretion nach Pankreozymin resp. Secretin.

NB: Bei funktionstüchtigem Ductus Santorini erfolgt trotz des Verschlusses des Ductus Wirsungi eine praktisch ungestörte Pankreassekretion bei Typ c) und d).

Bei inkompletter Obstruktion im Bereich dieser 4 klassischen anatomischen Stellen ergeben sich im Pankreozymin-Secretintest Resultate, die unter Umständen schwieriger zu interpretieren sind. Die Funktionsdiagnostik mit Hilfe des Pankreozymin-Secretintests bei Erkrankungen der Gallenwege, vor allem bei Verschlußikterus ist in Ergänzung zur radiologischen Darstellung der Gallenwege (z. B. percutane, transhepatische Cholangiographie) ein wertvolles Hilfsmittel, das dem Chirurgen vor der Operation wichtige Hinweise über die Lokalisation des krankhaften Prozesses liefern kann. Auf die Bedeutung des Pankreozymin-Secretintests resp. Secretintests in der Diagnostik der verschiedenen benignen Gallenwegserkrankungen ist in der Literatur wiederholt hingewiesen worden [*42a*, *67*, *77*, *92*, *238*].

4. Befunde beim Malabsorptionssyndrom und bei „Durchfall"-Leiden verschiedener Genese

(Idiopathische Sprue, Enteritis regionalis, Colitis ulcerosa, Hyperthyreose).

Die Beziehungen zwischen Stuhlmasse (Steatorrhoe) einerseits und Stuhlenzymkonzentration resp. totaler Enzymausscheidung pro 24 Std anderseits sind anhand einer größeren Reihe von entsprechend untersuchten Fällen diskutiert worden (S. 30, Tab. 4, Abb. 9). Im folgenden wollen wir auf die Resultate der Pankreasfunktionsprüfung und der Stuhlenzymbefunde bei den einzelnen Krankheitsbildern kurz näher eintreten.

a) Idiopathische Sprue

Bei 26 Fällen von idiopathischer Sprue (alle histologisch gesichert) betrug die durchschnittliche fäkale Chymotrypsinkonzentration 215 μg/g (9–805), die Trypsinkonzentration 99 μg/g (3–902). Die Verteilung der einzelnen Enzymaktivitäten, die in Abb. 8 dargestellt ist, läßt eine deutliche Tendenz zu pathologisch erniedrigten Werten erkennen (Chymotrypsin unter 120 μg/g in 10/26 Fällen, Trypsin unter 30 μg/g in 13/26 Fällen). Bei allen 5 Patienten mit idiopathischer Sprue (3/5 mit pathologisch erniedrigten fäkalen Chymotrypsinwerten), die mit dem Pankreozymin-Secretintest abgeklärt wurden, fand sich eine praktisch normale exokrine Pankreasfunktion [Mittelwerte: Volumen: 3,2 ml/kg/60 min (2,3–4,0), maximale Bicarbonatkonzentration: 91 maeq/l (80–102), Amylasemenge: 76'700 SE/20 min (29'000–128'000), Chymotrypsin- (3 Fälle) resp. Trypsinausscheidung (2 Fälle): 20,3 mg/20 min resp. 49,5 mg/20 min]. Theoretisch ist es jedoch denkbar, daß bei idiopathischer Sprue die Freisetzung der endogenen Pankreashormone, die vorwiegend in der Duodenalschleimhaut erfolgt, gestört ist, und auf diese Weise eine relative exokrine Pankreasinsuffizienz bei intaktem Pankreasgewebe resultiert. Diese Hypothese wird weitgehend entkräftigt durch unsere Ergebnisse betreffend die totale, fäkale Enzymausscheidung pro 24 Std, die bei der Mehrzahl der Fälle von idiopathischer Sprue trotz erniedrigter Enzymkonzentration normale Resultate ergab (Tab. 4, Abb. 9).

Die Ursache der relativ häufigen falschpositiv erniedrigten Stuhlenzymkonzentration bei idiopathischer Sprue (etwa 38–50% der Fälle), eine

Tatsache, die auch McGowan [*174*] beobachtete, bleibt im Moment unklar, dürfte aber meistens nicht durch eine Störung der Pankreasenzymsekretion, sondern durch einen intestinal angreifenden Faktor bedingt sein. Es kann sich dabei kaum ausschließlich um einen Verdünnungseffekt infolge der vergrößerten Stuhlmasse handeln, da trotz sehr ähnlicher 24 Std-Stuhlmengen ein Teil der Fälle mit idiopathischer Sprue deutlich erniedrigte, der kleinere Teil der Fälle gegenüber der Norm eher erhöhte Stuhlchymotrypsinkonzentrationen aufweist (Faktor Darmpassagezeit?). Bei den Fällen mit erniedrigter Stuhlenzymaktivität handelte es sich im allgemeinen (jedoch nicht ausschließlich) um Patienten mit klinisch aktivem Prozeß, die wegen einer Exacerbation der Krankheit hospitalisiert waren. Zwei dieser Fälle zeigten im Verlauf der klinischen Remission einen Anstieg der Stuhlenzymaktivität (Chymotrypsinaktivität während der Hospitalisation 9 resp. 90 μg/g, nach Remission unter glutenfreier Diät 100 resp. 594 μg/g).

Ein Patient mit histologisch verifiziertem Morbus Whipple, in Remission nach antibiotischer Therapie, wies in je 2 Stuhlanalysen durchschnittliche fäkale Enzymaktivitäten für Chymotrypsin von 79 μg/g, für Trypsin von 24 μg/g auf. Die 24 Std-Ausscheidung von Chymotrypsin war mit 26,1 mg normal und ließ das Vorliegen einer exokrinen Pankreasinsuffizienz mit größter Wahrscheinlichkeit ausschließen.

Dreiling [*70*] fand bei 3/36 Patienten mit Spruesyndrom, bei denen der Secretintest ausgeführt wurde, eine exokrine Pankreasinsuffizienz. Bei allen 3 Fällen bestand eine vorwiegende Verminderung der duodenalen Enzymsekretion (in 2 Fällen gleichzeitig verminderte Bicarbonatkonzentrationen). Da 1957 die idiopathische Sprue noch vorwiegend per exclusionem diagnostiziert wurde und eine histologische Verifizierung der Diagnose fehlte, müssen diese Befunde mit einem gewissen Vorbehalt betrachtet werden, und Dreiling weist in der Diskussion auf das mögliche Vorliegen einer cystischen Pankreasfibrose bei einem der 3 Fälle mit pathologischer Pankreasfunktion hin.

Vom praktischen Standpunkt aus scheint es empfehlenswert, in allen Fällen mit erniedrigter Stuhlchymotrypsinkonzentration bei großem Stuhlvolumen resp. Steatorrhoe, die Enzymausscheidung in der 24 Std-Stuhlmenge zu berechnen, um zusätzliche Kriterien über die exokrine Pankreasfunktion zu erhalten. In dieser Modifikation erweist sich die Stuhlenzymmethode als einfaches, zuverlässiges Hilfsmittel für die Differentialdiagnose des Spruesyndroms, vor allem für die Unterscheidung zwischen pankreatogenen und intestinalen Formen. Auf die Durchführung des Pankreozymin-Secretintests kann in allen Fällen verzichtet werden, die entweder eine normale fäkale Enzymkonzentration oder eine unauffällige Enzymausscheidung/24 Std aufweisen [*5*].

Bei sehr schweren Fällen von Malabsorptionssyndrom mit ausgeprägter Kachexie und Hypalbuminämie kann zweifellos eine sekundäre, potentiell reversible Pankreasinsuffizienz entstehen, wie sie bei Eiweißmangelzuständen gehäuft zu beobachten ist [*34a*, *275*] (siehe S. 18 und unten sowie Abb. 5 u. 27). In unserem vorwiegend ambulanten Krankengut bilden diese Fälle eine Ausnahme.

b) Enteritis regionalis und Colitis ulcerosa

Bei Enteritis regionalis beobachtete Dreiling [*70*] in 5/26 Fällen, die mittels des Secretintests abgeklärt wurden, einen isolierten Enzymmangel und in 3 weiteren Fällen einen Defekt der Bicarbonat- und Enzymsekretion. Von den 39 entsprechend abgeklärten Fällen mit Colitis ulcerosa wiesen 4 einen pathologischen Secretintest auf (verminderte Bicarbonatsekretion

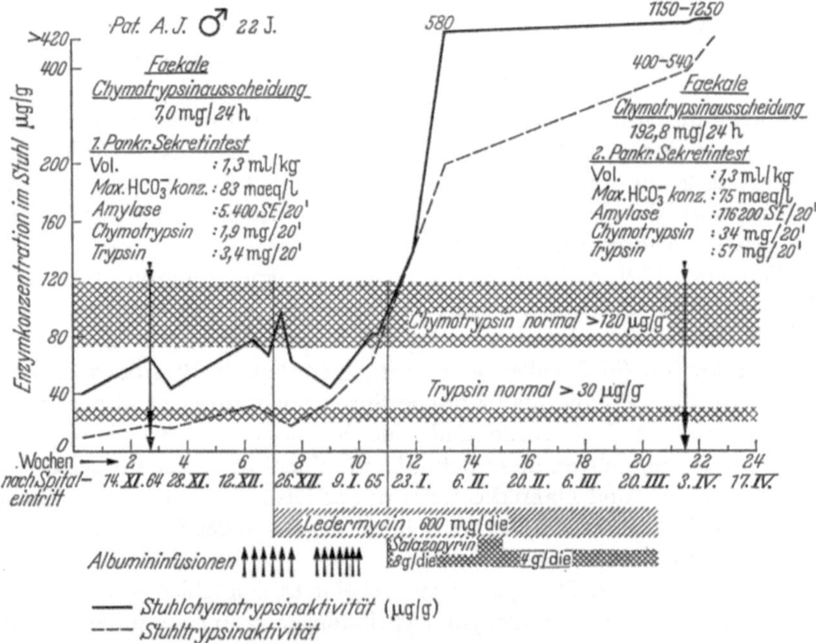

Abb. 27. Verlaufskontrolle einer klinisch „stummen" Pankreasschädigung mit leichter exokriner Pankreasinsuffizienz (Typ I nach Lagerlöf) bei Patient mit ausgedehnter Enteritis regionalis (Jejuno-ileitis) (Fall A. J., 22 J.). Komplette Remission der exokrinen Pankreasfunktion im Verlauf mehrerer Monate, die dank der engmaschigen Stuhlenzymkontrolle zeitlich genau erfaßt werden konnte und die mittels des Pankreozymin-Secretintests bestätigt wurde. Gleichzeitiger Anstieg der totalen Chymotrypsinausscheidung von 7 mg auf 192,8 mg/24 Std. Die exokrine Pankreasinsuffizienz in diesem Fall war sehr wahrscheinlich zum Teil bedingt durch Kachexie und Eiweißstoffwechselstörung. Serumeiweiß resp. Albumin bei Spitaleintritt 4,3 resp. 1,6 g-%, nach weitgehender klinischer Remission 5,4 resp. 2,7 g-%

in 4, erniedrigte Enzymsekretion in 3/4 Fällen). Das gehäufte Auftreten einer Pankreasfunktionseinschränkung bei Spruesyndrom, Enteritis regionalis und Colitis ulcerosa schreiben DREILING et al. der in vielen dieser Fälle histologisch nachgewiesenen Pankreasfibrose zu [*10*, *41*, *122*], die wahrscheinlich eine Folge der Mangelernährung ist (vor allem Eiweißmangel) und bei verschiedenen Eiweißmangelzuständen des Menschen beschrieben wurde [*34a*, *53*, *91*, *188*, *228*, *260*] resp. in entsprechenden tierexperimen tellen Untersuchungen ihre Bestätigung findet [*119*, *159*, *253*, *261*].

4/5 unserer Fälle mit Enteritis regionalis zeigten praktisch normale Stuhlenzymwerte [Mittelwerte für Chymotrypsin: 207 µg/g (130–300) und für Trypsin: 132 µg/g (20–190)]. Einige wichtige Angaben aus dem interessanten Krankheitsverlauf des 5. Falls sind in Abb. 27 zusammengefaßt. Dieser Patient wies zu Beginn im Pankreozymin-Secretintest eine deutliche exokrine Pankreasinsuffizienz auf (schwerer, isolierter Enzymmangel), die unter Therapie im Verlauf von 5 Monaten vollständig verschwand. Die engmaschige Stuhlkontrolle erlaubte in diesem Fall, den innerhalb von 2 Wochen eintretenden Anstieg von konstant niedrigen zu hochnormalen Stuhlenzymaktivitäten (Chymotrypsin und Trypsin) festzuhalten, der höchstwahrscheinlich die plötzlich einsetzende Remission der exokrinen Pankreasfunktion markierte. In diesem Fall spielte wahrscheinlich die bei Krankheitsbeginn ausgeprägte Hypoproteinämie und vor allem Hypalbuminämie in der Genese der exokrinen Pankreasinsuffizienz eine entscheidende Rolle. Bei Spitaleintritt lagen die Mittelwerte für Serumeiweiß resp. Albumin (je 3 Bestimmungen) bei 4,3 resp. 1,6 g-%, nach weitgehender klinischer Remission und Normalisierung der Pankreasfunktion hingegen bei 5,4 resp. 2,7 g-%. Dieses Fallbeispiel dokumentiert einmal mehr die Möglichkeiten der Stuhlenzymmethode, durch engmaschige Kontrollen einen Einblick in den Normalverlauf solcher Pankreasaffektionen zu erhalten. Selbstverständlich können die Resultate der Stuhlenzymmethode, wie auch in diesem Fall, nur in Kombination mit dem Pankreozymin-Secretintest mit Sicherheit interpretiert werden. Die vollständige Remission der exokrinen Pankreasfunktion beweist, daß die Pankreasinsuffizienz bei Enteritis regionalis nicht unbedingt Folge einer organisch fixierten, irreversiblen Pankreasläsion sein muß.

Bei 9 Fällen von Colitis ulcerosa fand sich eine durchschnittliche Stuhlchymotrypsinaktivität von 556 µg/g (39–1110) und eine solche für Trypsin von 364 µg/g (32–1060). Einer dieser Fälle wies in 6 Bestimmungen konstant pathologisch erniedrigte Stuhlchymotrypsinwerte auf [durchschnittlich 40 µg/g (28–50)]. (Durchschnittliches Stuhlvolumen: 1700 ml/24 Std, Steatorrhoe: 12 g/24 Std). Die totale fäkale Enzymausscheidung lag mit 73,5 mg/24 Std Chymotrypsin und 47,9 mg/24 Std Trypsin hochnormal. Eine exokrine Pankreasinsuffizienz ließ sich zusätzlich durch den Pankreozymin-Secretintest ausschließen (Vol.: 1,4 ml/kg/60 min, max. HCO_3^--

konz.: 93 maeq/l, Amylase-: 50'7000 SE/20', Chymotrypsin-: 12,4 mg/20' und Trypsinausscheidung 31 mg/20').

Die durchschnittlich hohen fäkalen Enzymkonzentrationen bei Colitis ulcerosa stehen in Übereinstimmung mit den Befunden älterer Arbeiten [*218*, *266*]. Sie bestätigen unsere These, daß im allgemeinen die Enzymkonzentrationen bis zu einer gewissen kritischen Grenze mit zunehmender Stuhlmasse ansteigen (gleichzeitig beschleunigte Darmpassage!) und nur bei massiv vermehrten, wäßrigen Stühlen umgekehrt proportional zum Flüssigkeitsgehalt der Stuhlentleerung absinken (S. 35).

c) Hyperthyreose

Der Einfluß der Stuhlmasse resp. beschleunigten Darmpassage auf die Stuhlenzymkonzentration kann sich bei allen Leiden, die mit Steatorrhoe oder Durchfall einhergehen, auf gleiche Art bemerkbar machen (S. 27ff.). In der Mehrzahl der Fälle mit beschleunigter Darmpassage (z. B. praktisch alle Fälle mit funktionellem Durchfall, Abb. 8), liegen jedoch die Stuhlenzymkonzentrationen im Normbereich und erfordern keine weitere Abklärung.

Bei 4/6 Fällen mit Hyperthyreose fanden sich erniedrigte Stuhlchymotrypsinwerte [Mittelwert 54 μg/g (27–120)]. Die in 3 dieser Fälle 4mal bestimmte durchschnittliche Stuhlmenge betrug 581 g/die (258–1062) (Steatorrhoe in 2/3 Fällen je 21 g/24 Std). Die normale totale fäkale Enzymausscheidung [Mittelwert der 3 Fälle für Chymotrypsin 46,2 mg/24 Std (12,9–99,8) und für Trypsin 17,3 mg/24 Std (2,1–28,7)] und der bei einem dieser Patienten vor Therapie durchgeführte Pankreozymin-Secretintest mit unauffälligem Resultat (Vol.: 1,2 ml/kg/60 min, max. Bicarbonatkonz.: 77 maeq/l, Amylase-: 59'300/20 min, Chymotrypsin-: 89,2 mg/20 min und Trypsinausscheidung: 82,8 mg/20 min) sprechen gesamthaft gegen das Bestehen einer exokrinen Pankreasinsuffizienz und lassen die pathogenetisch bisher nicht näher geklärte Steatorrhoe [*49a*, *237a*] und die erniedrigten Stuhlenzymkonzentrationen bei Hyperthyreose als wahrscheinliche Folge der beschleunigten Darmpassage und vergrößerten Stuhlmasse interpretieren. 2/6 Hyperthyreosepatienten ohne wesentliche Diarrhoe wiesen bei Krankheitsbeginn normale bis hochnormale fäkale Enzymaktivitäten auf (Chymotrypsin 275 und 250 μg/g resp. Trypsin 153 und 1735 μg/g). Die Nachkontrolle nach durchgeführter Therapie ergab bei einem der 4 ersten Fälle eine Normalisierung der fäkalen Enzymwerte (Chymotrypsin- resp. Trypsinaktivität *vor* Therapie 41 μg/g resp. 16 μg/g, *nach* Therapie 148 μg/g resp. 46 μg/g).

5. Befunde bei Status nach Billroth II

Die Abklärung der exokrinen Pankreasfunktion bei Status nach Billroth II stellt ganz besondere Probleme. Wegen der veränderten anatomischen Verhältnisse ist die Durchführung eines technisch einwandfreien Pankreozymin-Secretintests erschwert. Nur in Ausnahmefällen gelingt die Plazierung der Sonde in die zuführende Schlinge. Die bei der Intubation der abführenden Schlinge erzielten Resultate sind hingegen mit Vorsicht zu interpretieren (technische Schwierigkeit einer getrennten und quantitativen Gewinnung von Magen- und Duodenalsaft).

Die bei 21 beschwerdefreien Individuen mit Status nach Billroth II durchgeführte Bestimmung der fäkalen Enzymaktivität ergab tiefe Durchschnittswerte und eine Häufung von niederen Enzymwerten (Abb. 23) [Durchschnittswert der fäkalen Chymotrypsinkonzentration 146 µg/g (36–380), resp. der Trypsinkonzentration 84 µg/g (12–378)]. Pathologisch erniedrigte Chymotrypsin- resp. Trypsinaktivitäten fanden sich in 52% (11/21 Fälle), resp. 53% (10/19 Fälle).

Die Tatsache der gehäuft pathologisch erniedrigten fäkalen Enzymaktivität bei Status nach B II ist höchstwahrscheinlich auf eine relative exokrine Pankreasinsuffizienz bei intaktem Pankreas zurückzuführen [*36*, *37*, *104*, *162*, *162a*]. Thaysen et al. [*252*] konnten kürzlich mit Hilfe der fraktionierten Duodenalsaftanalyse nach Stimulation durch Testmahlzeit in 18/32 Fällen mit Status nach Billroth II eine pathologisch verminderte Amylasesekretion des Pankreas nachweisen. Die relative Pankreasinsuffizienz dieser Fälle ist wahrscheinlich bedingt durch die Ausschaltung der für die Bildung und Freisetzung der Pankreashormone verantwortlichen Antrum- und Duodenalschleimhaut (Störung der endogenen neurohormonalen Regulation). Auf exogen zugeführte Pankreashormone erfolgt im allgemeinen eine ergiebige Pankreassekretion. In 5/21 unserer Fälle wurde der Pankreozymin-Secretintest ausgeführt (4/5 mit pathologisch erniedrigten Stuhlchymotrypsinwerten), der im wesentlichen ein normales Resultat zeitigte [Mittelwerte: Volumen: 2,4 ml/kg/60 min (0,5–5,4), maximale Bicarbonatkonzentration: 41 maeq/l (19–63), Enzymausscheidung pro 70 min nach kombinierter Pankreozymin-Secretinstimulation: Amylase: 216'600 SE/70 min (85'000–468'000), (normal über 66'000 SE/70 min), Chymotrypsin: 29,4 mg/70 min (20,4–36,6), (normal über 16 mg/70 min), Trypsin: 45,4 mg/70 min (30,5–65,5), (normal über 25,0 mg/70 min)]. Die maximale Bicarbonatkonzentration war zwar in 4/5 Fällen pathologisch erniedrigt, was aber im Zusammenhang mit der hochnormalen Enzymsekretion praktisch sicher technisch bedingt ist. Nach unserer vorläufigen Erfahrung ist die Enzymausscheidung pro 70 min nach kombinierter Pankreozymin-Secretinstimulation bei Status nach Billroth II das zuverlässigere Parameter für die Unterscheidung normaler und pankreaskranker Fälle (alle 5 Fälle normale Enzymmengen/70 min), als die Enzymmenge der 20 min-Fraktion nach Pankreozymin (in 2/5 Fällen teilweise verminderte Enzymmengen/20 min) resp. die maximale Bicarbonatkonzentration.

Die totale fäkale Enzymausscheidung, die bei weiteren 5 Fällen 8 mal bestimmt wurde (in 5/8 Untersuchungen pathologisch erniedrigte Chymotrypsinkonzentration), ergab konstant eine normale Chymotrypsinausscheidung pro 24 Std [Mittelwert: 17,6 mg/24 Std (11,8–22,6) (normal über 7,5 mg/24 Std)], während in 3/8 Untersuchungen die Trypsinausscheidung vermindert war [Mittelwert der 8 Bestimmungen: 7,2 mg/24 Std (3,1–26,0) (normal über 4,0 mg/24 Std)]. Das durchschnittliche Stuhlgewicht dieser Fälle betrug 159 g/24 Std (98–272 g) und der Stuhlfettgehalt war in keinem Fall höher als 10 g/24 Std [durchschnittlich 5,1 g/24 Std (0,7–9,3)]. Im Vergleich zu unserer Kontrollgruppe mit ähnlicher täglicher Stuhlmasse (Tab. 4, Gruppe B: durchschnittliche Chymotrypsinausscheidung 66,6 mg/24 Std) lag die tägliche Chymotrypsinausscheidung bei den Fällen mit Status nach Billroth II ungefähr 70% niedriger, was zusätzlich auf eine relative exokrine Pankreasinsuffizienz hindeutet. Bei 2 Fällen mit chronischer Pankreatitis und Status nach Gastrojejunostomie resp. Status nach Billroth II (Tab. 23, Fall 3, Tab. 21, Fall 12) war die fäkale Chymotrypsinausscheidung im Gegensatz dazu schwer pathologisch erniedrigt (Fall Wa, S.: Chymotrypsinausscheidung 1,5 resp. 0,3 mg/24 Std, Trypsinausscheidung 0,8 resp. 0,9 mg/24 Std; Fall Bä, H.: Chymotrypsinausscheidung 5,1 resp. 0,9 mg/24 Std, Trypsinausscheidung 2,9 mg/24 Std).

Bei Status nach Billroth I ist die exokrine Pankreasfunktion im allgemeinen ungestört. In der oben zitierten Arbeit von Thaysen et al. wies 1/5 Fälle mit Stat. nach B I eine leichtgradige Verminderung der Amylasekonzentration auf, während bei den restlichen 4 Patienten normale Werte festzustellen waren. In Übereinstimmung damit stehen die normalen fäkalen Chymotrypsin- resp. Trypsinaktivitäten von 196 resp. 472 µg/g bei einer Patientin mit Stat. nach B I in unserem Material.

Vom praktischen Standpunkt aus ergeben sich aus diesen Beobachtungen folgende Schlußfolgerungen:

1. Bei Stat. nach B II sind die fäkalen Enzymkonzentrationen in ungefähr 50% der Fälle erniedrigt (relative exokrine Pankreasinsuffizienz durch Störung der endogenen neurohormonalen Regulation der Pankreassekretion).

2. Bei erniedrigter fäkaler Enzymaktivität sollte daher in diesen Fällen primär die totale Enzymausscheidung pro 24 Std bestimmt werden (in allen entsprechend abgeklärten Fällen fiel die totale Chymotrypsinausscheidung pro 24 Std normal aus).

3. Zur genaueren Abklärung der exokrinen Pankreasfunktion eignet sich am besten der Pankreozymin-Secretintest. Als wertvollstes Parameter erwies sich in unserer bisherigen Erfahrung die totale Enzymsekretion pro 70 min nach kombinierter Pankreozymin-Secretinstimulation. Die Bicarbonatsekretion nach Secretin war dagegen in 4/5 Fällen pathologisch vermindert (wahrscheinlich technisch bedingt).

6. Befunde bei Malignomen im Abdominalbereich

Mit Hilfe der Stuhlenzymbestimmung wurde bei 45 Fällen mit Malignomen im Abdominalbereich (Primärlokalisation oder Metastasierung) die Frage geprüft, ob diese Methode bei der Abgrenzung der pankreatogenen von den restlichen intraabdominellen Tumoren von Nutzen ist (Tab. 28).

Tabelle 28. *Stuhlenzymbefunde bei Malignomen im Abdominalbereich*

Diagnose	Zahl der Fälle	Zahl der Bestimmg.	Stuhlenzymkonzentration Chymotrypsin (μg/g) Mittelwert	Streuung	Trypsin (μg/g) Mittelwert	Streuung
1. *Pankreaskopf-Ca*						
a) Normaler Pankr.-Secr.test	3	5	211	134—300	47	11—77
b) Path. Pankr.-Secr.test	11 (11)*	18	33	4—85	16	3—71
2. *Gallengangs-Ca*	7 (5)*	13	66	17—148	19	9—37
3. *Malignome mit Lebermetastasen*	10 (3)*	16	218	50—1080	12	7—45
Bronchus-Ca 4						
Colon-Ca 4						
Uterus-Ca 1						
Prim. Tu. unbek. 1						
4. *Lebercirrhose u. Leberzell-Ca*	2	4	200	121—300	62	17—140
5. *Prim. Tumor resp. Meta im Bauchraum ohne Lebermeta.*	12 (3)*	24	287	18—1180	73	12—350

General. Lymph. Sa 3 (1 Fall mit 6 path. Chymowerten im Verlauf von 9 Mon.)
Mamma-Ca 1 (Palpables Tumorpaket epigastrisch, path. Pank.-Secr.test, Tab. 9 Fall 17)
Magen-Ca 2
Colon-Ca 1 (Bei Op. breite Infiltration ins Pankreas, Tab. 10 Fall 20)
Ovarial-Ca 1
Hypernephrom 2
Nebennierenrinden-Ca 1
Prim. Tu. unbek. 1

* Fälle mit konstant pathologischen Chymotrypsinwerten.

Bei den oben eingehend besprochenen 11/14 Fällen mit Pankreaskopfcarzinom und den 7 Fällen mit Gallengangscarcinom lagen die Stuhlenzymaktivitäten praktisch konstant tief. Die Differentialdiagnose zwischen Pankreaskopf-Ca und Gallengangs-Ca ist daher nur mit Hilfe des Pankreozymin-Secretintests möglich (siehe S. 132 und S. 142).

3/12 Fälle mit Lebermetastasen resp. Leberzell-Ca wiesen pathologische fäkale Chymotrypsinaktivitäten auf. Die restlichen 9 Fälle zeigten vorwiegend normale Chymotrypsinwerte, hingegen eine deutliche Tendenz zu pathologischen Trypsinwerten (9/12 Fälle konstant erniedrigte Trypsinaktivität). Bei fortgeschrittenen und generalisierten Malignomen spielen selbstverständlich Mangelernährung und Kachexie eine entscheidende Rolle, die schlußendlich wahrscheinlich zu einer exokrinen Pankreasinsuffizienz und zu einem Abfall der Stuhlenzymaktivität führen (siehe S. 18 u. S. 145 sowie Abb. 5).

3/12 Fälle mit intraabdominellen Malignomen verschiedenen Ursprungs und ohne sicher nachweisbare Lebermetastasen zeigten konstant pathologische Stuhlchymotrypsinkonzentrationen. Bei diesen 3 Fällen bestand klinisch starker Verdacht auf eine Pankreasbeteiligung (1 Fall mit generalisiertem Lymphosarkom, lymphographisch schwerer Befall der paraaortalen Lymphknoten, 1 Fall mit Stat. nach operiertem Mamma-Ca und palpablen Tumormassen epigastrisch, 1 Fall mit operativ verifiziertem, breit ins Pankreas infiltrierendem Carcinom des Colon transversum). Die restlichen 9 Patienten dieser Gruppe wiesen vorwiegend normale Stuhlenzymwerte auf.

Die Stuhlchymotrypsinbestimmung gestattet somit nach unseren bisherigen Erfahrungen in der Mehrzahl der Tumorfälle des Abdominalbereichs eine Trennung zwischen denjenigen im Pankreaskopfbereich und solchen ohne Pankreasbeteiligung (exkl. den Gallengangscarcinomen). Bei generalisierter Tumoraussaat und schwerer Kachexie ist diese Unterscheidung nicht mehr möglich. Die Stuhltrypsinwerte sind dagegen bei Malignomen, v. a. bei solchen mit Leberbeteiligung häufig pathologisch erniedrigt.

Zusammenfassung

Mit Hilfe synthetischer Substrate ist es seit kurzer Zeit möglich, die pankreas-spezifischen Enzyme Chymotrypsin und Trypsin im Stuhl quantitativ zu bestimmen. Die vorliegende Untersuchung hat zum Ziele, Möglichkeiten und Grenzen dieses relativ einfachen, direkten Funktionstests erstmals an einem größeren Krankengut zu überprüfen und festzustellen, ob Empfindlichkeit und Spezifität dieser Methode den Anforderungen eines Screeningtests zur Erfassung resp. zum Ausschluß von Pankreasaffektionen entsprechen. Dies würde gestatten, die zeitlich-technisch aufwendige, fraktionierte Duodenalsaftuntersuchung nur noch selektiv in beschränktem Rahmen einsetzen zu müssen.

Die im Stuhl ausgeschiedenen Pankreasenzymmengen sind abhängig

1. von der Pankreasenzymproduktion und
2. von den im Verlauf der Darmpassage inaktivierten Enzymmengen.

Die Pankreasenzymsekretion und die instestinal wirksamen Faktoren (vor allem Stabilität der Enzyme, Darmflora, Darmpassage, Stuhlvolumen) werden im Lichte der neuesten Erkenntnisse diskutiert (siehe S. 35ff.).

Nach unseren Erfahrungen liegt der untere Normbereich für Chymotrypsin im Stuhl bei 120 μg/g und für Trypsin bei 30 μg/g. In einer Kontrollserie von 100 pankreas-gesunden Personen fanden sich 10% falschpositive Stuhlchymotrypsinwerte. Wegen der gößeren Häufigkeit von falschpositiven resp. falschnegativen fäkalen Trypsinwerten, erweist sich diese Bestimmungsmethode als diagnostisch weniger zuverlässig.

Durch statistische Analyse wurden die Normalwerte des Pankreozymin-Secretintests festgelegt. Auf die Notwendigkeit, die Normalwerte der Enzymsekretion entsprechend der logarithmisch-normalen Verteilung der Einzelwerte zu errechnen, wird speziell hingewiesen. Die totale Enzymausscheidung pro 20 min nach Pankreozymin und die maximale Bicarbonatkonzentration nach Secretin sind nach unserer Erfahrung die beiden wertvollsten Parameter der exokrinen Pankreasfunktion.

In Anlehnung an LAGERLÖF unterscheiden wir 2 Arten von Sekretionsstörungen:

1. einen Typ I, charakterisiert durch einen isolierten Enzymmangel, der vor allem bei leichtgradigen Pankreasschädigungen auftritt und
2. einen Typ II mit gleichzeitiger Verminderung der Enzym- und Bicarbonatsekretion, wie er typischerweise vor allem bei fortgeschrittener Parenchymdestruktion (chron. Pankreatitis) oder subtotalem Verschluß des Pankreasausführungsgangsystems (Tumor, Stein) vorkommt (siehe S. 75ff.).

Zwischen Klinik, Funktion und Morphologie bestehen bei den diversen Pankreasaffektionen nur lockere Beziehungen und es ist in vielen Fällen unmöglich, sichere Rückschlüsse von einem dieser 3 diagnostischen Hauptkriterien auf die beiden anderen zu ziehen. Das Fehlen einfacher Methoden zur Erfassung der strukturellen Veränderungen bedingt, daß die Diagnose von Pankreasaffektionen vorläufig praktisch ausschließlich auf Funktionsprüfungsmethoden basiert. Eine sichere Überprüfung eines neuen Funktionstests läßt sich daher nur mit Hilfe einer zweiten objektiven Funktionsprüfung durchführen. Die Untersuchung der Korrelation zwischen fäkaler Enzymaktivität und Pankreozymin-Secretintest ist daher die objektivste Methode zur Feststellung des diagnostischen Wertes der Stuhlenzymmethode.

Der Vergleich der Resultate des Pankreozymin-Secretintests mit den fäkalen Enzymwerten ergibt, daß die fäkale Chymotrypsinaktivität bei 87,5% aller Fälle mit eindeutiger exokriner Pankreasinsuffizienz unterschiedlicher Schwere (40 Fälle, 48 Untersuchungen) pathologisch ausfällt. Mit abnehmender Schwere der exokrinen Pankreasinsuffizienz steigt die Häufigkeit der falschnegativen fäkalen Chymotrypsinwerte von praktisch null auf etwa 20%. Die Korrelation zwischen fäkaler Trypsinaktivität und exokriner Pankreasfunktion ist wesentlich schlechter. Andererseits können jedoch aus der Relation zwischen fäkaler Chymotrypsin- und Trypsinaktivität gewisse Rückschlüsse gezogen werden auf den Schweregrad der exokrinen Pankreasinsuffizienz. Bei fortgeschrittener Pankreasinsuffizienz liegen im allgemeinen sowohl die fäkalen Chymotrypsin- wie Trypsinwerte pathologisch tief, während bei leichtgradiger Pankreasinsuffizienz häufig normale Trypsinwerte bei pathologisch erniedrigter Chymotrypsinaktivität anzutreffen sind. Konstant normale fäkale Chymotrypsinwerte schließen eine schwere bis mittelschwere Pankreasinsuffizienz praktisch aus (siehe S. 78ff.).

In den letzten 2 Abschnitten wird die Stuhlenzymaktivität aller untersuchten Fälle mit Pankreasleiden und nicht-pankreatogenen Magen-Darmleiden in Korrelation mit der klinisch-morphologischen Diagnose besprochen. Die überwiegende Mehrzahl der Fälle von Pankreaskopf-Carcinom und von chronischer Pankreatitis weist eine schwere bis mittelschwere exokrine Pankreasinsuffizienz auf. Die Stuhlenzymmethode erlaubt diese 2 wichtigsten Pankreasaffektionen mit großer Zuverlässigkeit zu erfassen.

Die Resultate bei 14 Fällen mit Pankreaskopf-Carcinom zeigen im Gegensatz zu gewissen Angaben in der Literatur, daß sowohl die duodenale Enzymsekretion nach Pankreozymin wie auch die Stuhlenzymaktivität sehr zuverlässige Parameter für die Diagnose funktionell manifester Pankreascarcinome darstellen. 11 von 14 Carcinomen wiesen pathologische Stuhlenzymwerte auf, während bei den restlichen 3 Fällen mit normalem Pankreozymin-Secretintest normale fäkale Enzymaktivitäten gefunden wurden.

Der Begriff der chronischen Pankreatitis wird einer kritischen Prüfung unterzogen und zuverlässige Kriterien für diese Diagnose werden angeführt. Die Verlaufskontrolle der Pankreasfunktion ist nach unserer Erfahrung bei Fehlen des morphologischen Beweises die sicherste Methode zum Nachweis einer chronischen Pankreatitis. Während die Pankreasfunktion nach akuter Pankreatitis sich rasch normalisiert, erfolgt bei chronischer Pankreatitis eine progressive Verschlechterung der Pankreasfunktion. Für dieses praktisch wichtige Problem erweist sich die Stuhlenzymmethode als besonders wertvoll.

Die Resultate der Funktionsprüfung bei 27 eigenen Fällen von chronischer Pankreatitis bestätigen den Wert der Stuhlenzymmethode für die Diagnose und Verlaufskontrolle dieses Leidens. 5 von 27 Fälle mit chronischer Pankreatitis, bei denen keine Sekretionsstudien durchgeführt wurden, wiesen konstant pathologische Stuhlchymotrypsinwerte auf. Bei den restlichen 22 Fällen zeigte der Pankreozymin-Secretintest 20 mal eine schwere bis mittelschwere exokrine Pankreasinsuffizienz, einmal einen isolierten Enzymmangel und bei einem Patient eine normale Funktion. In 18/22 Fällen fanden sich konstant pathologische fäkale Chymotrypsinaktivitäten, während bei 3 der restlichen 4 Fälle mit anfänglich normaler fäkaler Chymotrypsinaktivität ein sukzessives Absinken der Enzymwerte in den pathologischen Bereich im Verlaufe von 1–2 Jahren zu beobachten war. Die ätiologischen Faktoren und klinischen Manifestationen der 27 Fälle werden besprochen.

Die bisherigen Resultate bei den Fällen mit Status nach akuter Pankreatitis zeigen, daß bei einem Teil dieser Fälle eine meistens leichte exokrine Pankreasinsuffizienz über Monate bis Jahre nachzuweisen ist (postpankreatitische Spätschäden). Im Gegensatz zu den gewöhnlichen Fällen von akuter Pankreatitis mit prompter Normalisierung der Pankreasfunktion nach dem akuten Schub, muß bei den Fällen mit postpankreatitischen Spätschäden durch regelmäßige Nachkontrollen gezeigt werden, ob die Pankreasinsuffizienz regressiv oder progressiv verläuft (Fälle mit potentiell chronischer Pankreatitis). Durch Fallbeispiele wird dieses Problem belegt und diskutiert. Mit Hilfe der Stuhlenzymmethode wird es zweifellos möglich sein, genauere Informationen über den Langzeitverlauf der akutsubakuten entzündlichen Pankreasaffektionen zu erhalten.

Ein weiteres wichtiges Problem, das mit Hilfe der Stuhlenzymmethode angegangen wurde, ist die Prüfung der Häufigkeit von Pankreasaffektionen bei diversen Magendarmleiden. So konnte z. B. mittels der Stuhlenzymmethode in einer größeren Gruppe von Äthylikern erstmals das Vorkommen einer passageren, exokrinen Pankreasinsuffizienz beim Zieve-Syndrom entdeckt und durch den Pankreozymin-Secretintest objektiviert werden. Andererseits ergab die Abklärung der Pankreasfunktion bei 69 Fällen mit diversen Hepatopathien nur in seltenen Ausnahmefällen Anhaltspunkte für eine gestörte Pankreasfunktion. Überraschenderweise fanden sich bei allen Fällen mit extrahepatischem Verschlußikterus, unabhängig von Art und Sitz der Obstruktion, und unabhängig von der exokrinen Pankreasfunktion, konstant pathologisch erniedrigte Stuhlenzymwerte, die sich nach Rückbildung des Verschlußikterus normalisierten. Diese Beobachtung sowie die Tendenz zu hohen Stuhlenzymwerten bei Fällen mit Status nach Cholecystektomie, bilden einen interessanten Beitrag zum ungelösten Problem der Beziehungen zwischen Gallensekretion, Pankreassekretion und Stuhlenzymaktivität.

Von Interesse sind im weiteren die Untersuchungen der Pankreasfunktion bei Fällen mit Malabsorptionssyndrom, Colitis ulcerosa und Enteritis regionalis, da bei diesen Leiden gehäuft Hinweise auf einen Befall des Pankreas bestehen. Tatsächlich wies einer von 5 Fällen mit Enteritis regionalis eine exokrine Pankreasinsuffizienz auf, die im Verlauf der konservativen Therapie des Grundleidens spontan vollständig verschwand. Im übrigen fanden sich bei 9 Fällen mit Colitis ulcerosa und 26 Fällen mit idiopathischer Sprue keine Anhaltspunkte für eine Pankreasinsuffizienz. Leiden, die zu schweren Eiweißstoffwechselstörungen führen, können jedoch theoretisch sekundär eine Pankreasenzymsekretionsstörung bedingen. Bei Fällen mit massivem Durchfall resp. Steatorrhoe muß z. T. die totale fäkale Enzymausscheidung pro 24 Std als diagnostisches Parameter herangezogen werden, da die großen Stuhlvolumina zu falschpositiv erniedrigten Enzymkonzentrationen führen können.

Bei 45 Fällen mit intraabdominalen Malignomen erwies sich die Stuhlenzymmethode als wertvoll für die Differentialdiagnose zwischen pankreatogenen und nicht-pankreatogenen Tumoren. Ein spezielles Problem, das noch weiter zu untersuchen sein wird, ist die Häufung von pathologisch niedrigen Stuhlenzymaktivitäten bei Status nach Billroth II. Wahrscheinlich entspricht die erniedrigte fäkale Enzymaktivität einer relativen funktionellen Pankreasinsuffizienz bei inadäquater hormonaler Stimulation des Pankreas durch Ausschaltung des Duodenums und damit des endogenen Pankreozymin-Secretinmechanismus.

Gesamthaft gesehen erweist sich die Stuhlenzymmethode als ein einfacher, empfindlicher und wertvoller Screeningtest, dessen praktische Bedeutung vor allem darin liegt, eine zuverlässige Trennung zu ermöglichen zwischen den funktionell pankreasgesunden und den wahrscheinlich pankreaskranken Fällen in der großen Gruppe von Patienten mit klinischem Verdacht auf chronische Pankreasaffektion. Die dadurch bedingte Auswahl gestattet eine Beschränkung des zeitlich-technisch aufwendigen Pankreozymin-Secretintests auf eine kleine Zahl von Fällen. Im weiteren ist die Stuhlenzymmethode ein sehr wertvolles Hilfsmittel zur Nachkontrolle pankreaskranker Patienten über lange Zeit und zusätzlich ein wichtiger Faktor zur Kontrolle der Resultate des Pankreozymin-Secretintests und zur Beurteilung des Schweregrades der Pankreasinsuffizienz.

Durch die Kombination von Stuhlenzymmethode und Pankreozymin-Secretintest erfährt die Pankreasdiagnostik eine wesentliche Vereinfachung. Damit entfällt ein wichtiges Hindernis, das bisher der Weiterverbreitung der spezifischen Pankreasfunktionsdiagnostik in der Klinik im Wege stand.

Literatur

1. Ågren, G., H. Lagerlöf, and H. Berglund: The secretin test of pancreatic function in the diagnosis of pancreatic disease. Acta med. scand. **90**, 224 (1936).
2. — — The pancreatic secretion in man after intravenous administration of secretin. Acta med. scand. **90**, 1 (1936).
3. Ammann, R., W. Dyck, H. Rosenmund u. R. Ben Avraham: Bestimmung der Trypsin- und Chymotrypsinaktivität im Stuhl. Eine sensible, spezifische Methode zum Nachweis der exokrinen Pankreasinsuffizienz. Klin. Wschr. **42**, 553 (1964).
4. —, and H. Rosenmund: Determination of fecal chymotrypsin as a screening test for pancreatic exocrine insufficiency. International congress of gastroenterology, Budapest, October 1965 (unpublished data).
5. —, and H. Kashiwagi: Pancreatic exocrine insufficiency and proteolytic enzymes in stool. A critical evaluation of a new diagnostic test in various forms of steatorrhea. Helv. med. Acta **33**, 220 (1966).

5a. AMMANN, R.: Le diagnostic des pancréatopathies chroniques en médecine interne. Radiol. clin. biol. **35**, 19 (1966).

5b. —, E. TAGWERCHER, H. KASHIWAGI, and H. ROSENMUND: The fecal chymotrypsin activity in cases with pancreatic exocrine insufficiency of various severity. Proc. Third World Congress of Gastroenterology, Tokio, 1966 (im Druck).

6. ANDERSEN, D. H., and M. V. EARLY: Method of assaying trypsin suitable for routine use in diagnosis of congenital pancreatic deficiency. Amer. J. Dis. Child. **63**, 891 (1942).

7. AVAKIAN, S.: Chymotrypsin and trypsin. New Engl. J. Med. **264**, 764 (1961).

8. BABKIN, B. P.: Secretory mechanism of the digestive glands. 2nd ed. New York: Hoeber Medical Division of Harper & Brothers 1950.

9. BALDRIDGE, E. T., and B. J. HAVERBACK: Unusual malabsorption syndrome. Intestinal degradation of pancreatic proteolytic enzymes. Clin. Res. **11**, 78 (1963).

10. BALL, W. P., A. H. BAGGENSTOSS, and J. A. BARGEN: Pancreatic lesions associated with chronic ulcerative colitis. Arch. Path. **50**, 347 (1950).

11. BANK, S., I. N. MARKS, M. G. MOSHAL, G. EVRON, and R. SILBER: The pancreatic function test. Method and normal values. S. Afr. med. J. **37**, 1061 (1963).

12. BANWELL, J. G., P. J. LEONARD, and RITA, M. F. LOBO: Measurement of trypsin and chymotrypsin activity in stools to detect chronic pancreatic disease. Gut **6**, 143 (1965).

12a. BARBERO, G. J., M. S. SIBINGA, J. M. MARINO, and R. SEIBEL: Stool trypsin and chymotrypsin value in the diagnosis of pancreatic insufficiency in cystic fibrosis. Dis. Child. **112**, 536 (1966).

13. BARTHELHEIMER, H.: Diskussionsbemerkung in Paneldiskussion: Chronisch rezidivierende Pankreatitis. 2. Weltkongreß für Gastroenterologie, München, 1962. Bd. IV, S. 36. Basel: S. Karger 1963.

14. — In: Fortschritte der Gastroenterologie, S. 50. München-Berlin: Urban & Schwarzenberg 1960.

15. — Quantitative fraktionierte Pankreas- und Gallensaftuntersuchung durch Anwendung einer dreiläufigen Doppelballonsonde. Dtsch. med. Wschr. **78**, 993 (1953).

16. BARTHOLOMEW, L. G., A. H. BAGGENSTOSS, C. G. MORLOCK, and M. W. COMFORT: Primary atrophy and lipomatosis of the pancreas. Gastroenteroloy **36**, 563 (1959).

17. —, and M. W. COMFORT: Chronic pancreatitis without pain. Proc. Mayo Clin. **32**, 361 (1957).

18. BARON, J. H., C. V. PERRIER, H. D. JANOWITZ, and D. A. DREILING: Maximum alkaline (bicarbonate) output of the dog pancreas. Amer. J. Physiol. **204**, 251 (1963).

19. BAXTER, S. G.: Parallel concentration of enzymes in pancreatic secretion. Amer. J. dig. Dis. **2**, 108 (1935).

20. BAYLISS, W. M., and E. H. STARLING: The mechanism of pancreatic secretion. J. Physiol. **28**, 325 (1902).

21. BECKER, V.: Über den Zollinger-Ellison-Mechanismus. Klin. Wschr. **44**, 370 (1966).
22. — Sekretionsstudien am Pankreas. Stuttgart: G. Thieme 1957.
23. — Diskussionsbemerkung in Paneldiskussion: Chronisch rezidivierende Pankreatitis. 2. Weltkongreß für Gastroenterologie, München, 1962. Bd. IV, S. 45/46. Basel: S. Karger 1963.
24. BENCOSME, S. A., and S. S. LAZARUS: Pancreas of cortisone-treated rabbits. Arch. Path. **62**, 285 (1956).
25. BERNARD, A.: Etiology, pathogenesis and origin of the symptoms of acute pancreatitis. Arch. Mal. Appar. dig. **46**, 265 (1957).
26. BERNARD, C.: Mémoires sur le pancréas et sur le rôle du suc pancréatique dans les phénomènes digestifs, particulièrement dans la digestion des matières grasses neutres. Suppl. aux Comptes rendus hebdomadaires I, 379, Paris 1856.
27. BIGGS, J. C., and A. E. DAVIS: Relationship of diminished pancreatic function to haemochromatosis. Lancet **1963** II, 814.
28. BIRNSTINGL, M. A.: Surgical diagnosis of "chronic pancreatitis" and chronic relapsing pancreatitis. Brit. med. J. **1959** I, 938.
29. BOCKUS, H. L.: Gastroenterology. 2nd ed., vol. III. Philadelphia: Saunders 1965.
30. — Gastroenterology. 2nd ed., vol. I, p. 714. Philadelphia: Saunders 1963.
31. BODIAN, M.: Fibrocystic disease of the pancreas. London: Heinemann 1952.
32. BORGSTRÖM, B., A. DAHLQUIST, G. LUNDH, and J. SJÖVALL: Studies of intestinal digestion and absorption in the human. J. clin. Invest. **36**, 1561 (1957).
33. — —, B. E. GUSTAFSSON, G. LUNDH, and J. MALMQUIST: Trypsin, invertase and amylase content of feces of germfree rats. Proc. Soc. exp. Biol. **102**, 154 (1959).
33a. BOTTERMANN, K., K. SCHWARZ, M. M. FORELL, H. STAHLHEBER, and L. SOUVATZOGLOU: Stimulierung der Insulinsekretion durch Secretin beim Menschen. Klin. Wschr. **45**, 52 (1967).
34. BOWDEN, L.: The fallibility of pancreatic biopsy. Ann. Surg. **139**, 403 (1954).
34a. BROCK, J. F.: Dietary protein deficiency. Ann. intern. Med. **65**, 877 (1966).
35. BURNETT, W.: Diskussionsbemerkung, in: Exocrine Pancreas, Ciba Foundation, p. 370/71. London: Churchill 1962.
36. BURTON, P., D. G. EVANS, A. A. HARPER, H. T. HOWAT, S. OLEESKY, J. E. SCOTT, and H. VARLEY: A test of pancreatic function in man based on the analysis of duodenal contents after administration of secretin and pancreozymin. Gut **1**, 111 (1960).
37. BUTLER, T. J.: A study of the pancreatic response to food after gastrectomy in man. Gut **1**, 55 (1960).
38. BUTT, J. H., and B. FLASHLER: Familial pancreatitis. Gastroenterology **46**, 733 (1964) (Abstr.).
39. BUTT, E. M., R. E. NUSBAUM, T. C. GILMOUR, and S. L. DI DIO: Trace metal patterns in disease states. Hepatic and pancreatic cirrhosis in alcoholic patients with and without storage of iron. Amer. J. clin. Path. **42**, 437 (1964).

40. Carone, F. A., and A. A. Liebow: Acute pancreatic lesions in patients treated with ACTH and adrenal corticoids. New Engl. J. Med. **257**, 690 (1957).

40a. Cerda, J. J., and F. P. Brooks: Relationship between steatorrhea and an insufficiency of pancreatic secretion in the duodenum in patients with chronic pancreatitis. Amer. J. med. Sci. **253**, 38 (1967).

41. Chapin, L. E., H. H. Scudamore, A. H. Baggenstoss, and J. A. Bargen: Regional enteritis associated with visceral changes. Gastroenterology **30**, 404 (1956).

42. Chey, W. Y., H. Shay, and Ch. R. Shuman: External pancreatic secretion in diabetes mellitus. Ann. intern. Med. **59**, 812 (1963).

42a. — —, and O. F. Nielsen: Diagnosis of diseases of the pancreas and biliary tract. J. Amer. med. Ass. **198**, 167 (1966).

43. Chiary, M., et M. Bolgert: Le diagnostic des affections pancréatiques par l'épreuve de la sécrétine purifiée. Presse méd. **22**, 428 (1936).

44. —, A. R. Salmon et A. Mercier: Action de la sécrétine purifiée sur la sécrétion interne du pancréas de l'homme. Bull. Soc. méd. Hôp. Paris **50**, 1417 (1926).

45. Christensen, B. C.: Studies on the secretin test. Acta med. scand. **173**, 315 (1963).

46. Comfort, M. W., and A. E. Osterberg: Pancreatic secretion in man after stimulation with secretin and acetylbetamethylcholine chloride. Arch. intern. Med. **66**, 688 (1940).

47. —, E. E. Gambill, and A. H. Baggenstoss: Chronic relapsing pancreatitis; study of 29 cases without associated disease of the biliary or gastrointestinal tract. Gastroenterology **6**, 239, 376 (1946).

48. Corazza, L. Z., and R. M. Myerson: Essential hyperlipemia; report of 4 cases with special reference to abdominal crises. Amer. J. Med. **22**, 258 (1957).

49. Corsini, G., E. Gandolfi, J. Bonechi, and B. Cerri: Postgastrectomy malabsorption. Gastroenterology **50**, 358 (1966).

49a. Crane, C. W., and E. W. Evans: Thyreotoxic steatorrhea. Brit. med. J. **1966**II, 1575.

50. Creutzfeldt, W., u. R. Widman: Untersuchungen über die Funktion des exokrinen Pankreas bei Leber- und Gallenwegserkrankungen mit Hilfe des Mecholyl-Äthertestes. Klin. Wschr. **34**, 968 (1956).

51. — Funktionsdiagnostik bei Erkrankungen des exokrinen Pankreas. Verh. dtsch. Ges. inn. Med. **70**, 781 (1964).

52. Czernobilsky, B., and K. W. Mihat: Diagnostic significance of interstitial pancreatitis found at autopsy. Amer. J. clin. Path. **41**, 33 (1964).

53. Davies, J. N. P.: Essential pathology of Kwashiorkor. Lancet **1948**I, 317.

54. Davis, A. E.: Relationship of disturbed pancreatic function to haemosiderosis. Lancet **1961**II, 749.

55. —, and J. Badenoch: Iron absorption in pancreatic disease. Lancet **1962II**, 6.

55a. —, and J. C. Biggs: The pancreas and iron absorption. Gut **6**, 140 (1965).

55b. — — The pancreas and iron absorption. Amer. J. dig. Dis. **12**, 293 (1967).

56. Dawson, W., and I. Langman: Anatomical-radiological study on the pancreatic duct pattern. Anat. Rec. **139**, 59 (1961).

57. De Busscher, G.: Séméiologie et thérapeutique médicale des affections chroniques du pancréas. Acta gastroent. belg. **11** (Suppl. 1), 87 (1948).

58. Desnuelle, P., J. R. Reboud, and A. Ben Abdeljlil: Influence of the composition of the diet on the enzyme content of the rat pancreas. In: Exocrine Pancreas, Ciba Foundation, p. 90. London: Churchill 1962.

59. — Contrôle alimentaire et hormonal de la production des enzymes du pancréas. Vortrag in der Gesellschaft der Ärzte in Zürich, 13. 1. 1966.

60. Diamond, J. S., S. A. Siegel, and M. B. Gall: The use of secretin as a clinical test of pancreatic function. Amer. J. dig. Dis. **6**, 366 (1939).

61. — —, and S. Myerson: The secretin test as an aid in the differential diagnosis of the steatorrhea with a report of 14 cases. Amer. J. dig. Dis. **7**, 429, (1940).

62. — — The secretin test in the diagnosis of pancreatic disease with a report of 130 tests. Amer. J. dig. Dis. **7**, 435 (1940).

63. Doerr, W.: Pathogenese der akuten und chronischen Pankreatitis. Verh. dtsch. Ges. inn. Med. **70**, 718 (1964).

64. Dornberger, G. R., M. W. Comfort, E. E. Wollaeger, and M. H. Power: Pancreatic function as measured by analysis of duodenal contents before and after stimulation with secretin. Gastroenterology **11**, 701 (1948).

65. Doubilet, H.: Physiology of the human pancreas. Surg. Gynec. Obstet. **107**, 97 (1958).

66. Dreiling, D. A., and F. Hollander: Studies in pancreatic function. I. Preliminary series of clinical studies with the secretin test. Gastroenterology **11**, 714 (1948).

67. —, and J. J. Lipsay: Use of the secretin test in the diagnosis of biliary tract disease. Gastroenterology **17**, 242 (1951).

68. — Studies in pancreatic function. The use of the secretin test in the diagnosis of pancreatitis and in the demonstration of pancreatic insufficiency in gastrointestinal disorders. Gastroenterology **24**, 540 (1953).

69. — The technique of the secretin test. J. Mt Sinai Hosp. **21**, 363 (1955).

70. — The pancreatic secretion in the malabsorption syndrome and related malnutrition states. In: The Malabsorption Syndrome, p. 69. New York: Grune & Stratton 1957.

71. —, H. D. Janowitz, and H. Rolbin: Effect of ACTH and adrenocortical steroids on the external pancreatic secretion in man. New Engl. J. Med. **258**, 603 (1958).

72. — — The measurement of pancreatic secretory function. In: Exocrine Pancreas, Ciba Foundation, p. 225. London: Churchill 1962.

73. — —, and C. V. Perrier: Pancreatic inflammatory disease. A physiologic approach. New York: Hoeber Medical Division, Harper & Row 1964.

74. — Diskussionsbemerkung in Paneldiskussion: Chronisch rezidivierende Pankreatitis. 2. Weltkongreß für Gastroenterologie, München, 1962. Bd. IV, S. 7. Basel: S. Karger 1963.

75. Dreiling, D. A.: Diskussionsbemerkung in Paneldiskussion: Chronisch rezidivierende Pankreatitis. 2. Weltkongreß für Gastroenterologie, München, 1962, Bd. IV, S. 45. Basel: S. Karger 1963.

75a. Dubos, R.: The microbiota of the gastrointestinal tract. Gastroenterology **51**, 868 (1966).

76. Duncan, P. R., A. A. Harper, H. T. Howat, S. Oleesky, and H. Varley: The effects of pancreozymin on human subjects. J. Physiol. **111**, 63 (1950).

77. — — —, S. Oleesky, and H. Varley: Tests of gallbladder function. Gastroenterology **78**, 349 (1952).

78. Dupré, J.: An intestinal hormone affecting glucose disposal in man. Lancet **1964 II**, 672.

79. Dyck, W., R. Ammann, and H. Rosenmund: Quantitative determination of fecal trypsin and chymotrypsin. Acta gastroent. belg. **27**, 590 (1964).

80. — — Quantitative determination of fecal chymotrypsin as a screening test for pancreatic exocrine insufficiency. Amer. J. dig. Dis. **10**, 530 (1965).

80a. Dyck, W. P.: Titrimetric measurement of fecal trypsin and chymotrypsin in cystic fibrosis with pancreatic exocrine insufficiency. Amer. J. dig. Dis. **12**, 310 (1967).

81. Emory, J. L.: Variation in proteolytic activity of children's stool. Arch. Dis. Childh. **27**, 257 (1952).

81a. Evans, W. B., and E. E. Wollaeger: Incidence and severity of nutritional deficiency states in chronic exocrine pancreatic insufficiency: comparison with non-tropical sprue. Amer. J. dig. Dis. **11**, 594 (1966).

81b. Filippini, L., and R. Ammann: Klinisch-funktionelle Diagnostik des Pankreascarcinoms. Schweiz. med. Wschr. **97**, 803 (1967).

82. Fitzgerald, O., P. Fitzgerald, J. Fennelly, J. P. McMullin, and S. J. Boland: A clinical study of chronic pancreatitis. Gut **4**, 193 (1963).

83. Forell, M. M., and W. Dobowicnik: Untersuchungen über den Einfluß der Betazellen und des Insulins auf die exkretorische Fermentbildung des Pankreas. 2. Weltkongreß für Gastroenterologie, München, 1962. Bd. IV, S. 156. Basel: S. Karger 1963.

84. —, H. Stahlheber u. F. Scholz: Galle als Reiz der Enzymsekretion des Pankreas. Dtsch. med. Wschr. **90**, 1128 (1965).

84a. — — Galleflu߸ und Pankreassekretion. Klin. Wschr. **44**, 1184 (1966).

85. French, A. B., H. M. Pollard, and J. T. Ratner: Incidence of postgastrectomy malabsorption. Gastroenterology **38**, 964 (1960).

86. Friedman, A. I., and L. K. Cheng: Pancreatic function in portal cirrhosis. Amer. J. Gastroent. **35**, 492 (1961).

87. Friedman, M. H. F., and W. J. Snape: Dissociation of secretion of pancreatic enzymes and bicarbonate in patients with chronic pancreatitis. Gastroenterology **15**, 296 (1950).

88. Gambill, E. E., and D. G. Pugh: Pancreatic calcification; study of clinical and roentgenologic data on 39 cases. Arch. intern. Med. **81**, 305 (1948).

89. Gerber, B. C.: Hereditary pancreatitis. Arch. Surg. **87**, 70 (1963).

90. Gibbs, G. E.: Secretin test with bilumen gastro-duodenal drainage in infants and children. Pediatrics **5**, 941 (1950).

91. GILLMAN, J., and T. GILLMAN: Perspectives in human malnutrition. New York: Grune & Stratton 1951.
92. GOLDSTEIN, F., W. WIRTS, H. J. COZZOLINO, and H. MENDUKE: Secretin tests of pancreatic and biliary tract disease. Arch. intern. Med. **114**, 124 (1964).
93. GOULSTON, S. J. M., and N. D. GALLAGHER: Chronic painless pancreatitis. Gut **3**, 252 (1962).
94. GREGORY, R. A., and H. J. TRACY: The constitution and properties of two gastrins extracted from hog antral mucosa. Gut **5**, 103 (1964).
95. GROSS, J. B., M. W. COMFORT, E. E. WOLLAEGER, and M. H. POWER: External pancreatic function in primary parenchymatous hepatic disease as measured by analysis of duodenal contents before and after stimulation with secretin. Gastroenterology **16**, 151 (1950).
96. — — Chronic pancreatitis. Amer. J. Med. **21**, 596 (1956).
97. — Some recent development pertaining to pancreatitis. Ann. intern. Med. **49**, 796 (1958).
98. —, J. A. ULRICH, and F. T. MAHER: Further observations on the hereditary form of pancreatitis. In: Exocrine Pancreas, Ciba Foundation, p. 278. London: Churchill 1962.
99. —, E. E. GAMBILL, and J. A. ULRICH: Hereditary pancreatitis. Description of a fifth kindred and summary of clinical features. Amer. J. Med. **33**, 358 (1962).
100. GROSS, O., u. N. GULEKE: Die Erkrankungen des Pankreas. Berlin: J. Springer 1925.
101. GROSSMAN, M. I., H. GREENGARD, and A. C. IVY: Effect of dietary composition on pancreatic enzymes. Amer. J. Physiol. **138**, 676 (1943).
102. — Fecal enzymes of dogs with pancreatic exclusion. Proc. Soc. exp. Biol. **110**, 41 (1962).
103. — Nervous and hormonal regulation of pancreatic secretion. In: Exocrine Pancreas, Ciba Foundation, p. 208. London: Churchill 1962.
104. — Intestinal fate of pancreatic secretion. In: Current concepts of clinical gastroenterology, p. 84. Boston: Little Brown 1965.
105. GÜLZOW, M.: Derzeitiger Stand der Fermentdiagnostik der Pankreaserkrankungen. Verh. dtsch. Ges. Verd.- u. Stoffwechselkr. **16**, 203 (1953).
106. GUTH, P. H., S. A. KOMAROW, H. SHAY, and C. Z. STYLE: Relationship between protein nitrogen, proteolytic, amylolytic, lipolytic enzymes in canine pancreatic juice obtained under various conditions of stimulation. Amer. J. Physiol. **187**, 207 (1956).
107. HAEMMERLI, U. P., u. M. L. HEFTI: Chronische Pankreatitis. Z. Gastroenterologie **1**, 27 (1963).
108. — —, and M. SCHMID: Chronic pancreatitis in Zurich, 1958 through 1962. Bibl. gastroenterologica **7**, 58 (1965).
109. HALLMAN, G. L., and G. L. JORDAN: Subtotal pancreatectomy and growth of young mice. J. Amer. med. Ass. **191**, 233 (1965).
110. HANDELSMAN, M. B.: The digestive and absorptive function of the external secretion of the pancreas. Ann. intern. Med. **11**, 1479 (1937).

111. HANSCOM, D. H., and A. LITTMAN: Dose-response relationship to pancreozymin in normal subjects and patients with chronic pancreatitis. Gastroenterology **45**, 209 (1963).

111a. — B. M. JACOBSON, and A. LITTMAN: The output of protein after pancreozymin. A test of pancreatic function. Ann. intern. Med. **66**, 721 (1967).

112. HARDY, M., E. CORNET, H. DUPON, and A. GORDEEF: Chronic pancreatitis associated with familial dilatation of the pancreatic ducts; 6 operated cases. Bibl. gastroenterologica **7**, 189 (1965).

113. HARPER, A. A., and H. S. RAPER: Pancreozymin, a stimulant of the secretion of pancreatic enzymes in extracts of the small intestine. J. Physiol. **102**, 115 (1943).

114. — Physiologic factors regulating pancreatic secretion. Gastroenterology **36**, 386 (1959).

155. HARTLEY, R. C., E. E. GAMBILL, and W. H. J. SUMMERSKILL: Pancreatic volume and bicarbonate output with augmented doses of secretin. Gastroenterology **48**, 312 (1965).

116. — —, G. W. ENGSTRÖM, and W. H. J. SUMMERSKILL: Pancreatic exocrine function. Comparison of responses to augmented secretin stimulus, augmented pancreozymin stimulus and test meal in health and disease. Amer. J. dig. Dis. **11**, 27 (1966).

117. HAVERBACK, B. J., B. J. DYCE, PH. J. GUTENTAG, and D. W. MONTGOMERY: Measurement of trypsin and chymotrypsin in stool. A diagnostic test for pancreatic exocrine insufficiency. Gastroenterology **44**, 588 (1963).

118. — Exocrine function of the pancreas. Reappraisal of some physiological and biochemical principles. J. Amer. med. Ass. **193**, 279 (1965).

119. HERMANN, L., and P. J. FITZGERALD: Degenerative changes in pancreatic acinar cells caused by d, l-ethionine. J. Cell. Biol. **12**, 277, 297, 313 (1962).

120. HESS, W.: Die Erkrankungen der Gallenwege und des Pankreas. Stuttgart: G .Thieme 1961.

121. — Diskussionsbemerkung in Paneldiskussion: Chronisch rezidivierende Pankreatitis. 2. Weltkongreß für Gastroenterologie, München, 1962, S. 56. Basel: S. Karger 1963.

122. HIMES, H. W., and D. ADLERSBERG: Pathologic studies in idiopathic sprue. In: The Malabsorption Syndrome, p. 77. New York: Grune & Stratton 1957.

123. HOKIN, L. E., and M. R. HOKIN: Studies of pancreatic tissue in vitro. Gastroenterology **36**, 368 (1959).

124. — — The synthesis and secretion of digestive enzymes by pancreas tissue in vitro. In: Exocrine Pancreas, Ciba Foundation, p. 186. London: Churchill 1962.

125. HOWARD, J. M., and G. L. JORDAN: Surgical disease of the pancreas. Philadelphia: Lippincott 1960.

126. HOWARD, F., and J. YUDKIN: Effect of dietary change upon the amylase and trypsin activities of the rat pancreas. Brit. J. Nutrit. **17**, 281 (1963).

127. Howat, H. T.: Investigation of pancreatic dysfunction. In: Modern Trends in Gastroenterology. Second series. London: Butterworth Medical Publications 1958.
128. — Chronic pancreatitis. Bibl. gastroenterologica **7**, 31 (1965).
129. — Diskussionsbemerkung, in: Exokrine Pancreas, Ciba Foundation, p. 363. London: Churchill 1962.
130. — Diskussionsbemerkung, in: Paneldiskussion: Exocrine pancreatic function. Gastroenterology **36**, 392 (1959).
131. — Diskussionsbemerkung, in: Exocrine Pancreas, Ciba Foundation, p. 256. London: Churchill 1962.
132. Janowitz, H. D., and F. Hollander: Exocrine-endocrine partition of enzymes in the digestive tract. Gastroenterology **17**, 591 (1951).
133. —, and D. A. Dreiling: The plasma amylase. Source, regulation and diagnostic significance. Amer. J. Med. **27**, 924 (1959).
134. — Pancreatic secretion. Phys. physics (Wash.) **2**, 1 (1964).
135. Johnstone, D. E.: Studies on cystic fibrosis of the pancreas. Role of various diluents and the dilution factor in the interpretation of the x-ray film test for fecal trypsin. Amer. J. Dis. Child. **84**, 191 (1952).
136. Jorpes, J. E., and V. Mutt: Secretin, pancreozymin and cholecystokinin. Their preparation and properties. Gastroenterology **36**, 377 (1959).
137. — — The gastrointestinal hormones secretin and cholecystokinin. In: Exocrine Pancreas, Ciba Foundation, p. 150. London: Churchill 1962.
138. — — The gastrointestinal hormones, secretin and cholecystokinin-pancreozymin. Ann. intern. Med. **55**, 395 (1961).
139. — Diskussionsbemerkung, in: Exocrine Pancreas, Ciba Foundation, p. 364. London: Churchill 1962.
140. Joske, R. A.: Etiologic classification of pancreatitis syndrome. Brit. med. J. **1955 II**, 1477.
141. Joyner, C. R.: Essential hyperlipemia. Ann. intern. Med. **38**, 759 (1953).
141a. Kashiwagi, H., and R. Ammann: Pancreatic exocrine insufficiency in Zieve syndrome. Helv. med. Acta **33**, 403 (1967).
142. Katsch, G., u. M. Gülzow: Bauchspeichelfluß auf Ätherreiz. Klin. Wschr. **1**, 112 (1922).
143. Kaufmann, R.: Trypsinnachweis im Stuhl als diagnostisches Hilfsmittel in der Pankreasdiagnostik. (Inauguraldissertation, Breslau, 1907, zit. nach Schlecht, 1908).
144. Kelly, R. T., and M. L. Troyer: Pancreatic ducts and postoperative pancreatitis. Arch. Surg. **87**, 614 (1963).
145. Kinney, T. D., N. Kaufman, and S. V. Klavins: Effect of ethionine-induced pancreatic damage on iron absorption. J. exp. Med. **102**, 151 (1955).
146. Kirshbaum, J. D., and N. Shure: Alcoholic cirrhosis of the liver. A clinical and pathological study of 356 fatal cases selected from 12267 cases. J. Lab. clin. Med. **28**, 721 (1943).
147. Klatskin, G., and M. Gordon: Relationship between elapsing pancreatitis and essential hyperlipemia. Amer. J. Med. **12**, 3 (1952).

148. KLEITSCH, W. P.: Anatomy of the pancreas; study with special reference to the duct system. Arch. Surg. **71**, 795 (1955).
149. KNIGHT, W. A.: Diskussionsbemerkung zu Vortrag: Malabsorption syndrome associated with anicteric liver disease. Gastroenterology **42**, 391 (1962).
150. KUROYANAGI, Y., and H. NECHELES: Pancreatic secretion in rat; effect of bile stasis and of bile salt. Amer. J. Physiol. **203**, 60 (1962).
151. —, T. CHILES, and H. NECHELES: Effect of bile salt on pancreatic secretion of the dog. Amer. J. Physiol. **203**, 241 (1962).
152. LAGERLÖF, H. O.: Pancreatic function and pancreatic disease. Acta med. scand. Suppl. **128**, 1 (1942).
153. — The secretin test of pancreatic function. Quart. J. Med. **8**, 115 (1939).
154. LAKE, M.: Diagnostic value of the secretin test. Including a report of 19 operated or autopsied cases with anatomical studies of the pancreas. Amer. J. Med. **3**, 18 (1947).
155. LANDOIS, L., u. H. U. ROSEMANN: Lehrbuch der Physiologie des Menschen. Bd. I, S. 266. München: Urban & Schwarzenberg 1960.
156. LAZARUS, S. S., and S. A. BENSCOME: Development and regression of cortisone-induced lesions in rabbit pancreas. Amer. J. clin. Path. **26**, 1146 (1956).
157. —, and B. W. VOLK: Early development of glycogen infiltration in duct epithelium after growth hormone administration. Proc. Soc. exp. Biol. **94**, 610 (1957).
158. Liver-pancreas relationship: Diskussionsbemerkungen von HOWAT, H. T., J. B. GROSS u. H. O. LAGERLÖF. In: Exocrine Pancreas, Ciba Foundation, p. 256/57. London: Churchill 1962.
159. LIN, T. M., and M. I. GROSSMAN: Reversal by methionine of acute effect of d, l-ethionine on pancreatic enzyme output in dogs. Amer. J. Physiol. **176**, 377 (1954).
160. LINDNER, H.: Akute Pankreatitis (Pankreasnekrose) infolge Glucocorticoidtherapie. Dtsch. med. Wschr. **89**, 833 (1964).
161. LÖFFLER, W.: Zur Klinik der Pankreaserkrankungen. Arch. Verdau.-Kr. **63**, 249 (1938).
162. LUNDH, G.: Intestinal digestion and absorption after gastrectomy. Acta chir. scand. **231**, 1 (1958).
162a. — The mechanism of postgastrectomy malabsorption. Gastroenterology **42**, 637 (1962).
163. —, and B. BORGSTRÖM: Normal and abnormal digestive function. In: Exocrine Pancreas, Ciba Foundation, p. 259. London: Churchill 1962.
164. — Pancreatic exocrine function in neoplastic and inflammatory disease. A simple and reliable new test. Gastroenterology **42**, 275 (1962).
165. MADDOCK, CH. L., S. FARBER, and H. SHWACHMAN: Pancreatic function and disease in early life. Amer. J. Dis. Child. **66**, 370 (1943).
166. MAGEE, D. F., and T. T. WHITE: Effects of alteration in dietary protein level on pancreatic enzymes in rats. Amer. J. Physiol. **193**, 21 (1958).
167. — Gastrointestinal physiology. Springfield, Ill.: Ch. C. Thomas 1962.

168. Marks, I. N., and S. L. Tompsett: The diagnosis of pancreatic disease. With special reference to a test of pancreatic secretion utilizing both secretin and pancreozymin stimulation. Quart. J. Med. **27**, 431 (1958).
169. —, and S. Bank: The aetiology, clinical features and diagnosis of pancreatitis in the South Western Cape. S. Afr. med. J. **37**, 1039 (1963).
170. Marner, I. L., F. R. Mathiesen, and G. Tobiassen: Gastrointestinal acidity in the Strom-Zollinger-Ellison syndrome. Acta chir. scand. **119**, 422 (1960).
171. Martin, E. D.: Analysis of the individual lesions in 180 cases of pancreatic disease. Bibl. gastroenterologica **7**, 158 (1965).
172. Maynard, E. P., and W. W. Point: Steatorrhea associated with ulcerogenic tumor of pancreas. Amer. J. med. **25**, 456 (1958).
173. Mayo, J. G.: Pancreatic calculi. Proc. Mayo Clin. **11**, 456 (1936).
174. McGowan, G. K., and M. R. Wills: The diagnostic value of faecal trypsin estimation in chronic pancreatic disease. J. clin. Path. **15**, 62 (1962).
175. McIntyre, N., C. J. Holdsworth, and D. S. Turner: Intestinal factors in the control of insulin secretion. J. clin. Endocr. **25**, 1317 (1965).
176. Mellanby, J.: The secretion of pancreatic juice. J. Physiol. **61**, 419 (1926).
177. Mercadier, M.: Aetiology and morbid anatomy of chronic pancreatitis; analysis of 163 cases. Bibl. gastroenterologica **7**, 1 (1965).
178. Mering, von, J., u. O. Minkowski: Diabetes mellitus nach Pankreasexstirpation. Arch. exp. Path. Pharmakol. **26**, 371 (1889).
179. Muiznieks, A., D. W. Montgomery, P. J. Gutentag, and B. J. Haverback: Correlation of stool proteolytic enzymes and sweat chlorides in cystic fibrosis. Clin. Res. **11**, 77 (1963).
179a. Murray, M. J., and N. Stein: Does the pancreas influence iron absorption. Gastroenterology **51**, 694 (1966).
180. Müller, E.: Über das Verhalten des proteolytischen Leukocytenfermentes und seines „Antifermentes“ in den normalen und krankhaften Ausscheidungen des menschlichen Körpers. Dtsch. Arch. klin. Med. **92**, 199 (1908).
180a. Mullinger, M., and M. Palasi: Tryptic and chymotryptic activity of stools of newborn infants. Pediatrics **38**, 657 (1966).
180b. Nasset, E. S.: Role of the digestive system in protein metabolism. Fed. Proc. **24**, 953 (1965).
181. Nelp, W. B.: Acute pancreatitis associated with steroid therapy. Arch. intern. Med. **108**, 702 (1961).
182. Neurath, H., and G. W. Schwert: The mode of action of the crystalline pancreatic proteolytic enzymes. Chem. Rev. **46**, 69 (1950).
183. — Considerations of the occurrence, structure and function of the proteolytic enzymes of the pancreas. In: Exocrine Pancreas, Ciba Foundation, p. 67. London: Churchill 1962.
184. Nieburgs, H. E., D. A. Dreiling, C. Rubio, and H. Reisman: Morphology of cells in duodenal drainage smears; histologic origin and pathologic significance. Amer. J. dig. Dis. **7**, 489 (1962).
185. Opie, E. L.: Diseases of the pancreas. 2nd ed., p. 209. Philadelphia: Lippincott 1910.

186. Palade, G. E., P. Siekevitz, and L. G. Caro: Structure, chemistry and function of the pancreatic exocrine cell. In: Exocrine Pancreas, Ciba Foundation, p. 23. London: Churchill 1962.

187. Exocrine Pancreas, Ciba Foundation. (Editors: Reuck, A. V. S., and M. P. Cameron). London: Churchill 1962.

188. Perrier, C. V., and H. D. Janowitz: The Pancreas I: Progress in Gastroenterology. Gastroenterology **42**, 481 (1962).

189. Hansky, J., and H. D. Janowitz: The Pancreas III: Progress in Gastroenterology. Gastroenterology **46**, 182 (1964).

190. Rosenberg, I. R., and H. D. Janowitz: The pancreas IV: Progress in Gastroenterology. Gastroenterology **48**, 350 (1965).

191. Panel-Diskussion: Chronisch rezidivierende Pankreatitis. 2. Weltkongreß für Gastroenterologie, München, 1962. Bd. IV, S. 3. Basel: S. Karger 1963.

192. Pancreatitis: Symposium Marseilles, 1963. Editor: Sarles, H. Bibl. gastroenterologica **7**, 1 (1965). Basel: S. Karger 1965.

193. Pavlov, J. P.: The work of the digestive glands. (Translation by W. H. Thompson). 2nd ed. London: Ch. Griffin 1910.

194. Pelot, D., and M. I. Grossman: Distribution and fate of pancreatic enzymes in small intestine of the rat. Amer. J. Physiol. **202**, 285 (1962).

195. Perrier, C. V., L. G. Desbaillets, A. Duckert et C. Perrier: Epreuve de fonction du pancréas exocrine. Valeur de la concentration maximum en bicarbonates et de la mesure des volumes sous stimulation à la sécrétine purifiée. Helv. med. Acta **31**, 573 (1964).

196. — Report on: Symposium on the etiology and pathological anatomy of chronic pancreatitis, Marseilles, 1963. Amer. J. dig. Dis. **9**, 371 (1964).

197. — Exploration fonctionelle du pancréas exocrine. In: Festschrift 75 Jahre Hommel, S. 296. Zürich: Bühler Buchdruck 1965.

198. — The Zollinger-Ellison syndrome. Ergebn. inn. Med. Kinderheilk. **23**, 89 (1965).

198a. Peters, N., A. P. Dick, C. N. Hales, D. H. Orrell, and M. Sarner: Exocrine and endocrine pancreatic function in diabetes mellitus and chronic pancreatitis. Gut **7**, 277 (1966).

199. Pfeiffer, E. F., M. Telib, J. Ammon, F. Melani u. H. Ditschuneit: Die Secretinwirkung auf die Insulinfreisetzung. Diabetologia **1**, 131 (1965).

200. — — — — —, Direkte Stimulierung der Insulin-Sekretion in vitro durch Secretin. Dtsch. med. Wschr. **90**, 1663 (1965).

201. Pléssier, J., F. Lemonnier, A. Rubman, S. Troupel, F. Duhamel, B. Pléssier et S. Legousse: Intérêt de la double épreuve sécrétine-pancréozymine dans l'exploration fonctionelle du pancréas. Rev. int. Hépat. **13**, 491 (1963).

202. Pollard, H. M., L. Miller, and W. A. Brewer: A clinical study of the secretin test. Amer. J. dig. Dis. **9**, 68 (1942).

203. Popper, H., and F. Schaffner: Liver: Structurs and function. New York: McGraw Hill 1957.

204. Poth, E. J., and S. M. Fromm: The relation of pancreatic secretion to peptic ulcer formation. Sth. med. J. **33**, 16 (1952).

205. Poulsen, H.: Familial hyperlipemia. Acta med. scand. **138**, 413 (1950).

206. Pratt, J. H., P. D. Lamson, and H. K. Marks: The effect of excluding pancreatic juice from the intestine. Trans. Ass. Amer. Physiol. **4**, 266 (1909).

207. —, H. G. Brugsch, and A. E. Rostler: The secretin test of pancreatic function. Trans. Ass. Amer. Physiol. **55**, 154 (1940).

208. Preshaw, R. M., and M. I. Grossman: Stimulation of pancreatic secretion by extracts of the pyloric gland area of the stomach. Gastroenterology **48**, 36 (1965).

209. Raskin, H. F., J. Wenger, M. Sklar, S. Pleticka, and W. Yarema: Diagnosis of cancer of the pancreas, biliary tract and duodenum by the combined cytologic and secretory methods. Gastroenterology **34**, 996 (1958).

210. Raskin, H.: Diskussionsbemerkung zu Vortrag: Malabsorption syndrome associated with anicteric liver disease. Gastroenterology **42**, 392 (1962).

211. Rick, W.: Zur Pathologie der Enzymsekretion des Pankreas. Acta gastroent. belg. **28**, 389 (1965).

212. —, PD., Leiter des chemischen Zentrallabors der I. Medizinischen Klinik, Universität Düsseldorf. Persönliche Mitteilung.

213. Ritter, U.: Intraduodenale Fermentbestimmung in der Diagnostik der Pankreasleiden. Dtsch. med. Wschr. **84**, 1063 (1959).

214. — Die exkretorische Pankreassekretion bei Diabetes mellitus. Dtsch. med. Wschr. **90**, 1063 (1965).

214a. Roy, A. D., and D. M. Goldberg: The effect of diet upon the trypsin and chymotrypsin output in human intestinal contents. Gut **7**, 716 (1966).

215. Sahli, H.: Über Glutoidkapseln. Dtsch. med. Wschr. **23**, 6 (1897).

216. — Weitere Mitteilungen über die diagnostische und therapeutische Verwendung von Glutoidkapseln. Dtsch. Arch. klin. Med. **61**, 445 (1898).

217. — Untersuchung der tryptischen Pankreasverdauung mittels Glutoidkapseln. Die Glutoidreaktion. In: Klinische Untersuchungsmethoden. 7. Aufl., Bd. I, S. 852. Leipzig-Wien: F. Deuticke 1928.

218. Sammons, H. G., C. A. C. Ross, and W. A. Wood: Proteolytic activity in the faeces of children and adults and its relationship to pancreatic fibrosis, coeliac disease and ulcerative colitis. Clin. Sci. **14**, 157 (1955).

219. Sarles, H., J. Pastor, A. Pauli, and M. Barthelemy: Determination of pancreatic function. Gastroenterologia **99**, 279 (1963).

220. —, R. Muratore, J. C. Sarles, M. Gaini, R. Camatte, J. Pastor, and C. Guien: Aetiology and pathology of chronic pancreatitis. Bibl. gastroenterologica **7**, 75 (1965).

220a. —, G. Prezlin, C. Sonville et C. Figarella: Action des doses croissantes de sécrétine sur le pancréas humain. La capacité sécrétoire maximum. Rev. franc. Etud. clin. biol. **11**, 294 (1966).

221. Schlecht, H.: Über eine einfache Methode zur Prüfung der Pankreasfunktion beim gesunden und kranken Menschen. Münch. med. Wschr. **55**, 725 (1908).

222. —, u. G. Wittmund: Fermentuntersuchungen an einer isolierten menschlichen Dünndarmschlinge und deren Bedeutung für einige neuere Pankreasfunktionsproben. Dtsch. Arch. klin. Med. **106**, 517 (1912).
223. Schmid, P., PD., Dr. Mathematiker und Statistiker an der Eidg. Anstalt für forstwirtschaftliches Versuchswesen der ETH. Persönliche Mitteilung.
224. Schön, H., B. Rässler u. N. Henning: I. Über die Untersuchung der exkretorischen Pankreasfunktion. Methoden zur Aktivitätsbestimmung von Trypsin, Chymotrypsin, Carboxypeptidase, Lipase und Diastase. Klin. Wschr. **39**, 217 (1961).
224a. —, J. Rico-Jrles u. N. Henning: II. Über die Untersuchung der exkretorischen Pankreasfunktion. Vergleichende Untersuchungen von Pankreasprovokationsmitteln. Klin. Wschr. **40**, 15 (1962).
225. Schultz, N. J., and R. J. Sanders: Evaluation of pancreatic biopsy. Amer. J. Surg. **158**, 1053 (1963).
226. Schwert, G. W., H. Neurath, S. Kaufmann, and J. E. Stoke: The specific esterase activity of trypsin. J. biol. Chem. **172**, 221 (1948).
227. Scow, R. O.: Total pancreatectomy in the rat; operation, effects and postoperative care. Endocrinology **60**, 359 (1956).
228. Scrimshaw, N. S., and M. Behar: Protein malnutrition in young children. Science **133**, 2039 (1961).
228a. Secretin-insulin (Editorial). Lancet **1966II**, 35.
229. Selesnick, S.: Recurrent jaundice in chronic relapsing pancreatitis. Gastroenterology **21**, 230 (1952).
230. Selye, H.: Effect of antiinflammatory hormones upon the pancreatitis produced by stylomycin aminonucleoside. Amer. J. Gastroenterol. **29**, 87 (1958).
231. Shaper, A. G.: Chronic pancreatic disease and protein malnutrition. Lancet **1960I**, 1223.
232. Sheldon, W.: Congenital pancreatic lipase deficiency. Arch. Dis. Childh. **39**, 268 (1964).
233. Shwachman, H., S. Farber, and C. L. Maddocks: Pancreatic function and disease in early life. Amer. J. Dis. Child. **66**, 418 (1943).
234. —, P. R. Patterson, and J. Laguna: Studies in pancreatic fibrosis. Pediatrics **4**, 222 (1949).
235. —, L. K. Diamond, F. A. Orki, and K. Khaw: The syndrome of pancreatic insufficiency and bone marrow dysfunction. J. Pediat. **65**, 645 (1964).
236. Simon, H.: Die Ergebnisse und Methoden der Pankreasfunktionsprüfung. Ergeb. inn. Med. Kinderheilk. **32**, 83 (1927).
237. Siurala, M.: Persönliche Mitteilung.
237a. —, H. Julkunen, and B. A. Lamberg: Gastrointestinal tract in hyperthyroidism before and after treatment. Scand. J. Gastroent. **1**, 79 (1966).
238. Snape, W. J., M. H. F. Friedman, and P. C. Swenson: Correlation between the cholecystogram and the secretin test for gallbladder function. Amer. J. med. Sci. **216**, 188 (1948).
238a. Snook, J. T.: Effects of diet on intestinal proteolysis. Fed. Proc. **24**, 941 (1965).

239. Sobel, H. J., and J. D. Wayl: Pancreatic changes in various types of cirrhosis in alcoholics. Gastroenterology **45**, 341 (1963).

240. Somogyi, M.: Micromethods for the estimation of diastase. J. biol. Chem. **125**, 399 (1938).

241. Spjut, H. J., and A. J. Ramos: Evaluation of biopsy-frozen section of the ampullary region and pancreas. Ann. Surg. **146**, 923 (1957).

242. Staniek, A.: Beitrag zur Funktionsprüfung des Pankreas. Med. Klin. **6**, 1023 (1910).

243. Steinhaus, F.: Über das Pankreas bei Leberzirrhose. Dtsch. Arch. klin. Med. **74**, 537 (1902).

244. Stinson, J. C., A. H. Baggenstoss, and C. E. Morlock: Pancreatic lesions associated with cirrhosis of the liver. Amer. J. clin. Path. **22**, 117 (1952).

245. Stumpf, H. H., S. L. Wilens, and C. Somoza: Pancreatic lesions and peripancreatic fat necrosis in cortisone-treated rabbits. Lab. Invest. **5**, 224 (1956).

246. Summerskill, W. H.: Malabsorption and jejunal ulceration due to gastric hypersecretion and pancreatic islet cell hyperplasia. Lancet **1959I**, 120.

247. Sun, D. C. H., and H. Shay: Pancreozymin-secretin test. The combined study of serum enzymes and duodenal contents in the diagnosis of pancreatic disease. Gastroenterology **38**, 570 (1960).

248. — Normal values for pancreozymin-secretin test. Gastroenterology **44**, 602 (1963).

249. — The use of pancreozymin-secretin test in the diagnosis of pancreatitis and tumors of the pancreas. Gastroenterology **45**, 203 (1963).

250. — Diagnostic tests for chronic pancreatic disease. Arch. intern. Med. **115**, 57 (1965).

251. Thal, A., J. F. Perry, and W. Egner: A clinical and morphologic study of 42 cases of fatal pancreatitis. Surg. Gynec. Obstet. **105**, 191 (1917).

252. Thaysen, E. H., St. Müllertz, H. Worning, and H. O. Bang: Amylase concentration of duodenal aspirates after stimulation of the pancreas by a standard meal. Gastroenterology **46**, 23 (1964).

253. Thomas, J. E.: The external secretion of the pancreas. Springfield, Ill.: Ch. Thomas 1950.

254. Tiscornia, O. M., J. Hansky, H. D. Janowitz, and D. A. Dreiling: The adrenal cortex and external pancreatic secretion in the dog. J. Mt Sinai Hosp. **32**, 551 (1965).

255. Tomarelli, R. M., J. Charney, and M. L. Harding: The use of azoalbumin as a substrate in the colorimetric determination of peptic and tryptic activity. J. Lab. clin. Med. **34**, 428 (1949).

256. Townes, Ph. L.: Trypsinogen deficiency disease. J. Pediat. **66**, 275 (1965).

256a. Unger, R. H., H. Ketterer, J. Dupré, and A. M. Eisentraut: The effects of secretin, pancreozymin, and gastrin on insulin and glucagon secretion in anesthetized dogs. J. clin. Invest. **46**, 630 (1967).

257. Van Goidsenhoven, G. E., W. J. Henke, J. B. Vacca, and W. A. Knight: Pancreatic function in cirrhosis of the liver. Amer. J. dig. Dis. **8**, 160 (1963).

258. Veeger, W., J. Abels, N. Hellemans, and H. O. Niewig: Effect of sodium bicarbonate and pancreatin on the absorption of vitamin B 12 and fat in pancreatic insufficiency. New Engl. J. Med. **267**, 1341 (1962).

259. Veghelyi, P. V.: Protein deficiency disease and pancreatic failure. Proc. World Congress of Gastroenterology, 1958, p. 118. Baltimore: Williams & Wilkins 1959.

260. —, and T. T. Kemeny: Protein metabolism and pancreatic function. In: Exocrine Pancreas, Ciba Foundation, p. 329. London: Churchill 1962.

261. — — Studies on the aetiology of chronic pancreatitis. Bibl. gastroenterologica **7**, 46 (1965).

262. Ventzke, L. E., W. A. Davidson, and M. I. Grossman: Diagnostic value of pancreatic enzymatic response to a test meal. Gastroenterology **46**, 765 (1964) (Abstr.).

263. Voegtlin, W. L., H. Greengard, and A. C. Ivy: The response of the canine and human pancreas to secretin. Amer. J. Physiol. **110**, 198 (1934).

263a. Vogel, G., W. Grott u. M. Kürten: Die Bedeutung des Angebots von Galle für die äußere Sekretion des Pankreas. Pflügers Arch. ges. Physiol. **288**, 103 (1966).

264. Wang, C. C., and M. I. Grossman: Physiological determination of release of secretin and pancreozymin from intestine of dogs with transplanted pancreas. Amer. J. Physiol. **164**, 527 (1951).

265. Wang, Ch., D. Adlersberg, and E. B. Feldman: Serum lipids in acute pancreatitis. Gastroenterology **36**, 832 (1959).

266. Warren, Sh., and Sh. C. Sommers: Proteolysis in intestinal disease. Gastroenterology **14**, 522 (1950).

267. Warren, K. W., and R. B. Cattell: Medical progress: Pancreatic surgery. New Engl. J. Med. **261**, 280, 333 (1959).

268. Weber, H., u. T. Wegmann: Der Nachweis von Pankreatopathien durch Bestimmung der Serumlipase mit Hilfe einer neuen Methode. Dtsch. med. Wschr. **90**, 1203 (1965).

269. Webster, P. D., and L. Zieve: Alterations in serum content of pancreatic enzymes. New Engl. J. Med. **267**, 604, 654 (1962).

270. Weinstein, B. R., R. J. Korn, and H. J. Zimmerman: Obstructive jaundice as a complication of pancreatitis. Ann. intern. Med. **58**, 245 (1963).

271. Wenger, J., and H. F. Raskin: The diagnosis of cancer of the pancreas, biliary tract and duodenum by combined cytologic and secretory methods. Gastroenterology **34**, 1009 (1958).

272. Werle, E., I. Trautschold, H. Sebening, H. Fritz, and M. Hutzel: Enzyminhibitoren des exokrinen Pankreas. Verh. dtsch. Ges. inn. Med. **70**, 80 (1964).

272a. Wilding, P., J. G. Banwell, and W. T. Cooke: Fecal enzyme assay as an aid to the diagnosis of pancreatic exocrine insufficiency. Amer. J. dig. Dis. **11**, 722 (1966).

272b. Willig, F., u. W. Körber: Eine Methode zur Bestimmung von Trypsin und Chymotrypsin im Stuhl mit Aminosäure-p-nitroaniliden. Z. Gastroenterologie **5**, 33 (1967).

273. Wohlman, A., B. C. Kabakoff, and S. Avakian: Comparative stability of trypsin and chymotrypsin in human intestinal juice. Proc. Soc. exp. Biol. **109**, 26 (1962).

274. Zieve, L.: Jaundice, hyperlipemia and hemolytic anemia — a heretofore unrecognized syndrome associated with alcoholic fatty liver and cirrhosis. Ann. intern. Med. **48**, 471 (1958).

275. —, St. E. Silvis, B. Mulford, and W. D. Blackwood: Secretion of pancreatic enzymes. I. Response to secretin and pancreozymin. Amer. J. dig. Dis. **11**, 671 (1966).

276. —, B. Mulford, and A. McHale: Secretion of pancreatic enzymes. II. Comparative response following test meal or injection of secretin and pancreozymin. Amer. J. dig. Dis. **11**, 685 (1966).

277. —, and B. Mulford: Secretion of pancreatic enzymes. III. Response of patients with cirrhosis to secretin and pancreozymin. Amer. J. dig. Dis. **12**, 303 (1967).

Sachverzeichnis

Brühlsche Universitätsdruckerei, Gießen